Applied Radiological Anatomy

臨床応用のための
画像解剖学

編 ● バトラー／ミッチェル／ヒアリー
訳 ● 島本佳寿広

西村書店

Applied Radiological Anatomy
Second Edition

Edited by

Paul Butler
Consultant Neuroradiologist, The Royal London Hospital, London, UK

Adam W.M. Mitchell
Consultant Radiologist, Chelsea and Westminster Hospital, London;
Honorary Senior Lecturer at Imperial College London, UK

Jeremiah C. Healy
Consultant Radiologist, Chelsea and Westminster Hospital, London;
Honorary Senior Lecturer at Imperial College London, UK

First edition copyright © Cambridge University Press 1999
Second edition copyright © Cambridge University Press 2011
Japanese edition copyright © Nishimura Co., Ltd. 2019

All rights reserved.
Printed and bound in Japan

◆ 訳者序文 ◆

　本書は，さまざまなモダリティの画像を駆使して全身の人体構造の詳細を述べたテキストで，主に画像診断を専門とする医師向けの内容となっている。もとより，人体の正常構造および機能を理解することは臨床医学の根底をなす知識だが，各モダリティの技術的発展により人体構造の鮮明な画像を多次元的に観察できる時代を迎え，画像から読み取らなければならない診断情報はますます高度なものとなっている。

　モダリティの特性によって得られる画像情報は異なり，検査部位や明らかにすべき病態に応じて最適とされるモダリティは異なる。本書は，CTおよびMRIの断層解剖を中心に記したものであるが，単純X線撮影，超音波，核医学検査の画像も含めて，モダリティを問わず画像解剖に精通できるように配慮されている。モダリティを総合的に理解することで，病態を把握・理解することが容易となり，病名診断に限らず，病勢の評価，最適な治療法の選択，治療効果の判定など，さまざまな臨床的要求に応えることへとつながる。

　各章では，人体構造を網羅的に記載しつつ，特に疾患を理解するうえで重要となる構造を明確にし，また，発生学から日常診療で遭遇する正常変異や発生異常を理解できるように配慮している。さらに産科領域の画像解剖の章を設けることで，さまざまな専門領域に対応できるように工夫されており，わかりやすい図版とともに類書がない充実した内容となっている。

　翻訳出版に限らず，画像診断の専門書で常につきまとう問題として，専門用語の不統一がある。本書の訳語については，『放射線診療用語集 改訂第4版』（日本医学放射線学会）および『解剖学用語 改訂13版』（日本解剖学会）を基本としているが，「旁」と「傍」，「冠状動脈」と「冠動脈」の扱いなど日常診療で慣用的に使用される基本的な解剖学用語においてすら用語の不統一がある。また，診療科によって専門用語や分類法が異なる場合もあり，参照する文献によっては理解に苦しむ表記も目にする。本書では放射線診療で一般的に通用していると考えられる用語を優先するようにしたが，不適切との批判は出るかもしれない。文献上定まった訳語が知られていない用語に関しては英文表記のまま記載している。また，本邦と海外で用語や分類法が相違する点は，重要な箇所について訳注で補足した。

　病理学が単純な染色法から分子生物学的解析による病態解析へと発展したように，画像診断においてもAI技術の導入といった新しい転換点を迎えている。そのような時代であるからこそ，いっそう深い画像解剖の知識が要求されると考えられる。本書を日常診療におけるリファレンスとして，あるいはこれから画像診断専門医を目指す医師が幅広い知識を獲得するうえで活用していただければ幸いである。

島本　佳寿広

執筆者一覧

Steven D. Allen, BSc, MBBS, MRCS, FRCR
Consultant Radiologist,
Royal Marsden Hospital, Sutton, Surrey, UK

Gonzalo Ansede, FRCR
Consultant Radiologist,
Kootenay Boundary Regional Hospital,
Trail, British Columbia, Canada

Tim Beale, FRCS, FRCR
Consultant Radiologist,
University College London Hospitals and
Royal National Throat, Nose and Ear Hospital,
London, UK

Nishat Bharwani, BSc, MBBS, MRCP, FRCR
Consultant Radiologist,
Imperial College Healthcare NHS Trust, London, UK

Paul Butler, MRCP, FRCR
Consultant Neuroradiologist,
The Royal London Hospital, London, UK

Indran Davagnanam, MB, BCh, BAO, BMedSci, FRCR
Neuroradiology Specialist Registrar,
National Hospital for Neurology and Neurosurgery,
Queen Square, London, UK

Catriona L. Davies, MBBS, MRCP, FRCR
Consultant Radiologist,
Chelsea and Westminster Hospital, London, UK

Michael Gonsalves, FRCR
Radiology Registrar,
St George's Hospital, London, UK

Jonathan L. Hart, MA (Oxon), BMBCh, MRCS, FRCR
Specialist Registrar, Neuroradiology,
National Hospital for Neurology and Neurosurgery,
Queen Square, London, UK

Jeremiah C. Healy, FRCP, FRCR, FFSEM
Consultant Radiologist,
Chelsea and Westminster Hospital, London;
Honorary Senior Lecturer, Imperial College London, UK

Kieran M. Hogarth, BSC, MBBS, FRCR
Consultant Neuroradiologist,
John Radcliffe Hospital, Oxford, UK

Josef Jarosz, FRCP, FRCR
Consultant Neuroradiologist,
King's College Hospital, London, UK

Narayan Karunanithy, MRCS, FRCR
Consultant Radiologist,
Guy's and St Thomas' NHS Foundation Trust, London;
Honorary Clinical Lecturer, King's College, London, UK

Nasir Khan, MBBS, MRCP, FRCR
Consultant Radiologist,
Chelsea and Westminster Hospital, London, UK

Justin C. Lee, MRCS, FRCR
Consultant Radiologist,
Chelsea and Westminster Hospital, London, UK

Adam W. M. Mitchell, FRCS, FRCR
Consultant Radiologist,
Chelsea and Westminster Hospital, London;
Honorary Senior Lecturer, Imperial College London, UK

Simon Morley, MRCP, FRCR
Consultant Radiologist,
University College London Hospitals, London, UK

Simon Padley, BSc, MBBS, FRCP, FRCR
Consultant Radiologist,
Chelsea and Westminster and
Royal Brompton Hospitals, London;
Honorary Senior Lecturer, Imperial College London, UK

Uday Patel, MRCP, FRCR
Consultant Radiologist,
St George's Hospital, London, UK

Gajan Rajeswaran, FRCR
Consultant Radiologist,
Chelsea and Westminster Hospital, London, UK

Navin Ramachandran, BSc, MBBS, MRCP, FRCR
Consultant Radiologist,
University College London Hospitals, London, UK

Sheila Rankin, FRCP, FRCR
Consultant Radiologist,
Guy's Hospital, London, UK

Rodney H. Reznek, MA, FRANZCR (hon), FFR RCSI (hon), FRCP, FRCR
Emeritus Professor of Diagnostic Imaging,
St. Bartholomew's Cancer Institute,
St. Bartholomew's and the London School of Medicine and
Dentistry, Queen Mary University of London, UK

Asif Saifuddin, FRCR
Consultant Musculoskeletal Radiologist,
The Royal National Orthopaedic Hospital NHS Trust,
Stanmore, Middlesex, UK

Aslam Sohaib, MRCP, FRCR
Consultant Radiologist,
Royal Marsden Hospital, London, UK

Ian Suchet, MB, Bch, FRCPC
Department of Medical Imaging,
University of Saskatchewan, Saskatoon,
Saskatchewan, Canada

Hema Verma, MRCP, FRCR
Consultant Radiologist,
Guy's and St. Thomas' Hospitals,
London, UK

Nevin T. Wijesekera, MRCP, FRCR
Specialist Registrar in Radiology,
Royal Brompton Hospital, London, UK

第 2 版の刊行に際し，初版の内容の精度をチェックしてくれた Gajan Rajeswaran に感謝する。

目次

訳者序文　　iii
執筆者一覧　　iv

第1部　中枢神経系, 頭頸部　1

1章　頭蓋骨と脳　2

- 概要／画像診断法　2
- 頭蓋骨　3
- 髄膜　6
- 髄膜の血管・神経　8
- 脳幹, 脳神経　9
- 中脳　9
- 橋　10
- 延髄　11
- 頭蓋内の血液循環　13
- 頭蓋内外動脈吻合　15
- テント上静脈系　19
- 中心溝　28
- 白質路　30
- 交連線維　31
- 脳室系　31

2章　眼窩と視覚経路　33

- 単純X線写真　33
- 断層解剖　33
- 脈管解剖　42

3章　側頭骨錐体部　44

- 画像診断法　44
- 外耳道　44
- 鼓膜　44
- 中耳, 乳突部　44
- 耳小骨　46
- 乳突洞, 乳突蜂巣　47
- 内耳　47
- 内耳道　49
- 顔面神経　49

4章　頭蓋外頭頸部　53

- 舌骨上頸部　53
- 傍咽頭間隙　53
- 唾液腺　54
- 耳下腺　54
- 顎下腺　56
- 舌下腺　56
- 咽頭　56
- 上咽頭（咽頭鼻部）　56
- 中咽頭（咽頭口部）　56
- 下咽頭（咽頭喉頭部）　57
- 喉頭　58
- 咽頭後間隙　59
- 顎下間隙, 咀嚼筋間隙　59
- 側頭下窩　60
- 歯　61
- 顎関節　61
- 頸部の動脈, 静脈流出路　62
- 副鼻腔, 鼻腔　63
- 洞口鼻道系　63
- 前頭洞, 前頭陥凹　63
- 上顎洞　65
- 蝶篩領域　65
- 鼻腔　66
- 翼口蓋窩　66
- 口腔　66
- 舌　67
- 舌下間隙　67
- 甲状腺　67
- 副甲状腺　68
- 頸部のリンパ系　69

5章　脊柱と脊髄　70

- 単純X線写真　70
- 断層解剖　74
- 腕神経叢　82
- 仙骨神経叢　84

第2部　胸部，腹部，骨盤　85

6章　胸部　86
単純X線写真 …… 86
断層解剖 …… 86

7章　心臓と大血管　103
発生学 …… 103
心臓壁の層構造 …… 103
心腔 …… 105
心臓の標準的な断面 …… 106
心臓弁 …… 109
冠循環 …… 110
大血管 …… 113

8章　乳腺　118
概要 …… 118
発生学／病変に類似する構造 …… 118
マンモグラフィ（乳房X線撮影） …… 121
超音波 …… 121
MRI …… 123

9章　前腹壁と腹膜　125
単純X線写真 …… 125
断層解剖 …… 125
前腹壁の解剖 …… 125
腹膜の解剖 …… 129

10章　腹部と後腹膜腔　138
単純X線写真 …… 138
断層解剖 …… 138
核医学検査 …… 166

11章　消化管　168
概要 …… 168
胎生学と発生 …… 168
咽頭 …… 168
食道 …… 169
胃 …… 173
十二指腸 …… 176
小腸 …… 180
大腸 …… 184

虫垂 …… 185
盲腸 …… 186
下行結腸，上行結腸 …… 187
横行結腸 …… 188
S状結腸 …… 189
直腸 …… 190
肛門管 …… 193
骨盤底 …… 194

12章　腎臓と副腎　196
放射線医学と腎臓の解剖 …… 196
経静脈性尿路造影 …… 196
断層解剖 …… 196
腎臓と尿管の発生学 …… 196
腎臓の上昇と回転 …… 197
腎臓と尿管の解剖 …… 197
後腹膜腔の解剖 …… 203
神経血管系とリンパ系の解剖 …… 204
尿管の解剖 …… 208
副腎（腎上体）の解剖 …… 209

13章　男性骨盤　212
男性骨盤の画像診断のためのモダリティ …… 212
男性骨盤の解剖 …… 212
膀胱，男性尿道 …… 213
前立腺，精嚢，射精管 …… 218
精索，陰嚢，精巣，精巣上体，精管 …… 221

14章　女性骨盤　227
X線撮影，子宮卵管造影法，X線透視検査 …… 227
断層画像 …… 227
小骨盤 …… 227
女性骨盤の神経血管解剖 …… 238
骨盤臓器 …… 241
先天異常 …… 252
妊娠中の画像検査 …… 252

第3部　上肢，下肢　255

15章　上肢　256
単純X線撮影，X線透視検査 …… 256
断層解剖 …… 256
肩 …… 256
腋窩 …… 264

上腕	267
肘関節	268
前腕	273
手根関節	276
手	288

16章　下肢　295

画像診断法	295
骨盤	295
大腿	305
膝関節	311
下腿	316
足の関節と足	318

第4部　産科，新生児　339

17章　産科領域と新生児　340

妊娠第1期(妊娠1〜12週)	340
妊娠第2期(妊娠13〜27週)，第3期(妊娠28週〜出産時)	343
胎児のMRI検査	351

索　引(和文索引／欧文索引) 357

第1部 中枢神経系，頭頸部

1章　頭蓋骨と脳　　2
2章　眼窩と視覚経路　　33
3章　側頭骨錐体部　　44
4章　頭蓋外頭頸部　　53
5章　脊柱と脊髄　　70

1章 頭蓋骨と脳

概要／画像診断法

　CTとMRIは，脳の画像診断の中心となるモダリティである。頭蓋骨X線撮影は主としてマルチスライスCTに置き換えられ，診断的役割はごくわずかとなっている。

　CTA（CTアンギオグラフィ）またはMRA（MRアンギオグラフィ）を用いて非侵襲的または最小限の侵襲で血管撮影が可能となったことで，侵襲的な血管造影はいくつかの特別な診断的適応や介入的（治療的）処置に限定して行われるようになった。

　CTとMRIはともに日常診療で非常に有用な検査であるが，脳の解剖学的詳細の描出はCTよりもMRIが優れている。

　MRIのT1強調像では，灰白質は白質より低信号（暗い）を示す（図1.1）。T2強調像（T2-FLAIRを含む）では，T1強調像と逆のコントラストになる（図1.2）。

　CTで白質は灰白質より濃い灰色として描写される（図1.3）。これはCTがX線を用いた検査であることから説明できる。すなわち，白質は髄鞘の一部として脂質を含むため，相対的に灰白質よりX線透過性となっている。

　MRIの髄鞘化された神経伝達路の見え方は様々であり，使われるパルス系列によって影響される。最も基本的なパルス系列でいえば，皮下脂肪の脂質は，T1強調像とT2強調像で典型的な高信号を示す。

　逆に脂質はX線透過性が高いため，CTでは黒くみえる。

　緻密骨はほとんど自由水を含まないため，MRIではsignal void（無信号）として現れる。

　CTでは骨（X線不透過性）は白くみえる。副鼻腔の空気は，CTでもMRIでも黒くみえる。

　緻密骨と空気のほかにMRIで強い低信号を示すものとして，鉄沈着のある淡蒼球と黒質，早い血流と髄液の流れがある（下記参照）。

　血液脳関門が正常に保たれているとき，CTとMRIで経静脈性に投与される造影剤は脳実質に有意な造影効果を生じない。

　造影CTでは水溶性ヨード造影剤により，脳動脈，脳静脈および硬膜静脈洞が増強される（図1.4）。

　造影効果は血管豊富な脈絡叢，血液脳関門の外にあ

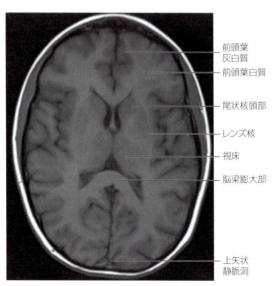

図1.1　大脳基底核レベルのMRI（T1強調像）

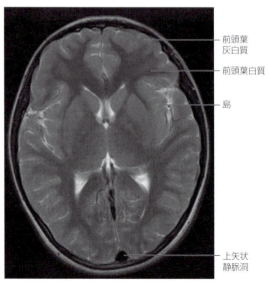

図1.2　大脳基底核レベルのMRI（T2強調像）。早い血流によるsignal voidを認める

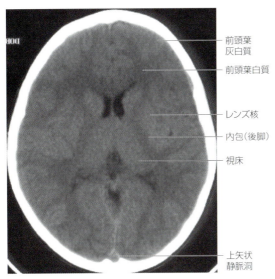

図 1.3　大脳基底核レベルの CT

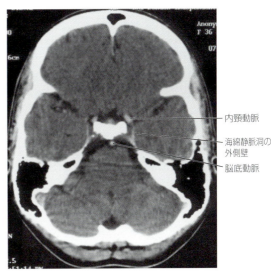

図 1.4　造影 CT

る構造(下垂体や漏斗など)でもみられる。

　MRI における静脈内ガドリニウム造影剤投与による造影効果は，CT とまったく機序が異なるが，T1 強調像で高信号に増強される構造は CT と概ね共通する。

　CT と際立って相違があるのは，MRI では早い血流が signal void となり造影されない点にある(図 1.2)。この原理は脳脊髄液にも当てはまり，特に T2 強調像で中脳水道を通る脳脊髄液の早い流れが signal void になる。

頭蓋骨

　脳は頭蓋底で支えられ，頭蓋冠(頭蓋円蓋)に囲まれている。頭蓋底は軟骨内骨化で生じ，頭蓋冠は膜性骨化により形成される。頭蓋底の中心は後頭骨，蝶形骨および側頭骨で構成される。前頭骨および篩骨をあわせ 5 つの骨により頭蓋底は完成する。頭蓋縫合は膜性骨化でつくられる骨の連結部にあたり，密性線維性結合組織からなる。新生児では頭蓋縫合は平滑であるが，小児期を通して，鋸状嵌合が発達する。次いで縫合周囲の骨硬化が進み，30 歳代または 40 歳代，あるいはさらに高年齢になってから完全に閉鎖する(図 1.5)。大泉門またはブレグマ(泉門点)は，前頭骨および頭頂骨の間，矢状縫合と冠状縫合の接合部にある。大泉門は 2 歳で閉鎖する。

　小泉門またはラムダ縫合は，出生後に 2 カ月までに閉鎖する。

　頭蓋冠は，内層の内板，外層の外板およびその間の板間層からなる。

　板間層は骨髄および板間静脈を含む。板間静脈は太く無弁かつ壁の薄い静脈であり，豊富な頭蓋-脳吻合を担っている。頭蓋冠を通って感染が波及する経路に

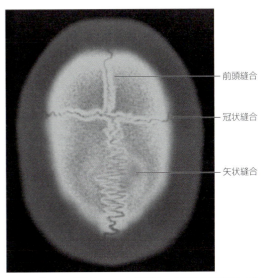

図 1.5　頭頂部の頭蓋骨の CT(骨関数)。前頭縫合が遺残している。矢状縫合の不規則な嵌合と縫合周囲の硬化を認める

なり，静脈洞閉塞が生じた場合には側副血行路にもなる。

　外側裂孔は主に頭頂骨で上矢状静脈洞が側方に膨出したもので，上矢状静脈洞に隣接して正中近傍にみられる。外側裂孔は脳静脈還流の一部を担い，クモ膜顆粒が突出している。クモ膜顆粒は脳脊髄液を静脈系へ再吸収する部位である。外側裂孔により頭蓋内板の局所的な菲薄化を生じる(図 1.6)。

　前頭骨は左右半分ずつ形成され，通常 5 歳で癒合する。左右接合部は前頭縫合として知られている。成人の 5～10％で全部または一部が遺残し，眉間縫合と呼ばれる(図 1.5)。

　前頭骨眼窩板は前頭蓋窩の大部分を占める。左右の

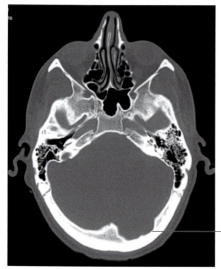

図1.6　頭蓋骨のCT（骨関数）。クモ膜顆粒による内板の偽溶骨性変化を認める

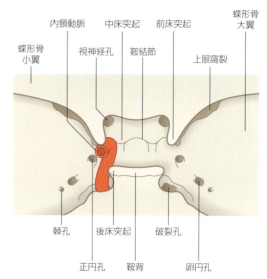

図1.7　トルコ鞍部の骨解剖

眼窩板の間の正中には篩骨篩板がある。

　鶏冠は篩骨篩板から垂直に立ち上がる構造で，大脳鎌が付着する。脂肪髄を含むため，T1強調像で高信号にみえることがある。

　左右の頭頂骨は矢状縫合によって隔てられる。前頭骨とは冠状縫合によって隔てられる（図1.5）。左右の頭頂骨は後方で後頭骨と接合する。前方では前頭骨および蝶形骨大翼，下方で側頭骨と接合する。プテリオンは頭蓋計測の基準点の1つで，前頭骨，蝶形骨大翼，頭頂骨および側頭骨鱗部が会合する部位である。プテリオンは通常生後3～4カ月で閉鎖する。

　蝶形骨は，体，大翼，小翼と翼状板で構成される。蝶形骨体は蝶形骨洞を取り囲んでいる。蝶形骨洞は左右対になっており，通常非対称である。上面に下垂体窩と後床突起がある。蝶形骨平面は篩骨篩板と接合する。

　前床突起は小翼の一部である。鞍結節は左右の小翼の間，前方に視交叉溝がある。小翼は前頭蓋窩底の後部を形成し，小翼の後面は蝶形骨稜をつくる。

　頭蓋底の髄膜腫はこれらの蝶形骨のどの部位からでも生じるので，詳細を示す（図1.7）。

　蝶形骨大翼は中頭蓋窩底を形成する。後方に錐体尖と鞍背がある。鞍背は下垂体窩の後部境界となり，外側に後床突起が突出する。大翼は直下にある側頭下窩から側頭葉を隔てる。蝶形骨の内側・外側翼突板は，上顎骨の背面で下方に伸びている。

　卵円孔，正円孔と棘孔は，蝶形骨大翼の中にある（図1.8）。卵円孔と棘孔は，しばしば非対称である（まれに正円孔も）。

　正円孔はMeckel腔から翼口蓋窩まで通じており，三叉神経（第V脳神経）のうち上顎神経（第V脳神経第2枝〈V₂〉）が通過する。CTの冠状断像で，正円孔は前床突起の下方に描出される。

　卵円孔は，三叉神経のうち下顎神経（第V脳神経第3枝〈V₃〉）と副硬膜動脈が通過する。下顎神経はMeckel腔から前外方へ向かって走行し，外側翼板の近くに現れる。卵円孔はCTの冠状断像で後床突起の下外側に描出されることがある。

　棘孔はより大きな卵円孔の後外側にあり，中頭蓋窩から側頭下窩に通じており，中硬膜動脈・静脈が通る。

　破裂孔は軟骨で閉ざされており，細い脈管と神経だけが通過する。錐体尖，蝶形骨体と後頭骨底を隔てる位置にあり，内頸動脈が上方を横切る。破裂孔よりも小さい不定形の小孔を認めることがある。Vidius管（翼突管）が正円孔の内側に認められる。Vesalius孔は卵円孔の内側にあり，導出静脈が通る。

　側頭骨は4つ（鱗部，鼓室部，乳突部，錐体部）に区分される。鱗部は中頭蓋窩の外側壁を形成して，側頭鱗縫合によって頭頂骨と分ける。側頭骨の頬骨突起は頬骨の側頭突起と連なり，頬骨弓をつくる。側頭鱗部には下顎窩もある。

　錐体乳突部は，中頭蓋窩および後頭蓋窩の一部をなす。茎状突起は錐体骨の底部から下方に突出する。茎状突起の基部の後方に茎乳突孔があり，顔面神経（第Ⅶ脳神経）が通る。

　後頭骨は後頭蓋窩の壁の大部分を占める。後頭蓋窩は3つの頭蓋窩のうち最大である。後頭骨の後頭顆は環椎と関節し，舌下神経管を舌下神経（第Ⅻ脳神経）が通過する（図1.9）。また，後頭骨の底部は前下方で蝶形骨と結合し斜台をつくる。この結合部は，小児では蝶後頭骨軟骨結合として描出される（図1.10）。

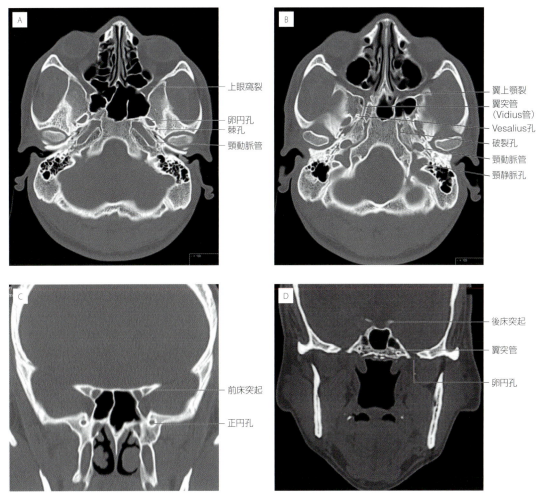

図 1.8 頭蓋底レベルの CT（骨関数）。A，B：横断像（A は B より頭側）。C，D：冠状断像（C は D より前方）

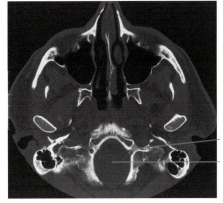

図 1.9 舌下神経管レベルの CT（骨関数）

成人では赤色骨髄が脂肪に置換されるため，斜台はT1強調像で強い高信号となる。低信号から高信号への移行は7歳頃に起こる。小児の未熟な赤色骨髄は，静脈内ガドリニウム投与で濃染することがある。

後頭骨は下方でしばしば板間層を欠いている。このため大サラセミアでみられる慢性的な溶血に対する頭蓋骨の骨膜反応（hair on end）で，後頭骨が取り残されることになる。

頭蓋骨 X 線撮影法（図 1.11）

頭蓋骨 X 線撮影は，頭部 CT の汎用性と高い信頼性のため，現在ほとんど行われなくなっている。単純 X 線写真は複数の重なりあう線と境界線により複雑な画像を示し，しかも脳の疾患に関して非常に限定された間接所見を示すにすぎない。

おそらく頭蓋 X 線写真を読影するとき，最も重要な要件は正常な透亮像と骨折を区別することであろう。指圧痕は出生時には存在せず，2～5歳に最も顕著となり，およそ12歳以降には存在しない。

同様に血管溝は出生後まで発現しないが，その後は一生を通じて存続する。これらの溝は骨折と比較してX 線透過性でなく，不明瞭な辺縁としばしば枝分かれ

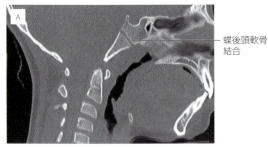
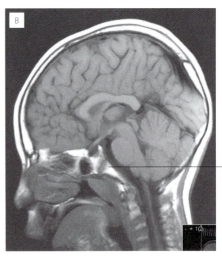

図 1.10 蝶後頭軟骨結合。A：CT（骨関数，正中矢状断再構成像）。B：MRI（正中矢状断像）

を持つ．板間静脈は大多数の血管溝の原因となる．また，硬膜静脈洞（上矢状静脈洞，横静脈洞およびS状静脈洞）は内板に溝をつくり，単純X線写真で描出される．

冠状縫合に沿って太い静脈（蝶形頭頂洞）が走行しており，際立った血管溝をつくる．

静脈溝は動脈溝より大きく，径は様々である．動脈溝には平行な壁があり，分岐形成後に限って径が細くなる．

正常な頭蓋冠の透亮像と石灰化を表1.1に示す．

髄膜

脳脊髄は髄膜に包まれている．髄膜は，外層から線維性の硬膜（図1.13），血管を伴わない格子様のクモ

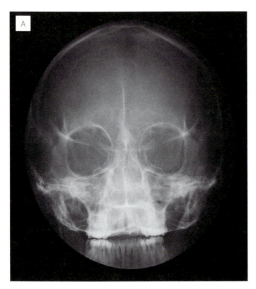
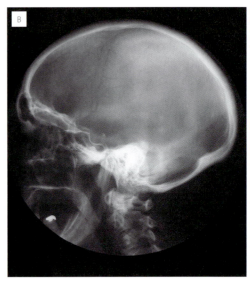
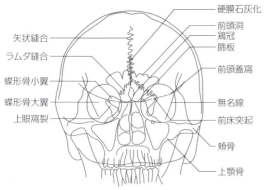
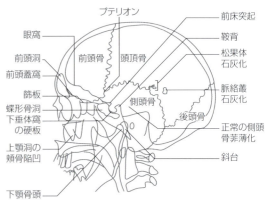

図 1.11 頭蓋骨の単純X線写真。A：正面像。B：側面像

表 1.1　単純 X 線写真で透亮像または石灰化を認める正常構造
透亮像
・縫合
・血管溝
・正常の頭蓋骨菲薄化（側頭骨など）
・クモ膜顆粒
・含気化
石灰化（図 1.12）
・松果体
・手綱交連
・脈絡叢
・硬膜石灰化（前・後錐体床ヒダを含む）

硬膜の外層は，頭蓋骨内板の骨膜（骨内膜）である。内層は脳を覆い，大脳鎌と小脳テントが頭蓋腔内に突出している。硬膜は CT で高吸収，MRI で比較的低信号を示す。いずれのモダリティでも大脳鎌は造影される。大脳鎌は石灰化または骨化することがあり，MRI では石灰化による signal void，または骨髄内の脂肪織による高信号域を示すことがある。

大脳鎌は鎌状をした硬膜ヒダである。2 層からなり，大脳縦裂内に突出し，不完全な左右の仕切りとなる。大脳鎌は鶏冠から起こり，内後頭隆起に及ぶ。内後頭隆起で小脳テントと接合している。大脳鎌は前側ほど薄くなっている。CT 横断像で大脳鎌は頭頂近くで正中の線状高吸収として描出されるが，上矢状静脈洞のある部位は三角形状を示す。小脳テントは大脳鎌とは別の 2 重の硬膜ヒダで，後床突起から側頭骨錐体上縁に沿って内後頭隆起に至るまで付着している。小脳テントの内側縁は自由縁となり，中脳を囲んでいる。開口部はテント切痕と呼ばれ，脳幹が通る。

海馬傍回（鉤）と後大脳動脈は，小脳テントの自由縁より上方にある。テント上区画で頭蓋内圧亢進をきたすと，両方ともテント切痕により圧迫される危険がある。下垂体窩の両側にある海綿静脈洞は小脳テント先

膜，内層の血管を伴う軟膜の 3 層からなる。

　硬膜とクモ膜は密着しているが，両者の間に硬膜下腔として知られる潜在的間隙があり，血腫や膿が貯留する場合がある。健常者における硬膜下腔の存在には異論が多い。クモ膜下腔は脳脊髄液で満たされており，脳動脈および静脈を含む。クモ膜下腔はクモ膜と軟膜の間の空間で，軟膜は脳表面に密着している。硬膜は外層と内層の 2 葉からなり，硬膜静脈洞を入れている。

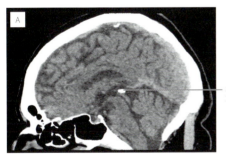

松果体の石灰化

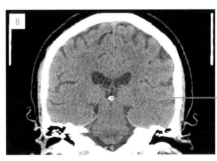

松果体の石灰化

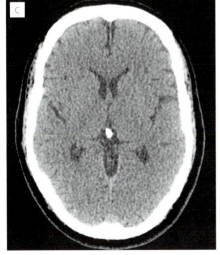

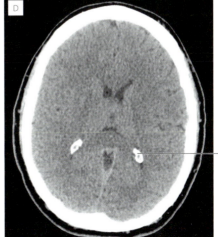

脈絡叢の石灰化

図 1.12　松果体の石灰化。A：矢状断像。B：冠状断像。C：横断像。D：脈絡叢の石灰化

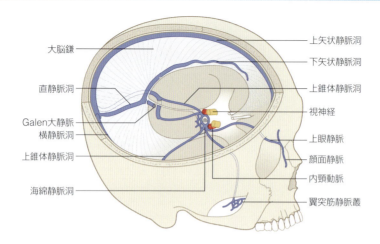

図1.13 硬膜

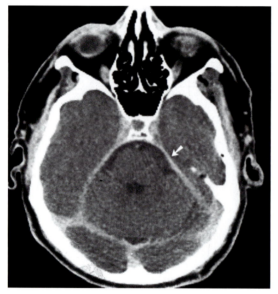

図1.14 小脳テントの造影CT。硬膜は前方に連続し，海綿静脈洞の側壁をなす

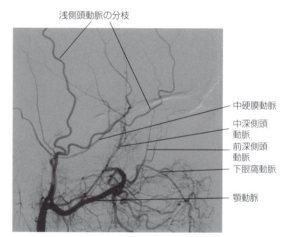

図1.15 外頸動脈造影（側面像）

端の前方にあり，その外壁は2層の硬膜からなる。

診断には病変がどの頭蓋内区画に存在しているか同定することが重要である。CT横断像では，テント切痕の内側にある構造はテント下区画にあり，テント切痕の外側はテント上区画になる（図1.14）。

小脳鎌は正中矢状面上にある小さな硬膜ヒダで，上方で小脳テントの後部に付着する。後方で後頭静脈洞を入れる。下方は大後頭孔の後縁に達する。前方の自由縁は左右の小脳半球の間にせり出している。鞍隔膜は海綿静脈洞の外壁をなす髄膜の連続であり，下垂体を覆う不完全な上壁をつくる。隔膜裂孔を下垂体柄が貫通する。トルコ鞍内にはクモ膜下腔がない。CTとMRIで造影剤静内投与後にみられる髄膜の濃染は正常所見である。

髄膜の血管・神経

中硬膜動脈は髄膜への主要な血液供給を担う（図1.15）。また，髄膜は内頸動脈海面静脈洞部，眼動脈および椎骨動脈からも血液供給を受けている。顎動脈または中硬膜動脈から起こる副硬膜動脈もあり，卵円孔を通って頭蓋内に入る。中硬膜動脈は硬膜外を走行し，頭蓋骨の内板には中硬膜動・静脈による溝がある。外頸動脈の分枝は，下位の脳神経をしばしば栄養する。中硬膜動脈は，三叉神経節および顔面神経節に分枝を出す。後頭動脈は頸静脈孔と顆管を通過する分枝を出し，舌咽神経（第IX脳神経），迷走神経（第X脳神経），副神経（第XI脳神経）および舌下神経（第XII脳神経）を栄養する。硬膜の神経支配は主に三叉神経（第V脳神経）になるが，下位脳神経および第1～第3頸髄からも受けている。このことは頭蓋内のクモ膜下出血で頸部痛をきたす説明になる。

クモ膜下槽（脳槽）（図1.16）

　脳と頭蓋骨が密着せず，クモ膜下腔が特に広くなっている部位があり，クモ膜下槽（脳槽）と呼ばれる。クモ膜下槽は，脳の底面，脳幹，小脳テントの自由縁，主要な脳動脈の周囲に存在している。クモ膜下槽は比較的自由に互いと連絡しており，それらの交通性は脳脊髄液の正常な循環に不可欠である。クモ膜下槽を部分的に区分するクモ膜（クモ膜小柱膜）が存在しているが，特定のクモ膜下槽の名称は，実用的な意味から意図的に別々の空間として区分したものである。

　大槽は延髄と小脳の後下面との間にあり，矢状断面で三角状を呈する。大槽は下方で脊髄クモ膜下腔に続いており，第4脳室からの脳脊髄液が流入している。検査用に脳脊髄液を採取するために大槽を正中で経皮的に穿刺することがある（大槽穿刺または後頭下穿刺）。

　大槽の外側部は椎骨動脈および後下小脳動脈が走行しており，頸静脈孔に向かう舌咽神経（第IX脳神経），迷走神経（第X脳神経）と副神経（第XI脳神経）も含まれる。健常者で大槽が非常に大きい場合があり，「mega cisterna magna」といわれる。

　橋前槽，延髄前槽はそれぞれ橋と延髄の前にあり，脳底動脈と第V～第XII脳神経が走行する。橋前槽の上方は脚間槽，後方は四丘体槽へと連なる。

　視交叉槽（または鞍上槽）は左右の鉤の間にあり，漏斗から前頭葉の後面まで及ぶ。Sylvius裂の近位部を含み，Willis動脈輪を入れる。漿果状動脈瘤の多くがWillis動脈輪に発生するため，視交叉槽のクモ膜下出血を認めた場合は第1に脳動脈瘤の破裂を疑う。

　視交叉槽は後方で脚間槽に連なる。脚間槽は脳底動脈の終端とその分枝および動眼神経（第III脳神経）を入れる。視交叉槽内の血液は，クモ膜下出血の唯一の所見となる場合がある。

　迂回槽は中脳を取り囲んでおり，後大脳動脈，上小脳動脈，脳底静脈（Rosenthal）と滑車神経（第IV脳神経）が通過する。迂回槽翼部は迂回槽の側方伸展部で，視床の後方に位置する。

　四丘体槽（Galen静脈槽）は小脳上面に隣接し，上方は脳梁膨大部の周囲に広がる。四丘体槽には，後大脳動脈，後脈絡膜動脈および上小脳動脈と滑車神経を入れる。Galen大静脈が下矢状静脈洞および直静脈洞と接合する静脈洞交会の位置でもある。

　終板槽は，視交叉槽の上方にある。終板槽には前交通動脈があり，脳梁周囲槽（脳梁周囲動脈が走行する）と連続している。

脳幹，脳神経（図1.17）

　脳幹は中脳，橋，延髄からなる（図1.16）。高磁場MRIでさえ，通常の撮像条件では脳幹の内部構造の詳

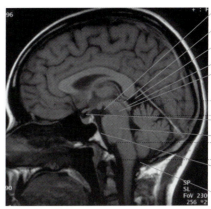

図1.16　クモ膜下槽のMRI（正中矢状断像）

細はほとんど判別できない。脳幹から出る脳神経を描出するには，高分解能の強いT2強調像で，薄いスライス厚の横断像および冠状断像が必要である。

　この撮像法では脳脊髄液が非常に強い高信号となり，脳神経と脳幹の輪郭を明瞭に示すことができる。それでも，径の細い神経が常に描出されるとは限らない。

中脳

　中脳は腹側に突出する2つの大脳脚と背側に1つの中脳蓋を持つ。中脳の内部の構造としては，赤核と黒質を識別することができる（図1.18）。

　赤核は血管に富み，黒質は鉄の含有量が多いことから，T2強調像で低信号を示す。

　橋と同様に，中脳の外観はその横断像とは非常に異なっている。正中断面で中脳被蓋と中脳蓋は区別可能であり，中脳水道によって境界されている。

　中脳蓋は4つの小丘（四丘体）からなり，上丘は視覚，下丘は聴覚反射に関係している（図1.16，図1.28）。

　中脳から起こる脳神経には，動眼神経（第III脳神経）と滑車神経（第IV脳神経）がある。

　両者とも中脳水道周囲の灰白質に神経核を持つ。

　動眼神経は，大脳脚の内側面から中脳の前方に出て（図1.19），上小脳動脈と後交通動脈の間を通過する。これらの2つの動脈のいずれかの起始部に生じた脳動脈瘤により動眼神経麻痺をきたすことがあるが，一般的にみられるのは後交通動脈の動脈瘤である。

　動眼神経は小脳テントの自由縁に接して後交通動脈の下方を通過し，海綿静脈洞内へ進む。

　クモ膜下槽を走行する部分は，MRI横断像（FLAIR）で特によく描出される。

　滑車神経（第IV脳神経）は，脳神経のうち径が最小で，頭蓋内での走行が最長であり，脳幹の背側部から起こる唯一の脳神経である（図1.20）。

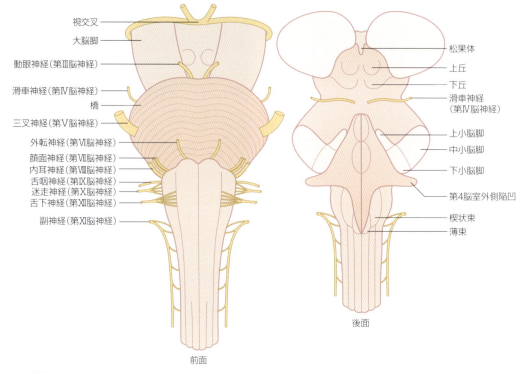

図 1.17 脳幹

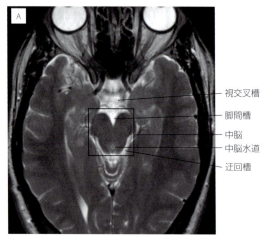
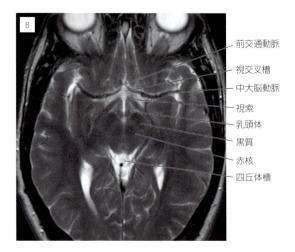

図 1.18 中脳の MRI（T2 強調像）。B は A より頭側

橋

　橋は膨隆した前方部分（橋底部または橋腹部）と背側の橋被蓋部（橋背部）に分けられる。前方の膨隆は矢状断像で顕著にみられる（図 1.16）。

　横断像で，橋の下部は後外側に向かう中小脳脚が優位を占めており，左右を結ぶその形状から「橋」と名づけられた（図 1.21）。

　橋から出る脳神経には，上方から下方の順に，三叉神経（第Ⅴ脳神経），外転神経（第Ⅵ脳神経），顔面神経（第Ⅶ脳神経），内耳神経（第Ⅷ脳神経）がある。

　三叉神経は最大の脳神経である。運動根および知覚根として橋と中小脳脚の接合部から出て前方へ進み，Meckel 腔内で三叉神経節をつくる（図 1.22）。

　外転神経は頭蓋内の走行が比較的長く，橋前槽を前外側方へ走行し，Dorello 管を通って海綿静脈洞に至る。外転神経は錐体尖部の上面で鋭角的に曲がり，Dorello 管内で骨に固定されている（図 1.23）。

　図 1.24 に示すように，橋延髄移行部はミシュランマンに類似した外観を示す（「頭」＝脳底動脈，「腕」＝

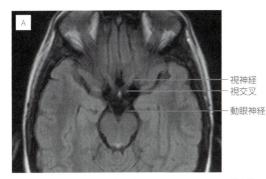

図 1.19　動眼神経(第Ⅲ脳神経)のMRI。A：FLAIR，横断像。B：T2強調像，冠状断像

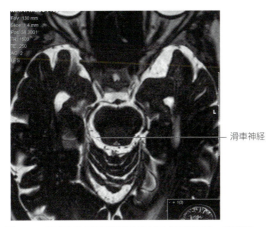

図 1.20　滑車神経(第Ⅳ脳神経)のMRI(T2強調像，横断像)

図 1.21　橋のMRI(T2強調像，横断像)

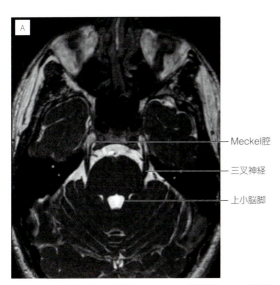

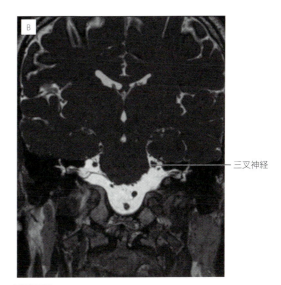

図 1.22　三叉神経(第Ⅴ脳神経)のMRI(T2強調像)。A：横断像。B：冠状断像

中小脳脚，「脚」＝下小脳脚)。

延髄

　延髄下部は下方の脊髄と連続する中心管を取り囲んでおり，両者の構造は類似している(図1.25)。中心管は上方で開いて，第4脳室の下部になり，より複雑な菱形をなす。

　錐体およびオリーブと呼ばれる隆起があり，前・後外側溝によって分けられている。

　錐体路(運動路)は，脳幹を通じて前側に位置してい

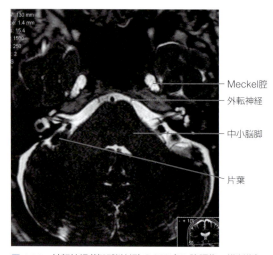

図 1.23 外転神経（第VI脳神経）のMRI（T2強調像，横断像）

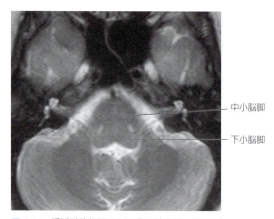

図 1.24 橋延髄移行部のMRI（T2強調像，横断像）

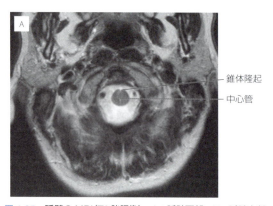

図 1.25 延髄のMRI（T2強調像）。A：延髄下部。B：延髄上部

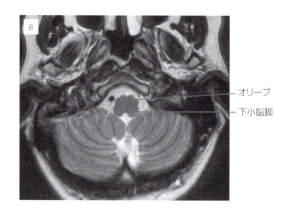

る。

　延髄から出る脳神経には，上から下の順に舌咽神経（第IX脳神経），迷走神経（第X脳神経），副神経（第XI脳神経），舌下神経（第XII脳神経）がある。

　舌咽神経と迷走神経の根糸はオリーブの後外側にある溝から生じる。

　画像検査では通常，舌咽神経，迷走神経，副神経を完全に分離することができず，1つの束として頸静脈孔を通過する。

　舌下神経は，前外側溝から生じる（図 1.26）。

小脳

　小脳は脳幹の後方に位置し，両者は小脳脚で連結している。大脳半球と同様に，小脳は内部の白質を皮質が覆っており，小脳回と呼ばれる小脳皮質の隆起と裂溝が概ね互いに平行にみられる（図 1.27）。

　小脳は正中にある狭い虫部と2つの半球からなる。

　片葉は残りの小脳と大きく別れ，内耳神経（第VIII脳神経）の直下で側方に広がっている（図 1.23）。

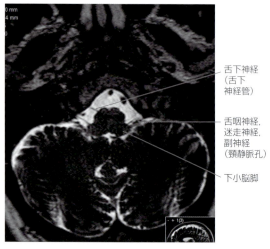

図 1.26 舌咽神経（第IX脳神経），迷走神経（第X脳神経），舌下神経（第XII脳神経）のMRI

　正常の片葉は脈絡叢および前下小脳動脈の近位にあり，経静脈性の造影CTで残りの小脳よりも造影され

る。このため，片葉は内耳孔の後方にあるが，聴神経腫瘍と間違えられるかもしれない。

虫部小節は虫部の先端の最も腹側にある構造で，横断像で第4脳室に弯入する構造として描出される。

小脳半球の下面に小脳扁桃がある。小脳扁桃の後外側方に二腹小葉がある。

両側に3つの小脳脚があり，小脳の白質中心から連続している。下小脳脚は延髄，中小脳脚（最も大きい）および上小脳脚は橋と連結している。

これらの位置関係は，冠状断MRIで最もよく確認できる（図1.28）。

頭蓋内の血液循環

脳は4つの動脈（左右の内頸動脈および椎骨動脈）から血液供給を受けている（図1.29）。

内頸動脈

内頸動脈（internal carotid artery：ICA）は，ほぼ第4頸椎の高さにある総頸動脈分岐部で起始する。

内頸動脈は発生学的原基により7つに区分される（訳注：Las jaunias らによる分類。内頸動脈を5つの分節に分ける古典的な Fischer 分類〈C1〜C5〉とは表記法が異なる）（図1.30）。

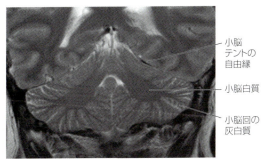

図1.27　小脳のMRI（T2強調像，冠状断像）

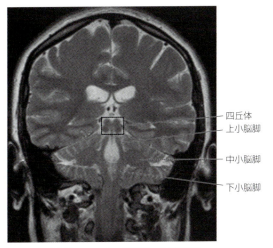

図1.28　小脳脚のMRI（T2強調像，冠状断像）

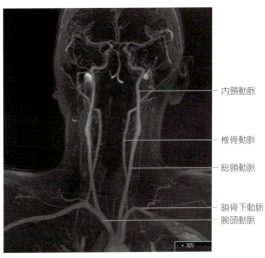

図1.29　大血管のTOF-MRA（非造影，正面像）

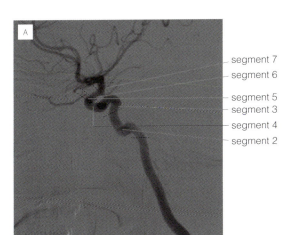

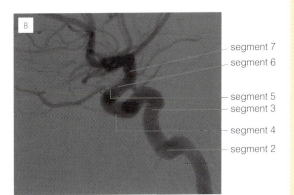

図1.30　内頸動脈の区分

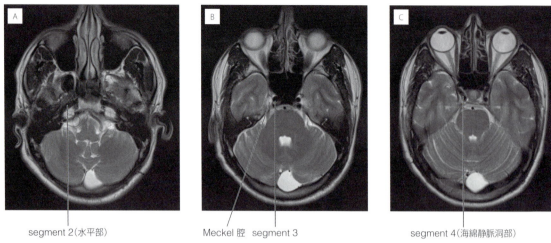

図 1.31　頭蓋底レベルの内頸動脈の MRI（T2 強調像，横断像）。A〜C の順で下方から上方のスライス

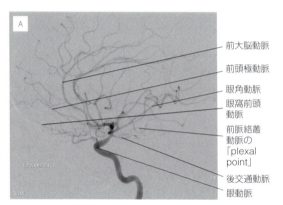
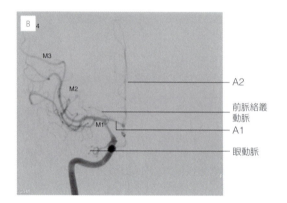

図 1.32　内頸動脈造影。A：側面像。B：正面像

segment 1 には恒常的な分枝がなく，側頭骨錐体部の頸動脈管を通って頭蓋内に入る。segment 2 でははじめに垂直方向に，次いで水平方向に走行する（図 1.31A）。

segment 3 は破裂孔の上方を垂直方向かつ内側に向かう。錐体尖と海綿静脈洞の間を走行し，Meckel 腔内の三叉神経節に接する（図 1.31B）。

segment 4 は海綿静脈洞部である（図 1.31C）。内頸動脈は海綿静脈洞内を前方に進んだのち，上方へと向かい前床突起部（segment 5）となり，クモ膜下腔に入る。

次の segment 6 は眼動脈の区画であり，後交通動脈分岐部の近位まで及ぶ。segment 7 は，最終分岐部までの区分になる。

segment 4〜6 は U 字型の頸動脈サイフォンをつくる。サイフォン部には，海綿静脈洞内にある部位とクモ膜下腔にある部位がある。

内頸動脈の海綿静脈洞部の正確な範囲を示す血管造影上の指標がない点に留意する必要がある。解剖学的変異のみられる場合があるが，眼動脈分岐部か，それより遠位にある病変はクモ膜下腔にあると判断する。

内頸動脈の分岐（図 1.32）

眼動脈は，血管造影で認識可能な内頸動脈床上部の最初の分岐である。眼動脈はクモ膜下腔内で起始し前方へ向かう。視神経鞘の中に入り視神経管を通る（2 章参照）。

後交通動脈は内頸動脈の第 2 の頭蓋内分岐で，後大脳動脈と連結する（「後大脳動脈」の項参照）。動眼神経（第Ⅲ脳神経）は，後交通動脈（上方）と上小脳動脈（下方）の間から出る（図 1.19）。

前脈絡叢動脈は後交通動脈の分岐後に内頸動脈の後内側面から生じ，血管造影（側面像）でよく描出される。前脈絡叢動脈ははじめ鉤と視索の間を走行したのち（cisternal segment），脈絡裂を通して側脳室下角に入り，脈絡叢に分布する。側脳室内を走行する部位を plexal segment と呼ぶ。血管造影（側面像）では上方への捻れがみられ，脈絡裂を通過する plexal point を示す（図 1.32A）。

内頸動脈の終端は前大脳動脈および中大脳動脈に分岐する。中大脳動脈が後外側へ向かって走行するため，この T 字状の分岐は正常では真の前額面にない。

したがって，前大脳動脈および中大脳動脈の正面像を示すには斜位方向の血管造影が必要になる。

Willis動脈輪（図1.33, 図1.34）

内頸動脈および脳底動脈の分岐は，大脳の底面でWillis動脈輪として知られる吻合環を形成している。Willis動脈輪は，動脈閉塞により生じる脳梗塞に対して，一定の保護的役割を担う。

Willis動脈輪に関与する動脈は，内頸動脈の終末部，前大脳動脈水平部（A1），前交通動脈，後交通動脈，後大脳動脈交通前部（P1）と脳底動脈である。小さな穿通枝が交通動脈から起始する。

横断面で，Willis動脈輪は鞍上槽内で多角形の形状を示す。

Willis動脈輪の構成要素の一部に低形成や形成不全を認めるのは一般的であり，完全な輪を形成しないことも少なくない。

頭蓋内外動脈吻合

Willis動脈輪は，頭蓋内で左右の内頸動脈系と椎骨脳底動脈系の連結の中心となる環状の血管吻合であるが，前大脳動脈，中大脳動脈および後大脳動脈には皮質枝間の吻合も存在する。

多数の吻合路が，内頸動脈および外頸動脈の間，および外頸動脈と椎骨動脈の間にも存在する。

内頸動脈と脳底動脈間の吻合路には胎生期に出現する動脈遺残がある。最も一般的なのは，内頸動脈海綿静脈洞部の下部から起始する遺残三叉神経動脈である。

前大脳動脈（図1.32～図1.34）

前大脳動脈（anterior cerebral artery：ACA）は内頸動脈終末の二股分岐のうち，より径の細い動脈である。正中に向かって視神経（第Ⅱ脳神経）の上方を通り，内側前頭方向へ向かう。前交通動脈より近位部はA1（水平部）と区分される。左右の前大脳動脈は大脳縦裂の底部で隣接しており，通常は終板槽内で短い架橋動脈である前交通動脈により連結している。

前大脳動脈A2（脳梁下部）は，前交通動脈から前頭極動脈の起始部までとなる。次いでA3（脳梁前部）は，脳梁膝の周辺で脳梁辺縁動脈の起始部までとなる。

前大脳動脈の分岐

Heubner反回動脈は，後上方に向かう内側レンズ核線条体動脈で最も太い。レンズ核線条体動脈は，前方の脳底における多くの重要な構造を栄養する。それらは終動脈でもある。

Heubner反回動脈はA2の近位（交通後部）またはA1から分岐し，他の大多数の内側レンズ核線条体動脈とともに走行する。

前交通動脈は長さが短いにもかかわらず，視交叉と

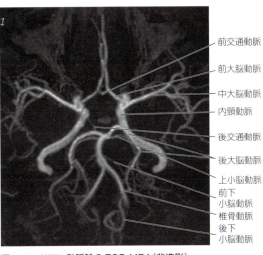

図1.33　Willis動脈輪のTOF-MRA（非造影）

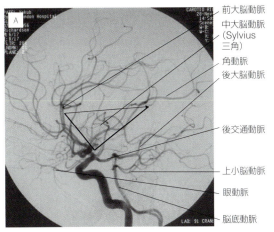

図1.34　内頸動脈造影。A：側面像。B：正面像

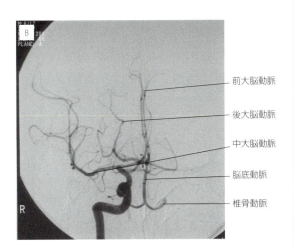

その他の正中構造（漏斗や視床下部）を栄養するために上方に向かって分枝を出す。

眼窩前頭動脈は通常 A2 の最初の皮質枝であり，直回を含む前頭葉の下面および下内側面を栄養する。

前頭極動脈は脳梁膝から前頭極まで走行し，眼窩回，嗅球，嗅索および上前頭回の前部を栄養する。

脳梁辺縁動脈は約 50%に存在する。脳梁辺縁動脈は帯状回より上方で帯状溝を走行し，前内側前頭動脈，中内側前頭動脈および後内側前頭動脈を出し，上前頭回を栄養する。

脳梁周囲動脈は，脳梁辺縁動脈の分岐部より遠位側の前大脳動脈の末端にあたる。

脳梁膝を越えて脳梁膨大部に至るまで，帯状回の下方を脳梁の上面に沿って弧を描いて走行する。

前大脳動脈は近位で時に癒合し，1本の共通幹（奇前大脳動脈）を形成する。共通幹は脳梁膝の近位で分岐する。

中大脳動脈（図 1.32〜図 1.34）

中大脳動脈（middle cerebral artery：MCA）は内頸動脈終末の二股分岐のうち，より径の太い動脈である。中大脳動脈の近位部（M1：水平部）は，前頭葉と側頭葉の間で Sylvius 裂を外側に向かって水平に走行する。島の前下面で中大脳動脈は上方に屈曲し，膝部（M1 の遠位端）とその分枝（M2：島部）を形成する。Sylvius 裂内で島表面を走行する。

島の上端で下方に屈曲し，前頭・頭頂弁蓋の下を外側に走行し（M3：弁蓋部），Sylvius 裂の外側面から脳表に現れ，前頭葉，頭頂葉，後頭葉および側頭葉の外表の皮質に分布する（M4：皮質部）。

中大脳動脈の分岐

数条の外側レンズ核線条体動脈が M1 から起始し，大脳基底核，内包および尾状核に分布する。

前側頭動脈は通常 M1 から分岐し，前部側頭葉弁蓋部の上面を走行する。

M1 遠位端の分岐は，中大脳動脈の三股分岐と呼ばれるが，より適切にいえば，2 つの連続する二股分岐からなる。多数の皮質枝が大脳半球の表面に分布する。最大かつ最も後方の枝は角回動脈である。

後大脳動脈

図 1.35 は，それぞれの脳動脈の血流支配領域を示す。

若干の正常変異が知られている。

硬膜静脈洞（図 1.36）

硬膜静脈洞は弁を持たない静脈流出経路である。便宜的に円蓋に関連した上方群と頭蓋底側にある脳底部

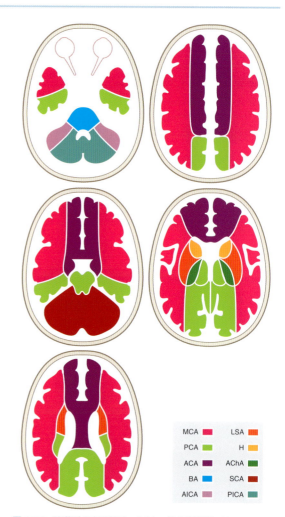

図 1.35　脳動脈の支配領域。ACA：前大脳動脈，H：Heubner 反回動脈，MCA：中大脳動脈，LSA：レンズ核線条体動脈，AChA：前脈絡叢動脈，PCA：後大脳動脈，BA：脳底動脈，SCA：上小脳動脈，AICA：前下小脳動脈，PICA：後下小脳動脈

群に分ける。上・下矢状静脈洞，横静脈洞および直静脈洞は，上方群の主要な構成要素である。脳底部群は，海綿静脈洞，上・下錐体静脈洞および蝶形頭頂静脈洞からなる。

上矢状静脈洞は断面像で三角形を示し，尾側に向かうにしたがって大きくなる。通常は鶏冠の近くで開始するが，冠状縫合より前方では発達していないことがある。

大多数で矢状静脈洞の大部分の血流は右側横静脈洞に向かい，直静脈洞からの血流が左側横静脈洞に流出する。皮質静脈は前方では上矢状静脈洞に対して垂直に流入するが，後方にいくにつれて静脈が流れる方向に対して流入する角度が浅くなる。他の静脈系と同様に解剖学的変異が一般的にみられる。上矢状静脈洞は，内後頭隆起（静脈洞交会）に終わるまで二股に分岐していることがある。造影 CT で，この分岐が造影さ

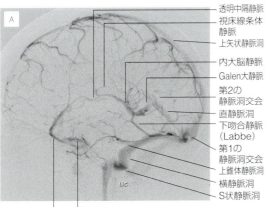
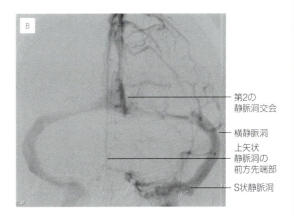
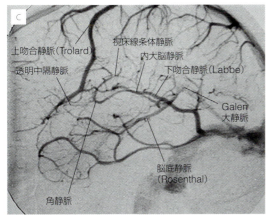

図1.36　内頸動脈造影の静脈相(後期相)。A：側面像。B：正面像。C：別の症例で正常変異を例示。2つの「静脈洞交会」があることに注目すべきである。第1の静脈洞交会は四丘体槽にあり，Galen大静脈，直静脈洞と下矢状静脈洞を含む。第2は通常の静脈洞交会にあたり，上矢状静脈洞，直静脈洞と横静脈洞を含む

れない血栓と間違われ，矢状静脈洞血栓症と誤診されることがある(empty triangle または empty delta sign の偽陽性)。

下矢状静脈洞は，大脳鎌の下縁を示す指標となる。下矢状静脈洞は通常の血管造影および造影MRIの矢状断T1強調像(図1.37)で確認できる。

横静脈洞は静脈洞交会で始まり，小脳テントの外側縁を走行する(図1.36，図1.38)。右側が通常優位で左側よりも大きいため，上矢状静脈洞の大部分の血流を受ける。一方の静脈洞は発達が悪いか，欠損することがある。こうした正常変異と静脈洞閉塞を区別するには，横静脈洞が頸静脈孔に向かって走行する部位にある静脈洞溝をCTで確認することが有効である。両者は対応しており，先天的な正常変異であれば，ともに発育不良となっている。

横静脈洞は側頭骨錐体部後端でS状静脈洞になり，頸静脈球へと続く。横静脈洞およびS状静脈洞をあわ

せ，外側静脈洞ともいう。時に顕著に発達したクモ膜顆粒によって横静脈洞内に陰影欠損を認めることがある。S状静脈洞が錐体骨に隣接する部位で，骨縁に偽浸食像をみることがある。正常変異であれば錐体乳突部の含気化は正常である。

直静脈洞は大脳鎌と小脳テントが接合する部位にある。直静脈洞，横静脈洞および上矢状静脈洞が合流する部位を静脈洞交会という(第1の静脈洞交会)。Galen大静脈は，四丘体槽内の静脈洞交会で下矢状静脈洞および直静脈洞と合流している(第2の静脈洞交会)(図1.36A)。

海綿静脈洞は機能的には単一の構造である。下垂体窩の両側にあり，上眼静脈および下眼静脈と蝶形頭頂静脈洞が灌流している(図1.36，図1.39)。これらは海綿間静脈洞を通じて相互に接続しており，後方では両側の上錐体静脈洞を経て横静脈洞と交通している。

それぞれ硬膜外の静脈流出経路であり，蝶形骨体の上にある。内頸動脈は海綿静脈洞内をS状に走行したのち，前床突起の内側で硬膜を貫く。外転神経は内頸動脈の外側壁に隣接して海綿静脈洞内を自由に走行する。海綿静脈洞の外側壁である硬膜内を，上方から下

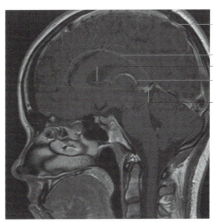

図1.37　脳の静脈系の造影MRI(T1強調像，正中矢状断像)

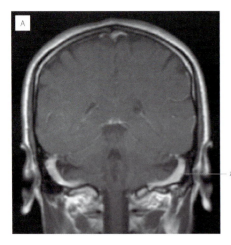
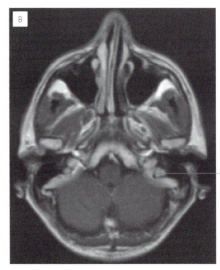

図 1.38　横静脈洞・S 状静脈洞の造影 MRI（T1 強調像）。A：冠状断像。B：横断像

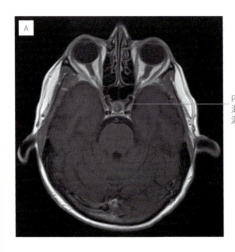
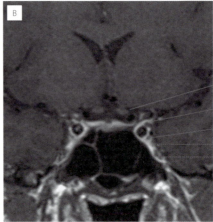
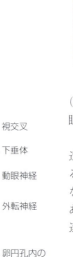

図 1.39　海綿静脈洞の造影 MRI（T1 強調像）。A：横断像。B，C：冠状断像（B は C より前方）

方の順に動眼神経（第Ⅲ脳神経），滑車神経（第Ⅳ脳神経），眼神経（第Ⅴ脳神経第 1 枝〈V₁〉）および上顎神経（第Ⅴ脳神経第 2 枝〈V₂〉）が走行し，上顎神経を除き上眼窩裂に向かう（図 1.39）。

　海綿静脈洞は，CT と MRI で造影剤の静脈内投与で造影される。海綿静脈洞内の脂肪沈着は正常でみられるもので，CT では低吸収域として描出される。正常な海綿静脈洞は凹面形の外側壁を持ち，左右対称的である。外側壁内下部を眼神経が走行し，三叉神経節と連続している。

　三叉神経節は，三叉神経知覚根の細胞体を含んでいる。半月形の形状を示しており，半月神経節ともいう。海綿静脈洞の後方の錐体尖で中頭蓋窩の内側壁にある硬膜陥凹（Meckel 腔）を占める。Meckel 腔は橋前槽の連続であり，脳脊髄液と同じ濃度（CT），信号強度（MRI）を示し，CT 脳槽造影でも造影される。

　上・下錐体静脈洞および蝶形頭頂静脈洞は，左右で海綿静脈洞と連続している。上錐体静脈洞は，小脳テントと錐体骨の接合部を走行し，横静脈洞に流出す

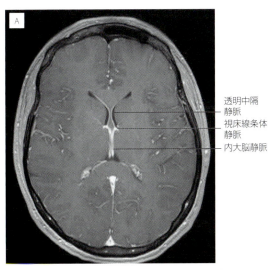 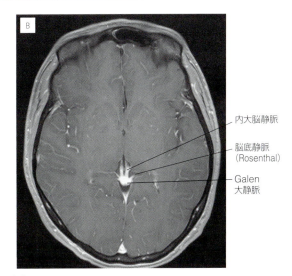

図1.40　深大脳静脈の造影MRI（T1強調像，横断像）。AはBより上方

る。下錐体静脈洞は斜台と錐体尖の間にあり，上錐体静脈洞の内側を走行し，頸静脈球に至る。蝶形頭頂静脈洞は浅中大脳静脈が内側方へ連続したもので，蝶形骨大翼周辺を走行する。

テント上静脈系（図1.36）

　表在大脳静脈の血液は，硬膜静脈洞または隣接する裂孔に向かって遠心性に流れる。静脈には弁がない。3つの例外を除き，表在大脳静脈のほぼすべてが無名で，恒常的には存在しない。浅中大脳静脈（Sylvius静脈）は，Sylvius裂の表面に沿って走行し，側面像では前方に凸となっている。浅中大脳静脈は，蝶形頭頂静脈洞と連続している。

　浅中大脳静脈は，上吻合静脈（Trolard）により上矢状静脈洞，下吻合静脈（Labbe）により横静脈洞と連続する。上・下吻合静脈がともに発達していることはまれである。深部静脈の血液は求心性（中心に向かって）に流れる。深部髄質静脈は，側脳室の壁に沿って上衣下静脈に流入する。視床線条体静脈は上衣下静脈に含まれる。視床の上方で側脳室底部を横走し，Monro孔の後方で内大脳静脈に入る。

　透明中隔静脈はもう1つの上衣下静脈であり，尾状核頭周囲を通過して透明中隔内を後方に進む。この静脈もMonro孔の後方で内大脳静脈に入る。静脈角は，視床線条体静脈および透明中隔静脈の合流部で，血管造影（側面像）でMonro孔後縁の位置を示す。

　脳底静脈（Rosenthal）はSylvius裂内に始まり，中脳を回って迂回槽内を走行し，内大脳静脈とともにGalen大静脈に入る。脳底静脈と内大脳静脈は対になる構造であり，後者はMonro孔から第3脳室の上壁に沿って中間帆槽内を走行する。Galen大静脈は1本の正中にある静脈で，1～2cmと短い。脳梁膨大部の下で始まり，後方に弧を描きつつ上方にある直静脈洞に向かう。深部静脈系の構成要素は，経静脈性の造影CTとMRI（図1.40）で特定することができる。

椎骨脳底動脈系

　椎骨動脈（vertebral artery：VA）には4つの区分がある。最初の区分（V1）は，鎖骨下動脈の起始部から第6頸椎横突孔までの骨外部である。次いで骨部となるV2は，第2頸椎まで頸椎横突孔を通過する区分であり，垂直に走行する（垂直上行部）。第2頸椎横突孔でいったん側方に屈曲し，再び垂直方向に向かい第1頸椎横突孔を通過したのち，大後頭孔に向かって上内側に向かう。V3は脊髄外の区分である。V4は頭蓋腔内の区分となり，クモ膜下腔内を走行する（図1.41，図1.42）。

　頭蓋腔内の椎骨脳底動脈の正常解剖には，起始，走行と構成する動脈分布に若干の個人差がある（図1.43）。これらの動脈間には発達した吻合が認められる。

後下小脳動脈

　後下小脳動脈（posterior inferior cerebellar artery：PICA）は椎骨動脈の最大の分枝で，最も遠位部（V4）から起始する。通常，大後頭孔より上方で起始するが，大後頭孔より下方で起こることもある。前下小脳動脈との間には，1本が低形成でも他がよく発達するように，相互補完的な配置がある。少数例ではV4が低形成で，椎骨動脈が後下小脳動脈として終わることがある。

　後下小脳動脈ははじめ延髄のオリーブの周囲を外側

に向かい，小脳の二腹小葉に近づく。この部位を延髄前部という（図1.43Bの(1)）。次いで延髄外側部として脳幹周辺を進む(2)。この部位は血管造影(側面像)でみられる尾側ループに対応する。

小脳扁桃の下縁周囲で弧を描いて扁桃上部へ上行する。延髄後部では，頭側ループの尖端で第4脳室の脈絡叢を栄養する分岐(脈絡枝)を出す(3)。さらに後下小脳動脈は進んで小脳半球の下面を栄養する。髄膜枝はそこからも生じる。

脳底動脈

橋延髄移行部で左右の椎骨動脈は合流し，脳底動脈(basilar artery：BA)となる。脳底動脈は橋の腹側面にある脳底溝に沿って橋前槽内のほぼ正中を上行する。上方で左右の後大脳動脈に分岐する前に，少し後方に向かう。脳底動脈の全長を通じて，細い穿通枝が後方に出て脳幹内に分布する。これらの小動脈はIVR治療の際のリスクになる。

前下小脳動脈

前下小脳動脈(anterior inferior cerebellar artery：

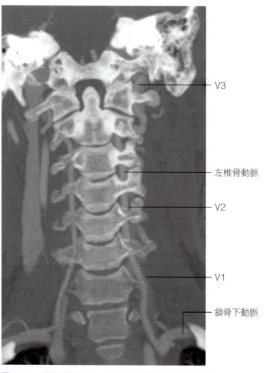

図1.41　椎骨動脈のCTA（正面〈冠状断〉再構成画像）

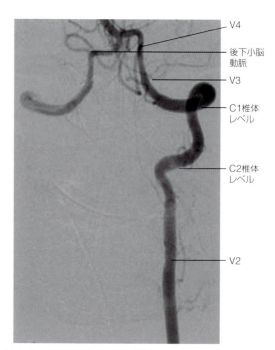

図1.42　椎骨動脈（左椎骨動脈造影，正面像）

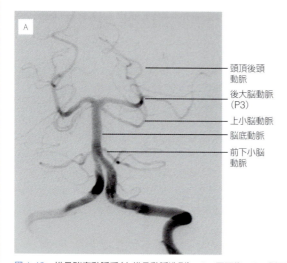

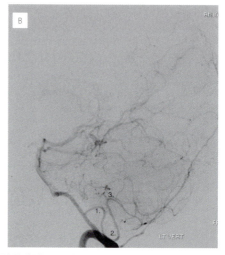

図1.43　椎骨脳底動脈系(左椎骨動脈造影)。A：正面像。B：側面像。後下小脳動脈。1：延髄前部，2：延髄外側部，3：扁桃上部

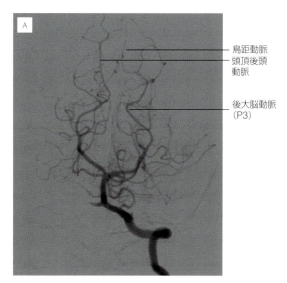 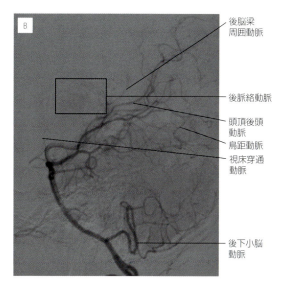

図1.44 後大脳動脈（左椎骨動脈造影）。A：正面像。B：側面像

AICA）は脳底動脈の近位部から分岐し，外側方に向かい，外転神経根に隣接する部位を走行する。小脳橋角槽内で神経束の前方内側を横断する。外側枝は片葉周囲を走行し，内側枝は二腹小葉と小脳半球に分布する。

迷路動脈は内耳に分布する。

上小脳動脈

上小脳動脈（superior cerebellar artery：SCA）は脳底動脈の終端分岐の近位から生じる。脳幹の周囲を外側方に走行し，動眼神経（第Ⅲ脳神経）の下方に至る。動眼神経は上小脳動脈と後大脳動脈を隔てる。上小脳動脈は橋の外側面で中小脳脚を越えて後方に向かい（迂回槽部），小脳テントが上小脳動脈と接触する可能性がある。上小脳動脈迂回槽部は滑車神経（第Ⅳ脳神経）と平行に走行しており，脳底静脈，後大脳動脈と小脳テントの自由縁も同じ面内にあることは注目される。四丘体槽で，左右の上小脳動脈は正中に近づく。末梢枝は，虫部の上部および小脳半球を栄養する。

後大脳動脈

後大脳動脈（posterior cerebral artery：PCA）は，多くの区分に分割することができる（図1.44）。P1（交通前部）は，脳底動脈の二股分岐部から後交通動脈との合流点までとなる。脚間槽内にあり，左右のP1および後交通動脈から視床穿通動脈が分岐する。これらの穿通枝は，視床，視床下部，動眼神経（第Ⅲ脳神経），滑車神経（第Ⅳ脳神経）および内包に対して広範囲に分布している。

P2（迂回槽部）は，迂回槽内で脳底静脈と平行に脳幹の周りを走行する。大脳脚を回って，小脳テントの上方に至る。

頭蓋内圧亢進で鉤による中脳の圧迫が起きた場合，P2は小脳テント切痕で圧迫される可能性がある。これにより，必然的に後頭葉の梗塞が生じる。通常，P2から下側頭動脈と1本の内側後脈絡動脈と複数の外側後脈絡叢動脈が分岐する。

P3（四丘体部）は四丘体槽から鳥距溝に及ぶ部分をいう。後大脳動脈の2本の主要な終末分岐は，頭頂後頭動脈および鳥距動脈である。より細い鳥距動脈は血管造影上，直線的な走行をとっており，側面像では頭頂後頭動脈（後方）と後側頭動脈（下方）の間を走行する。脳梁膨大部枝は後大脳動脈または頭頂後頭動脈から分岐し，脳梁膨大部の上方に弧を描く。後大脳動脈の起始部は若干の個人差がある。後大脳動脈のいわゆる胎生型に遭遇することはまれでない。このタイプでは，P1（交通前部）の形成不全があり，後大脳動脈は脳底動脈ではなく，後交通動脈を介して内頸動脈から血液供給を受ける。

間脳

間脳は灰白質の大きな塊であり，左右の大脳半球と脳幹の間にあり，第3脳室に面している。視床は間脳で最も大きな構造で，多くの機能的に重要な核で構成されている。最も背側部は視床枕と呼ばれている（図1.45）。左右の視床は視床間橋（中間質）により正中で結合している。

視床下部は，脚間槽の上壁と第3脳室底をつくる。

松果体は，松果体基部（茎）により取りつけられ，間脳と第3脳室の後面に突出している。上丘の上方にあり，正中に位置する（図1.46）。CTでみると，成人では通常生理的石灰化を伴っている（図1.12）。血液脳関門によって保護されておらず，造影で強く濃染する。

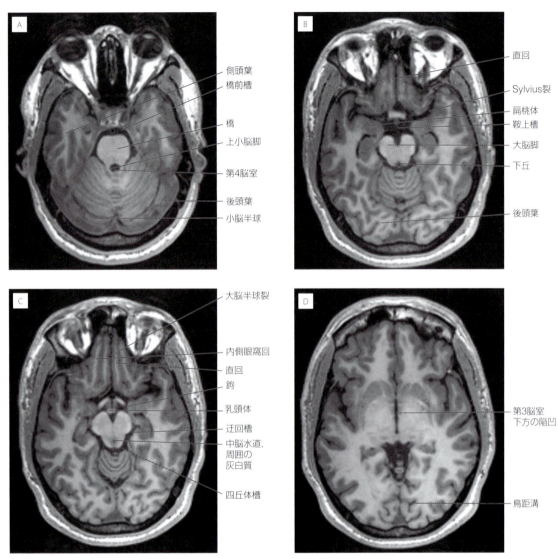

図 1.45　脳の MRI（T1 強調像，横断像）。A〜K の順で上方から下方のスライス

　松果体の左右にある柄は，上方で手綱交連，下方で後交連をつくる。
　手綱交連は生理的石灰化を認める。C 字型の形状を示しており，C の開いた部分が後方を向いている。

下垂体

　下垂体は蝶形骨体にある下垂体窩を占めている。蝶形骨洞の直上の正中，左右の海綿静脈洞の間に位置している（図 1.47）。下垂体は下垂体茎または漏斗により吊り下げられており，漏斗は視床下部の下部にある灰白隆起から生じている。灰白隆起は視交叉の後方，乳頭体の前方にある。松果体と同様に，正常の下垂体，漏斗および灰白隆起は，通常血液脳関門を欠くため，造影剤投与により造影される。
　前葉（腺性下垂体）は，MRI 矢状断像で後葉（神経性下垂体）と区別することができる。下垂体後葉は T1 強調像で特徴的な所見を示し，バソプレシン／オキシトシンの存在により高信号を示す（図 1.47A）。
　高信号の存在は個人差があり，同一人でも撮像された時期によって異なる。
　正常の下垂体の大きさ（上下方向の計側値）は，小児で 6 mm 以下，男性で 8 mm，女性で 10 mm，妊娠中や授乳期の女性で 12 mm 程度である。下垂体の上縁は通常凹となっているが，新生児や生殖可能年齢の女性では上方に凸のことが多い。

基底核

　大脳基底核は，前脳，中脳と間脳の深部にある灰白質核からなる（図 1.18B，図 1.48〜図 1.50）。
- 尾状核。

1章 頭蓋骨と脳　23

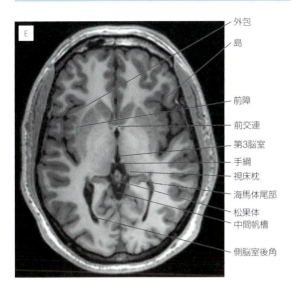
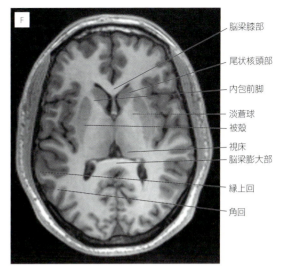
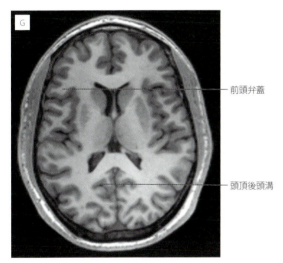
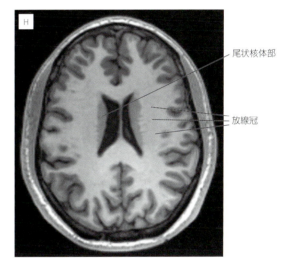

図 1.45　続き

- 被殻。
- 淡蒼球。
- 視床下核（Luy体）。
- 黒質。

　CTまたはMRIを読影するとき，これらの核のやや複雑な3次元的解剖に関する知識は非常に重要である。尾状核頭部は，側脳室前角を陥凹させる。尾状核体部は頭部の上方で後方へ弧を描いて側脳室体部の壁に沿って連続し，最も薄い尾部のある側脳室下角の直上に至る。

　視床下核は卵形をした灰白質の塊であり，内包の内側，視床下部の外側，赤核の上外側に位置する（図1.51）。淡蒼球の外節・内節および視床と連絡しており，視床下核の障害は対側の片側バリスムス（四肢の不随意運動の一種）の原因となる。

大脳辺縁系

　大脳辺縁系は，大脳皮質および皮質下の構造が相互に関連した複雑な配置をしており，記憶，嗅覚および感情に関して中枢を担っている。中心となる構成要素は海馬体，海馬傍回，扁桃体，視床下部である。

　大脳辺縁系の皮質部は辺縁葉と呼ばれる。辺縁葉は間脳と中脳を囲む境界（辺縁）を形成する。側面観では3つのC字型をした弓状構造からなる（図1.52）。
- 外側の弓状構造：海馬傍回，帯状回，梁下野。
- 中間の弓状構造：海馬（アンモン角），歯状回，灰白層（梁上回），終板傍回。
- 内側の弓状構造：脳弓，海馬采。

　海馬体はいくつかの構造を統合している。発生の段階でこの領域の皮質はS字型に巻き上げられ，内側側頭葉（mesial temporal lobe：MTL）をつくる（図1.53，図1.54）。MTLは，海馬（アンモン角），歯状回および

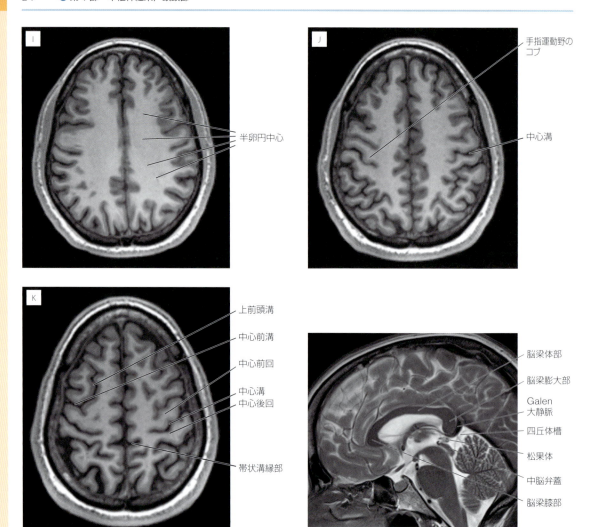

図1.45 続き

図1.46 松果体のMRI(T2強調像,矢状断像)

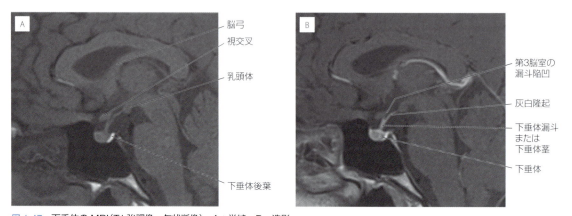

図1.47 下垂体のMRI(T1強調像,矢状断像)。A:単純。B:造影

海馬台(海馬支脚)からなる。海馬台は海馬より下方にあり,隣接した海馬傍回に癒合している。海馬は,側頭葉てんかんとの関連で内側側頭葉硬化(海馬硬化症)

について神経放射線科医によって綿密に精査される。海馬は冠状断像で側脳室下角への突出として認められる。内側の海馬傍回と後頭側頭回(または紡錘状回)の

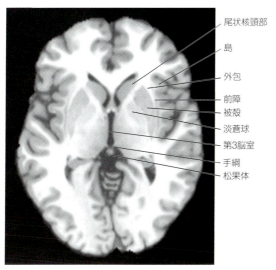

図 1.48　大脳基底核の MRI（T1 強調像，横断像）。頭蓋を取り除いている

境界は，側副溝（冠状断で同定できる）によって示される。

鉤は側頭葉の最も内側部にあり，後方で海馬傍回に連続する（図 1.45）。扁桃体は鉤のすぐ外側にあり，側脳室下角の前方に位置しており，海馬の前上方にある。海馬系は，視床の後面（視床枕）を包むように走行する線維束である脳弓脚へと連続する（図 1.47A，図 1.50）。

左右の脳弓脚は前方に向かい正中に集まり，透明中隔の下端で脳弓体となる。脳梁体は前方へ続き，Monro 孔の直上で左右に分かれて脳弓柱に入る。線維束は，中隔野と視床下部の乳頭体に終わる。海馬と鉤状回領域からのみ線維束を脳弓に投射している。

海馬尾部は薄いニューロン層となり，灰白層に続く。灰白層は帯状回の内側辺縁に沿って脳梁周囲を弓状に走行し，梁下野の後方で終板傍回の一部になる。

嗅神経（第 I 脳神経）は視神経（第 II 脳神経）と同様に，本来は中枢神経系の一部であり，厳密には脳神経ではない。嗅球は鼻粘膜から篩骨櫛板を通過した小さな線維を受けて，軸索束である嗅索を投射する。嗅索は前頭葉の下面に沿って後方に走行する。

嗅索は，嗅三角で内側嗅条および外側嗅条に分かれる。嗅三角は前脳基底部にあり，前有孔質（複数の小動脈が通過する小孔）の直前に位置する（図 1.55）。

乳頭体（または乳頭体核）は視床下部の一部で，脳弓体の終端に位置し，海馬体および扁桃核から視床へと伝達する（乳頭体視床路）（図 1.56）。乳頭体は Wernicke-Korsakoff 症候群で特に関連があるとされており，慢性的なチアミン（ビタミン B_1）欠乏症の結果として乳頭体の萎縮を認めることがある。

大脳半球

大脳皮質は脳回と呼ばれる隆起により系統化されている。脳回の間は脳脊髄液で満たされた溝があり，脳溝と呼ばれる。一般の脳溝よりも深く，かつ解剖学的に恒常的に存在する溝は，裂と呼ばれる。Sylvius 裂（外側溝）は側頭葉の上縁を示し，頭頂後頭溝は頭頂葉と後頭葉を分ける。中心溝は前頭葉と頭頂葉を分ける指標となる。島は Sylvius 裂内で深く彎入した皮質領域で，前頭弁蓋，側頭弁蓋および頭頂弁蓋で覆われている（図 1.45，図 1.48〜図 1.50）。

大脳皮質の解剖には個体差があるが，より恒常的にみられる脳回と脳溝を図 1.57 に図示する。

特定の皮質領域の機能解剖に関連する重要事項につ

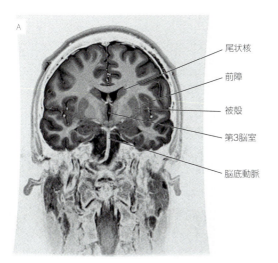
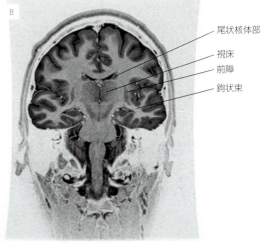

図 1.49　大脳基底核の MRI（3T，IR 法，冠状断像）。A は B より前方

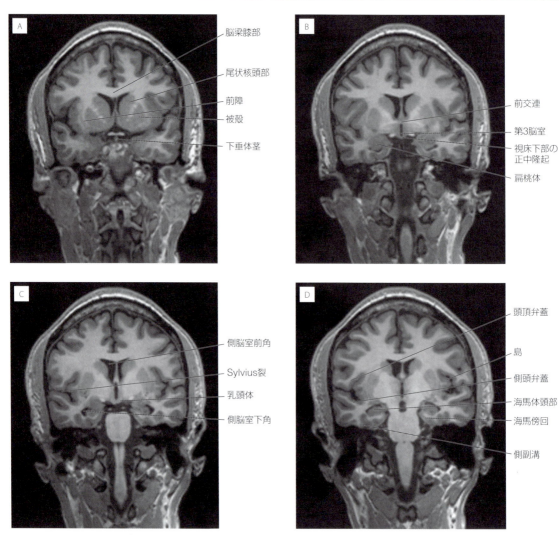

図 1.50 大脳基底核の MRI（T1 強調像，冠状断像）。A〜G の順で前方から後方のスライス

いてはここで述べる。

前頭葉
- 中心溝の前方にある。
- 一次運動野は中心前回にある。
- 中心前回の外側面は頭部と顔面を支配する。
- 内側面は下肢を支配する。
- 上肢は皮質領域の最大面積を占める（下肢と頭部/顔面の間にある）。
- 運動前野（二次運動野）は中心前回の前方にある。
- 前頭葉のそのほかの脳回：上前頭回，中前頭回，下前頭回は上前頭溝および下前頭溝によって分けられる。

　前頭葉の優位半球は，Broca 中枢（運動性言語野）を含む。弁蓋部に位置し，下前頭回の後部にある。前方にある V 字型をした皮質領域は有用な恒常的指標と

なっており，三角部と呼ばれる（図 1.58D）。

頭頂葉
- 中心溝の後方にある。
- 後頭葉の前上方にある（頭頂後頭溝によって後頭葉と隔てる）（図 1.58D）。
- 一次感覚野は中心後回にある。
- 下外側面は，顔面，口唇および舌から受ける。
- 上外側表面は，上肢から受ける。
- 内側面は，下肢から受ける。

　頭頂葉にはさらに 2 つの重要な脳回が含まれる。縁上回および角回は，空間認知に関与している（特に非優位半球で）。角回は Sylvius 裂の後端に位置し，大脳の外側面にある（図 1.45F）。縁上回は角回の前方にある。頭頂葉の内側面は楔前部と呼ばれている（図1.57，図 1.58）。

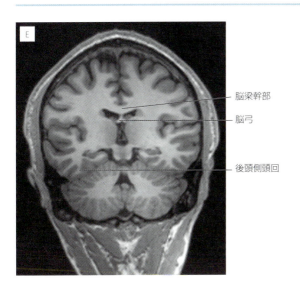
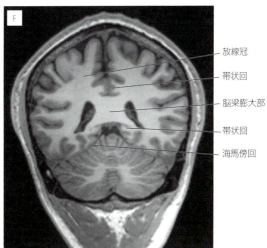

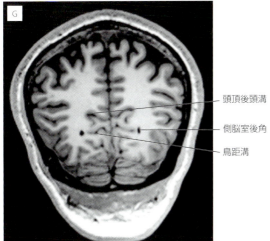

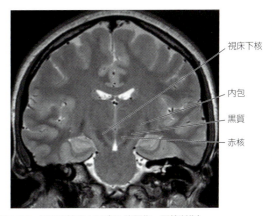

図1.50 続き

図1.51 視床下核のMRI（T2強調像，冠状断像）

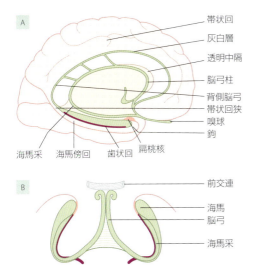
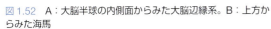

図1.52 A：大脳半球の内側面からみた大脳辺縁系。B：上方からみた海馬

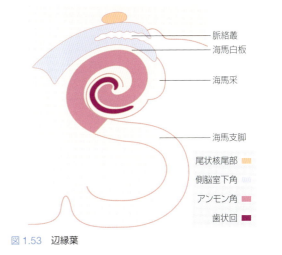

図1.53 辺縁葉

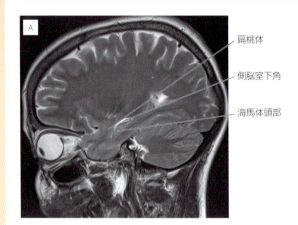
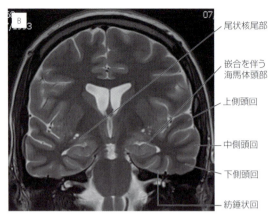
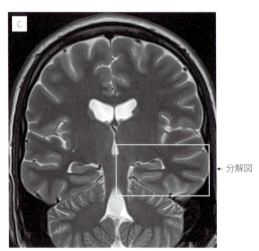
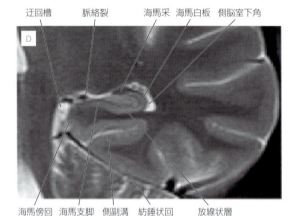

図 1.54 海馬の MRI（T2 強調像）。A：傍矢状断像。B：冠状断像。C：頭部。D：体部　E：尾部

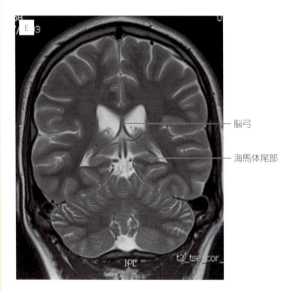

側頭葉
- 外側溝（Sylvius 裂）の下方にある。
- 一次聴覚野は横側頭回（Heschl 回）にあり，上側頭回の上面で Sylvius 裂内に位置する（図 1.58D）。
- 中側頭回と下側頭回は，連合皮質野の広域を含んでいる。
- 内側側頭葉は辺縁系（海馬傍回，鉤）を含んでいる。
- 優位半球の側頭葉には Wernicke 中枢（感覚性言語野）が含まれる。言葉を理解する領域で，上側頭回の後部（角回の下方）に位置している。

後頭葉
- 頭頂後頭溝より後方にある。
- 一次視覚野は，後頭葉の内側（鳥距皮質）に位置する。
- 前方境界に後頭前切痕がある。

後頭葉の内側面は，楔部（上方）と舌状回（下方）からなる（図 1.58）。

中心溝

中心溝は同様に神経放射線科医と脳神経外科医にとって有用な指標である。CT と MRI で中心溝を明確に同定することはやや困難な場合があるが，位置を決定するのに役立つ多くのポイントがある。
- 横断像で上前頭溝を前方から後方にたどると，中心前溝と合流する。中心溝は後方にある溝である（図

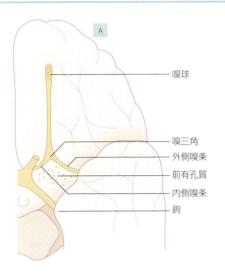 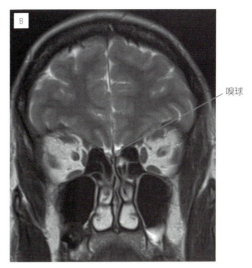

図 1.55　嗅神経（第Ⅰ脳神経）。A：嗅覚伝導路。B：MRI（T2 強調像，冠状断像）

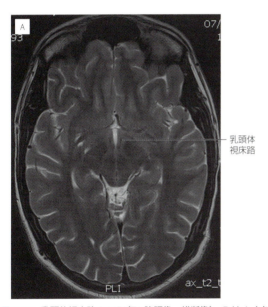 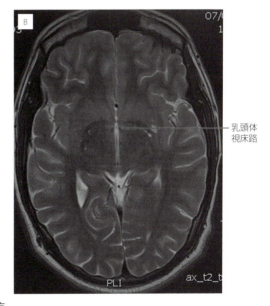

図 1.56　乳頭体視床路の MRI（T2 強調像，横断像）。B は A より上方

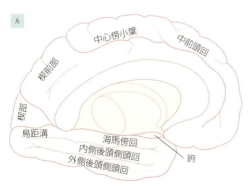 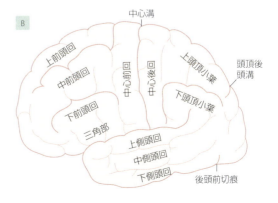

図 1.57　脳回。A：内側面。B：外側面

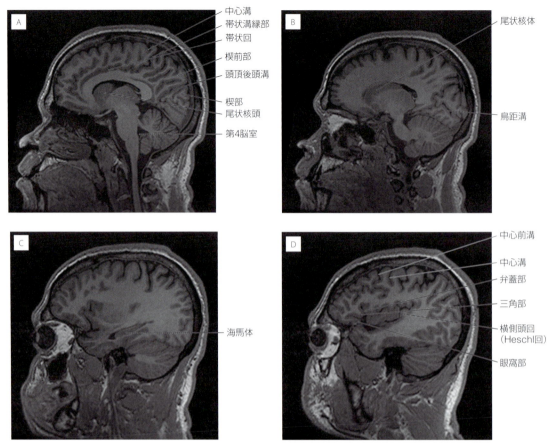

図1.58　脳のMRI(T1強調像，矢状断像)。A〜Dの順で内側から外側

1.45K)。
- 側方の矢状断像で，Sylvius裂の前方端にある三角部を示すY字型の溝に注目する。
　Y字型の後方で次にみられる溝が中心前溝である(図1.58D)。
- 傍正中矢状断像で帯状溝をたどる。高位穹窿部の帯状溝縁部に向かって後方へ上行する(図1.58A)。横断像では帯状溝縁部はブラケットのようにみえる(図1.45K)。中心溝は大脳の内側面の高位穹窿部において，帯状溝縁部のすぐ前方に弯入している。
- 通常，中心前回は中心後回よりも大きい。皮質も中心前回の方が中心後回よりもやや厚い。
- 中心前回の上外側部に逆様のオメガ(Ω)に似た領域を含む。手指運動野(図1.45J)をあらわす皮質の領域に相当する。

白質路

内包

　内包は大脳基底核と視床レベルにある厚い投射線維束で，大脳皮質へ向かう，または大脳皮質から出る軸索を通す。
　投射線維の用語としての定義は，より尾側にある神経軸索と大脳皮質をつなぐ上行性または下行性の線維をさす。
　上方で投射線維は側脳室体部の外側を通って側脳室上方の白質路に連続し，放線冠として扇形に広がっている。放射線科医はこれを半卵円中心と呼称する(図1.45I)。CTおよびMRIの横断像では，内包は前脚および後脚，両者を連結する膝からなるV字型を示している(図1.45)。
　随意運動は前頭葉の運動前野および中心前回で始まり，脳幹の運動核と脊髄へ，それぞれ皮質脊髄路および皮質延髄路を経て投射線維を送っている。皮質延髄路は内包膝を通る。T2強調像で内包後脚の一部に比較的高信号を認めることがある。皮質脊髄路の髄鞘の密度が相対的に低いためであり，病変と間違えてはならない(図1.59)。
　内包は軸索の密度が高いため，小さなラクナ梗塞であっても，重症で広範囲な神経学的障害を呈することが起こりうる。
　内包に血液供給する血管を以下に挙げる。
- 内包前脚：Heubner反回動脈(前大脳動脈の分岐)。
- 内包膝：レンズ核線条体動脈(中大脳動脈の分岐)。
- 内包後脚：前脈絡叢動脈(内頸動脈から生じる)。

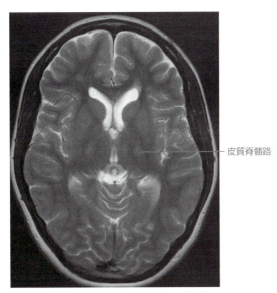

図1.59　皮質脊髄路のMRI（T2強調像，横断像）

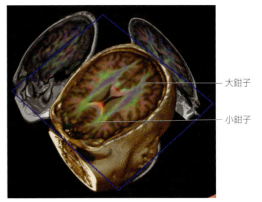

図1.60　主要な白質路のMRI（拡散異方性像）。白質線維の走る方向（赤色：左右方向，青色：頭尾方向，緑色：前後方向）

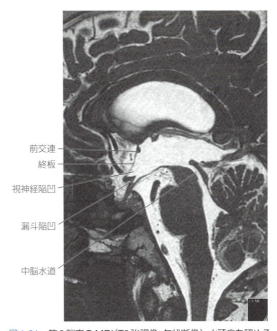

図1.61　第3脳室のMRI（T2強調像，矢状断像）。水頭症を認める

交連線維

交連線維は正中線と交叉して，左右の大脳半球の対応する部位を連結している。

脳梁

脳梁は最大の交連線維束である。脳梁は下方に凹のC字型構造をしている。吻は前部（膝）から下後方に突出する部分である。幹は膨大部に向かって上後方に彎曲している（図1.46）。膝の線維は前頭葉に向かって前方に彎曲し，小鉗子といわれる。同様に膨大部の線維は大鉗子として，後頭葉に向かって彎曲している（図1.60）。

前交連

前交連は系統発生学的に古い構造で，横走する線維束からなり，嗅索と側頭葉前部の構造（扁桃核を含む）を連結している。前交連は脳弓柱の前にあり，第3脳室の前壁（終板）に接する（図1.45E，図1.50B，図1.61）。

後交連

後交連（別名：視床上部交連）は松果体の後方板を走行し，左右の中脳（上丘，視蓋前部）を連結する。対光反射（瞳孔反射）に関わる線維束が通る。

脳室系

脳室は脳内の深部にある腔である。脳室上衣細胞によって境界され，脳脊髄液を産生する脈絡叢を含んでいる。全体で4つの室があり，左右1対の側脳室，正中に第3脳室および第4脳室がある（図1.62）。左右の側脳室はそれぞれMonro孔を経由して第3脳室へ流出する。第3脳室は中脳水道を経て第4脳室と交通している（図1.45C，図1.61）。

側脳室は，体部，三角部および3つの角（前角，後角，下角〈側角〉）に分けられる。前角の上方に脳梁，外側下方に尾状核頭部，内側に透明中隔がある。体部は，上壁に脳梁，下壁に視床の背側部，内側に脳弓，外側に尾状核体部および尾部がある。下角（側角）は上壁に尾状核尾部，内側および下壁に海馬，内側に視放線および関連する白質路がある。後角は脳梁の白質路である大鉗子に囲まれている。三角部は3つの角の公会を

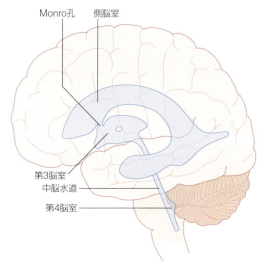

図 1.62　脳室

で四丘体槽と交通している。中間帆腔は内大脳静脈を入れ，Monro 孔の前方には広がらないため，Verga 腔と区別することができる（図 1.45E）。

第 3 脳室

　第 3 脳室は幅の間の狭いスリット状の腔であり，右左の間脳の間に直立している（図 1.45，図 1.48，図 1.50）。前壁は終板と呼ばれ，その上縁に前交連がある。第 3 脳室の前下方に 2 つの陥凹がある。視交叉の上方にある陥凹を視交叉陥凹，下垂体漏斗にある陥凹を漏斗陥凹といい，視交叉陥凹は漏斗陥凹の前方にある（図 1.61）。

　後壁にも 2 つの陥凹がある。松果体の上方の陥凹を松果上陥凹，他の松果体の基部に入り込む陥凹を松果陥凹という。

第 4 脳室

　第 4 脳室は橋および延髄上部の背側にある。冠状断像では菱形，横断像では逆 U 字型，矢状断では三角形状の空間を示す。

　側方に 1 対の外側口（Luschka 孔）と正中下端に 1 つの正中口（Magendie 孔）が開口しており，大槽に脳脊髄液を導く。これらは脳室系からクモ膜下腔に病変が広がる経路になる。

　第 4 脳室の小脳側は，上髄帆と下髄帆からなるテント状の第 4 脳室蓋に囲まれる。

　橋と延髄の背側面が前壁（第 4 脳室底）をつくり，側方は中小脳脚によって囲まれている（図 1.21，図 1.28，図 1.46）。

　　　　　【Kieran M. Hogarth, Jozef Jarosz, Paul Butler】

あらわし，脈絡叢が発達している。脈絡叢は非常に脈管に富んでおり，通常 CT で石灰化を認める（図 1.12D）。

　透明中隔腔は 1 対の薄板である透明中隔板の間の軟膜外腔で，液体で満たされている。

　事実上すべての新生児に認められ，成人期までに退行するが，約 10％で成人期になっても存在する。Verga 腔は透明中隔腔が後方へ延長したものである。脳梁膨大部に隣接し，脳弓および中間帆の上方にある。したがって，透明中隔腔は単独で存在する，または Verga 腔を伴うが，Verga 腔が単独で存在することはない。

　中間帆腔は中間帆槽が拡大した腔隙であり，脳弓に隣接した脈絡組織を包み込むことでつくられる。下方

2章 眼窩と視覚経路

単純X線写真

眼窩病変の評価のために単純X線写真をルーチンに撮影することはない。しかし，救急医療で外傷のX線写真を読影するには，依然として正常解剖を熟知していることが重要である（図2.1）。

断層解剖

臨床現場で眼窩および視覚経路を検査するために第一選択となる画像診断法はCTとMRIである。眼窩が四角錐体状に開いた形状をしていることやその内容物の位置関係から，最適な形で眼窩の解剖学的構造を詳細に観察するには，横断面，冠状断面および傍矢状断面の組み合わせが必要となる。

CTは，骨，隣接する副鼻腔の空気，眼窩脂肪組織および軟部組織の間にX線吸収差があるため，眼窩内の構造を良好に示すことができる。特にヘリカルCTによるMPRを用いることで，骨解剖の詳細をきわめて良好に示すことができる。冠状断再構成像は，眼窩尖，下壁および上壁の骨構造を評価するうえで重要な役割を果たす。

MRIは眼窩内の軟部組織を評価する際に有用であり，CTのように眼窩を取り囲む骨によるアーチファクトが障害にならない。撮像プロトコルでは，通常横断像および冠状断像を組み合わせるが，脂肪抑制併用の薄い冠状断T2強調像を含めるようにする。ガドリニウム造影T1強調像でも脂肪抑制を併用する。T1強調像では眼窩脂肪組織が高信号を示すため，造影による異常な信号上昇が脂肪組織に隠されないようにするためである。

撮像時間は眼球運動の影響を抑えるために短く設定すべきである。

MRIは頭蓋内の視神経（第II脳神経），視交叉と視覚経路を描出する際に適した撮像技術である。

眼窩

眼窩は四角錐体状をした骨性の窪みで，眼窩尖は後方，眼窩の底（眼窩口）は前方にある（図2.2）。眼窩の長軸は約45度に開いており，内側壁は互いに概ね平行の位置にある。脆弱な内側壁（篩骨板または紙様板）と下壁は，鈍的外傷により吹き抜け骨折を生じやすい（図2.3）。副鼻腔の病変は直接進展によって眼窩を侵す場合がある。

周辺構造との関係

- 上方：前頭蓋窩と前頭洞。
- 内側：鼻腔，篩骨洞および蝶形骨洞。
- 下方：上顎洞。
- 後外側：側頭窩と中頭蓋窩。

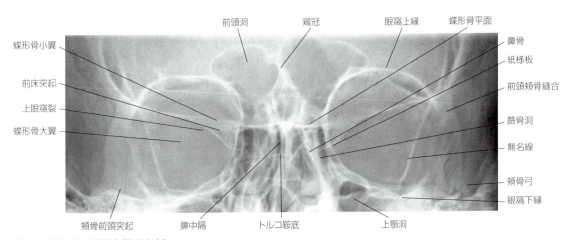

図2.1 眼窩の骨X線写真（後前方向）

眼窩壁の骨解剖（図2.4）
- 上壁：前頭骨（主として），蝶形骨小翼の後方。
- 内側壁：（前方から後方へ）上顎骨の前頭突起，涙骨，篩骨，眼窩尖で蝶形骨がわずかに関与する。
- 下壁：（内側から外側へ）上顎骨の眼窩面，頬骨，後方で口蓋骨の眼窩突起。
- 外側壁：頬骨および前頭骨。

眼窩の連絡路（図2.2）

視神経管は蝶形骨小翼の根部にあり，蝶形骨洞と後篩骨蜂巣に隣接している。まれに視神経管の全周が空気で囲まれる場合がある。

視神経管の直径は，3～4 mmである。中頭蓋窩と連絡し，視神経（第Ⅱ脳神経）と眼動脈の通路となる。CT横断像でみると，前床突起に向かって下方から内側に走行している（図2.2D）。

上眼窩裂は蝶形骨の大翼と小翼の間にあり，optic strut（小翼の下方の根部）で視神経管と隔てられている。上眼窩裂は中頭蓋窩と交通し，海綿静脈洞が後方にある。
上眼窩裂を以下の構造が通過する。
- 動眼神経（第Ⅲ脳神経）：上直筋，内側直筋，下直筋，下斜筋および上眼瞼挙筋を支配。
- 滑車神経（第Ⅳ脳神経）：上斜筋を支配。

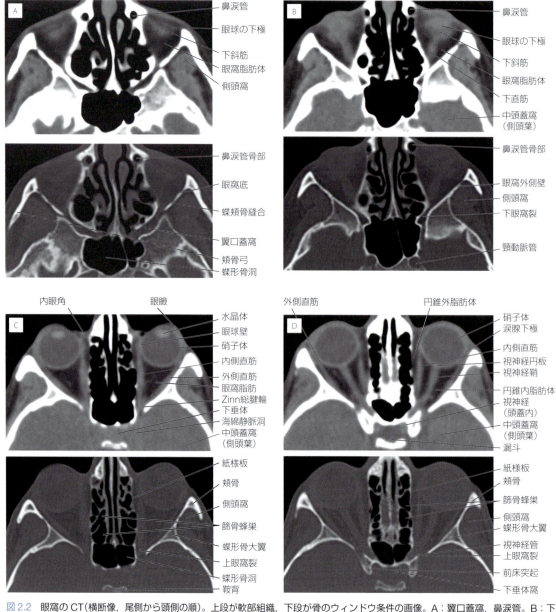

図2.2　眼窩のCT（横断像，尾側から頭側の順）。上段が軟部組織，下段が骨のウィンドウ条件の画像。A：翼口蓋窩，鼻涙管。B：下眼窩裂。C：上眼窩裂。D：視神経管

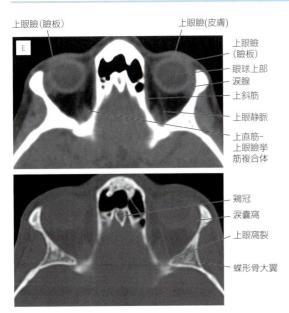

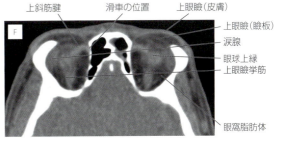

図2.2 続き。E：上直筋。F：上斜筋の腱

- 外転神経（第Ⅵ脳神経）：外側直筋を支配する。
- 眼神経（V_1）。
- 頸動脈交感神経叢の分枝。
- 上眼静脈および下眼静脈。

上眼窩裂内の小さな脂肪体は，CTまたはMRIの重要な正常の解剖学的所見である。脂肪体の消失は，上眼窩裂を侵す軽微な病変の唯一の所見である場合がある。

眼窩内の細い神経，特に眼神経の枝（鼻毛様体神経など），動眼神経の下方の枝および眼窩下神経は，MRIでみえることがある（特に冠状断像）。

下眼窩裂は，蝶形骨大翼と上顎骨眼窩板の間の眼窩下壁にあり，翼口蓋窩と咀嚼筋間隙と連絡する。

下眼窩裂を以下の構造が通過する。
- 眼窩下動脈（顎動脈の枝）。
- 下眼静脈と翼突筋静脈叢の間の交通路。
- 頬骨神経および眼窩下神経の枝。

眼窩上孔は，眼窩上神経（眼神経の枝）が通過する。

眼窩下管（眼窩下孔）は，眼窩下神経（上顎神経〈V_2〉の枝）が通過する。

前・後篩骨孔は，前・後篩骨動静脈および神経（上顎神経の枝）が通過する。

眼窩の区画

眼窩の軟部組織構造は，眼窩内を充填する眼窩脂肪体に埋没している。眼窩隔膜（眼窩中隔）は眼窩口縁に付着する筋膜層で，眼窩骨膜と結合している。上・下眼瞼板の外縁に付着し，眼窩内・外を隔てる（図2.2C）。眼窩を筋円錐内と筋円錐外の区画に分けるこ

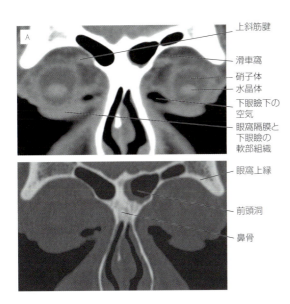

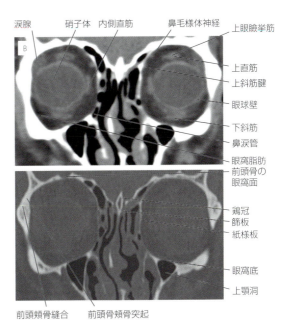

図2.3 眼窩のCT（冠状断再構成像，前方から後方の順）。上段が軟部組織，下段が骨のウィンドウ条件の画像。A：上斜筋腱の反転部。B：眼球の中央

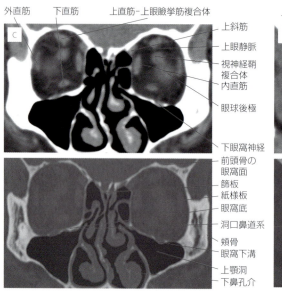
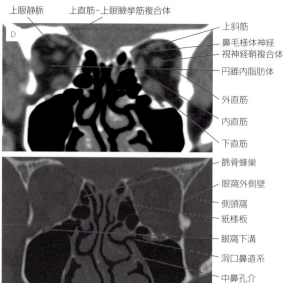

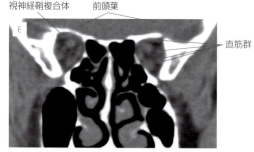

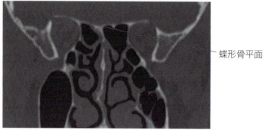

図 2.3　続き．C：眼球の後極．D：外眼筋群．E：眼窩尖の直前

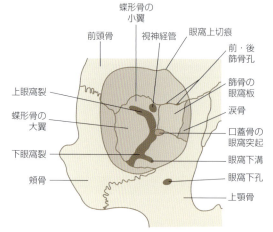

図 2.4　眼窩を構成する骨および主な孔（右眼窩の正面像）

とは，眼球後部の腫瘍と炎症および浸潤性病変の鑑別診断上重要である．

　筋円錐は4直筋と筋膜でつくられる空間で，重要なことはそれ自体に筋肉を含んでいることである（図2.5）．

眼球

　CTで水晶体（含水量が低い）および毛様体は，前眼房水および硝子体より高吸収の構造として描出され，明瞭に区別される（図2.2）．正常の眼房水および硝子体液は脳脊髄液に類似したX線減弱を示すが，骨からの線条アーチファクトにより，高吸収を示す領域が重なってくることがある．

　表面コイルを用いるとMRIで優れた解剖学的詳細を描出できるが，不随意的な眼球運動のため必然的に動きによるアーチファクトを生じる（図2.5）．最大の空間分解能を得る撮像法でさえ，MRIでは眼球壁の3層（強膜，ぶどう膜，網膜）を区別できない．しかし，眼の疾患で剝離や滲出を伴う場合は，3層の間の潜在的隙間が視覚化される可能性がある．造影MRIでは，脈絡膜，毛様体および虹彩は，強く濃染する（図2.5B）．

　眼球は，前区と後区に分けられる．

　前区は水晶体の前方にあり，眼房水を含んでいる．水晶体は毛様体から起こる小帯線維に取り囲まれて支えられており，毛様体筋の収縮・弛緩によって屈折が調節される．

　前区は虹彩によって以下のようにさらに分けられる．

- 前眼房：角膜と虹彩の間の主要な腔．
- 後眼房：虹彩と水晶体靱帯複合体の間の潜在的腔隙．

　後区（眼球の硝子体・網膜部分）は，硝子体液を含む．眼球壁の3層は内部から外部へ向かって，網膜，ぶどう膜（脈絡膜，毛様体および虹彩）と強膜（外眼筋

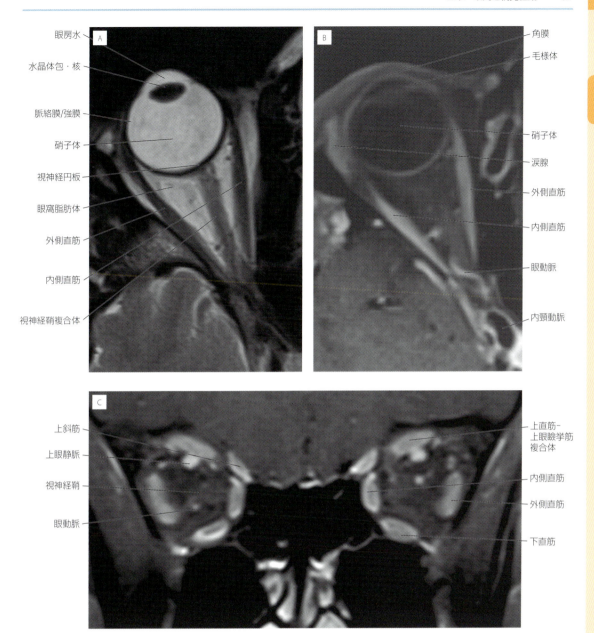

図 2.5 右眼窩の MRI（スピンエコー法）。パルス系列に応じて眼球の正常像は異なる。A：T2 強調像（横断像）。B：T1 強調像（横断像）。C：T1 強調像（ガドリニウム造影，脂肪抑制併用，冠状断像）。外眼筋群と毛様体が正常に造影されている。視神経鞘が造影されることにより，冠状断像で視神経自体の輪郭が明瞭になる

が付着する線維膜）からなる。視神経円板（乳頭）は眼球後極のやや内側の陥凹（円板陥凹）にある。

眼球突出は横断像で評価する。水晶体と視神経乳頭を含む横断像で，両側の眼窩外側骨縁（頬骨）を結ぶ線（interzygomatic reference line）を引くと，正常では眼球の 1/3 はこの基準線より背側にある。

外眼筋（図 2.2，図 2.3，図 2.5）

4 つの紡錘形をした直筋が協働して眼球を動かす。しかし，眼窩が四錐体状に広がる構造をしているため，上直筋および下直筋の動きは厳密には同じ垂直面上で起こらない。斜筋は直接的に上方および下方への眼球運動を支援するのに必要である。筋円錐外にある上眼瞼挙筋は上眼瞼を持ち上げる。

外眼筋は，CT と MRI で正常の軟部組織と同じ濃度（または信号強度）を示す。血液関門を欠き，静脈内ガドリニウム造影剤の投与で強く濃染するため，MRI（脂肪抑制併用の T1 強調像）の鮮鋭度が改善する。上眼瞼挙筋は標準的な画像で上直筋と必ずしも分離して特定されないため，2 つの筋肉をあわせて上筋複合体と称することがある。

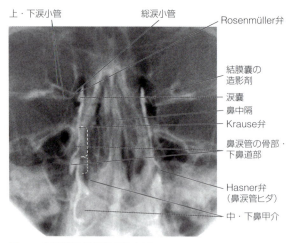

図 2.6　涙管造影（仰臥位前後方向）

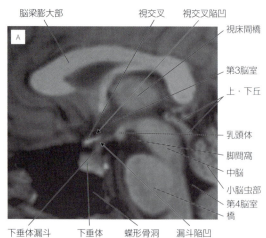

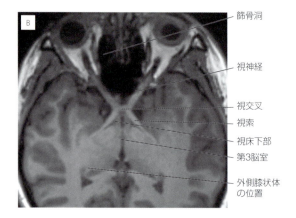

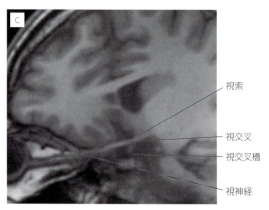

図 2.7　視神経（視神経管内，頭蓋内），視交叉の MRI（T1 強調像。A：矢状断像。B：横断像。C：斜方向再構成像）。視交叉と下垂体窩との位置関係は個人差がある

　外眼筋の厚さの正常な測定値が知られているが（最大径 5 mm 以下），形態は少なくとも筋肉の大きさと同程度に病変の指標として重要である。測定値は年齢，性別および頬骨間距離によって変化する。筋肉の相対的な大きさを評価する場合は，眼球の位置（水晶体または視神経〈第Ⅱ脳神経〉からみた）を説明しなければならない。睡眠中に眼球がいろいろな方向に動くのは正常である。

- 直筋群は眼窩尖にある総腱輪（Zinn 総腱輪）から起始する。
- 内側直筋は相対する外側直筋より大きい。
- 上斜筋は最も長く，かつ最も薄い外眼筋で，蝶形骨体から起始する。腱は眼窩の上内側壁で輪状の滑車をくぐってループを描き，強膜の後上部に停止する。横断像では内側直筋と区別できない場合がある。CT でみられる滑車の石灰化は正常所見である。
- 下斜筋は相対的に短く，かつ厚い。眼窩下壁の前内側から起始し，強膜の下外側に停止する。
- 上眼瞼挙筋は蝶形骨の小翼から起始し，眼窩隔膜を貫いて上瞼板に停止する。

涙器（図 2.6）

　涙腺と鼻涙管は横断像でよく描出されるが，涙小管，涙嚢と鼻涙管の経路を詳細に描出するには涙管造影が最適である。涙路に沿って多くの弁が記載されているが，これらはほとんど機能的な重要性がない。

- 涙腺は眼窩の外側壁にある涙腺窩にあり，眼窩隔膜によって眼窩部および眼瞼部に分けられる。涙腺から複数の管を経て涙嚢円蓋に流出する。
- 涙嚢は上顎骨と涙骨の間にある涙嚢窩にある。涙小管を経て涙で満たされる。
- 鼻涙管は，鼻腔の下鼻道の前部に開口している。

視神経

　視神経（第Ⅱ脳神経）は大脳白質の膨出であるため，正常な脳髄膜のすべての層によって囲まれている。「視神経鞘複合体」は，視神経とそれを覆う硬膜および軟膜によって形成される。硬膜は前方で強膜と癒合し，後方は視神経管の骨に強固に付着している。頭蓋内圧が亢進すると視神経鞘複合体に伝達されるため，乳頭浮腫を認める。

　視神経鞘複合体の個々の構成要素は CT で区別でき

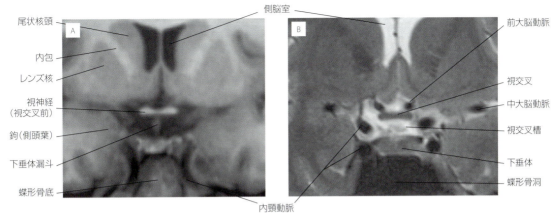

図2.8　MRI（冠状断像）。A：下垂体漏斗レベル（T1強調像，視交叉の後方で左右の視索に分かれる部位）。B：視交叉レベル（T2強調像，Aよりやや前方の断面）

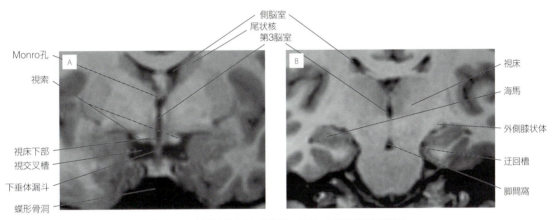

図2.9　視交叉後の視覚伝導路。A：視索。B：外側膝状体（T1強調像，IR法，冠状断再構成画像）

ない（図2.2C）。しかし，MRIでは，特に高分解能のT2強調像およびガドリニウム造影後のT1強調像では，視神経，硬膜および脳脊髄液を含むクモ膜下腔を区別することができる（図2.5）。非造影のT1強調像では，正常の視神経鞘複合体の構成要素を区別できない。

視神経の区分は，以下のようになる。

- 眼球内：1 mm未満で，乳頭浮腫のような病変がなければみえない。
- 眼窩内：視神経のゆるやかなS状の走行は，眼球が中間位であれば正常所見である。脳脊髄液を入れたクモ膜下腔はしばしば視神経円板のすぐ背面が最も広くなっている。
- 視神経管内：視神経周囲の脳脊髄液は，通常視神経管内ではみえない。
- 頭蓋内：内頸動脈の遠位端と前大脳動脈A1部（視神経の上方に位置する）に接する。

頭蓋内視覚伝導路
視交叉（図2.7，図2.8）

視交叉はトルコ鞍の上方の鞍上槽にある。下垂体茎は視交叉の後方にある。

視交叉のトルコ鞍に対する位置関係は前方にあるものから後方にあるものまで，様々である。

視交叉の後部は第3脳室の前壁にあたり，上方に視交叉陥凹，下方に漏斗陥凹がある（図2.7A）。

視索（図2.9，図2.10）

視索は大脳脚と鉤の間（前有孔質の下方）を後外側に向かって走行する。視床の後面，視床枕の側方にある灰白質の隆起である外側膝状体に向かって後方に走行し，脳実質に入り込む。外側膝状体と視覚野からの線維は上丘に向かって投射し，眼球運動の制御に関与する（図2.7A）。

視放線（図2.11）

2群の神経線維が，一次視覚野に向かって走行する。
- 視野の下半分の線維は，直接後頭葉皮質（側脳室後

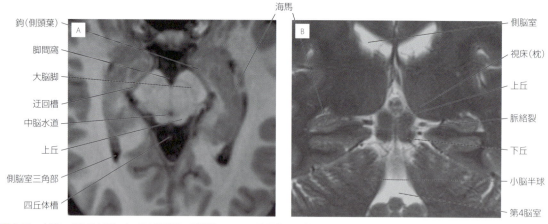

図 2.10　中脳レベルの MRI。A：T1 強調像，横断像。B：T2 強調像，冠状断像

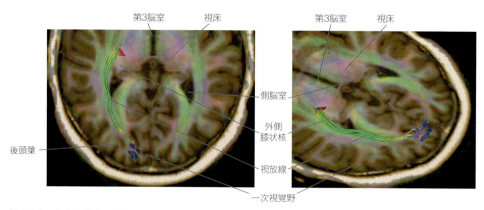

図 2.11　視交叉後の視覚伝導路。外側膝状核から視覚野まで（拡散テンソルマップ，横断像）(Images provided by Dr. L Mancini, Department of Neuroimaging Physics, National Hospital for Neurology and Neurosurgery, UK)

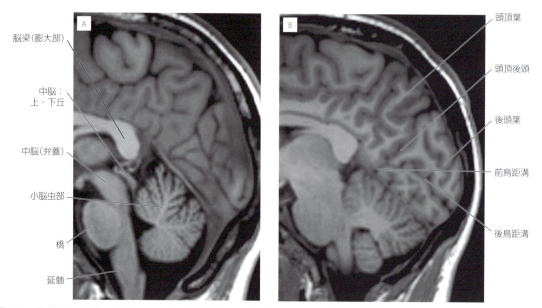

図 2.12　視覚野の MRI（T1 強調像）。A：正中矢状断像。B：正中線から 5 mm 離れた矢状断像（鳥距溝をより明瞭に示す）

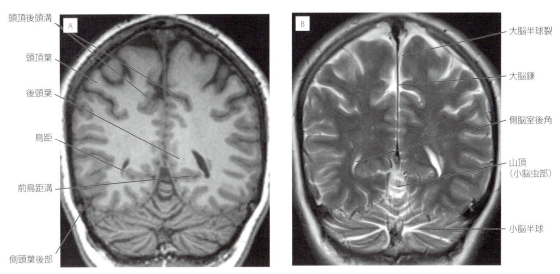

図 2.13 前鳥距溝の MRI。A：T1 強調像。B：T2 強調像。後頭葉の冠状断像で，灰白質が側脳室後角に向かって深く陥入し，鳥距を形成している

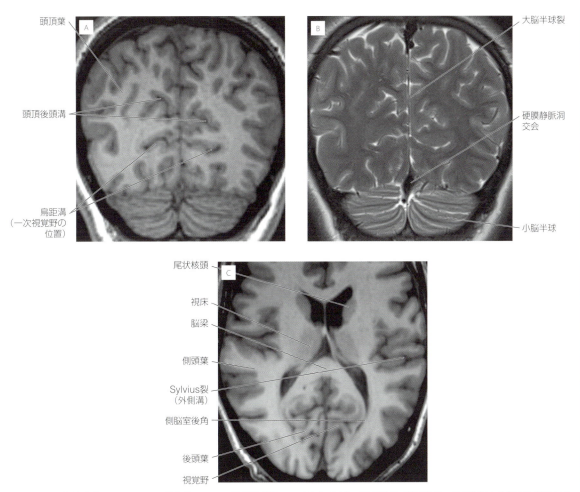

図 2.14 後鳥距溝の MRI。A：T1 強調像。B：T2 強調像（図 2.13 よりも後方）。後頭葉の冠状断像で，後鳥距溝と視覚野の位置を示す。C：鳥距溝の T1 強調像（横断像）。隣接する領域と比較して，鳥距溝をつくる皮質は複雑な陥入を示している

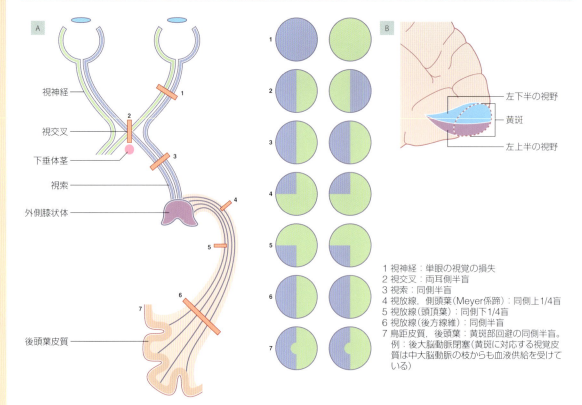

図 2.15　視覚伝導路の病変．A：視覚伝導路に沿った様々な点における病変が視野に及ぼす影響．B：右鳥距溝に沿った一次視覚野．右一次視覚野の鳥距溝より上方の病変は，左下半の視野欠損を生じる．鳥距溝の後面に黄斑に対応する領域を重ねて示す．中心視野は後頭葉の広い範囲を占めている

角の外側）に投射する．これらの平行で，緻密な有髄線維は，横断像の T2 強調で特定できる．
- 視野の上半分の線維は側脳室下角の周辺を下方に弧を描いて通り抜け，Meyer 係蹄を形成する．これらの線維を MRI で同定するのは容易でない．

視覚野（一次）（図 2.12～図 2.14）

視覚野は，後頭葉の内側側面で，鳥距溝の上縁および下縁に沿った領域に存在する．

対側の視野の下半部は鳥距溝の上方に対応しており，対側の視野の上半部は鳥距溝の下方に対応している．

中心視野と中心窩の視覚野での表出は，後頭葉の後極の周辺と外側にある．この2つは周辺視野と比較して皮質の大きな領域を占めている（皮質拡大〈cortical magnification〉）．

図 2.15 は，様々な点における視覚伝導路の障害による視野欠損を示す．

脈管解剖

眼窩

血液供給

眼動脈は内頸動脈が硬膜を貫く手前で分枝する動脈

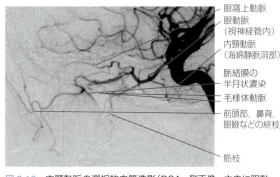

図 2.16　内頸動脈の選択的血管造影（DSA，側面像，中央に眼動脈）

で，血管造影で描出される分枝である（図 2.5，図 2.16）．

眼動脈は視神経（第Ⅱ脳神経）に沿って視神経管を通過し，眼窩尖で視神経の下外側面に至ったのち，視神経の内側方へと交叉する（通常は視神経の上方を通る）．

眼動脈の主要な分枝である網膜中心動脈は，眼球の 10 mm 後方で下内側から視神経を貫き，視神経の中軸を通って眼球に至る．

他の分枝として，長後毛様体動脈，短後毛様体動脈，涙腺動脈，後篩骨動脈，前篩骨動脈，眼窩上動脈およ

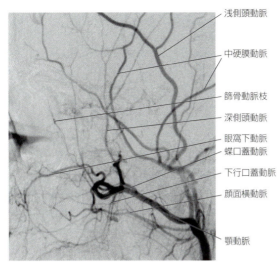

図 2.17　外頸動脈の選択的血管造影(DSA，側面像)。眼瞼運動によるアーチファクトが眼窩前縁の位置を示す

び眼瞼動脈がある。

外頸動脈系，特に中硬膜動脈と上顎動脈の分枝との広範囲な吻合があるため，外頸動脈から血液供給される病変の塞栓術中に，眼動脈を危険にさらす恐れがある(図 2.17)。

静脈流出路

上眼静脈は，円錐内で上直筋の下方を走行する(図 2.2E，図 2.5C)。上眼静脈は角静脈および上眼窩静脈を経由して顔面から流出する。

上眼静脈は，通常 CT と MRI で描出される。静脈径は様々であり(通常約 2 mm)，軽度の非対称性もまれではない。

下眼静脈は，上眼静脈または直接海綿静脈洞に流出する。

下眼静脈は下眼窩裂を経て翼突筋静脈叢と交通しており，横断像では全体が示されない。

網膜中心静脈は，上眼静脈，他の眼窩静脈または直接海綿静脈洞に流出する。機能的に重要な側副血行路が眼球内にはないため，網膜中心静脈閉塞の結果として緑内障と出血を生じる場合がある。

視覚伝導路
血液供給

- 視交叉：内頸動脈および前大脳動脈の枝。
- 視索：前交通動脈および前脈絡動脈。
- 外側膝状体：前脈絡動脈および後大脳動脈。
- 視放線：前脈絡動脈，中大脳動脈および後大脳動脈。
- 視覚野：後大脳動脈(一定の割合で中大脳動脈が関与)。

【Indran Davagnanam, Jonathan L. Hart】

3章 側頭骨錐体部

画像診断法

側頭骨錐体部の解剖と病変を評価する場合，高分解能CT（HRCT）とMRIが相互補完的に用いられている。

外耳道

外耳道（external auditory canal：EAC）は外耳孔から鼓膜に至る管で，S字型をしている。外側1/3は軟骨性，内側2/3は骨性である。

軟骨性外耳道と骨性外耳道の境界部はやや狭く，峡部と呼ばれる（図3.1）。

外耳道は矢状断面で卵形を示し，直接骨膜に付着する皮膚によって密に裏打ちされている。

外耳道の位置関係は，以下のとおりである（図3.2）。
- 前方：下顎窩（下顎頭と顎関節を含む）。
- 後方：乳様突起。
- 下方：耳下腺および側頭下窩。
- 上方：中頭蓋窩および側頭葉。

外耳道からのリンパ液は耳下腺リンパ節群に注ぐ。

鼓膜

鼓膜（tympanic membrane：TM）は外耳道底面と一定の角度で傾斜しており，中耳（鼓室）を外耳と隔てている（図3.1，図3.3）。

ツチ骨柄とツチ骨外側突起は，鼓膜に埋没している。

ツチ骨隆起から前後に走る，前ツチ骨ヒダおよび後ツチ骨ヒダにより，鼓膜を上方の薄い弛緩部と下方の大きな緊張部に2分する。

鼓膜はHRCTの冠状断像で薄い線構造として描出される。上方は鼓膜被蓋，周縁は線維軟骨により鼓膜溝に固定されている（図3.3B，図3.6）。

中耳，乳突部

中耳は冠状面で外耳道の上縁および下縁を基準に上鼓室，中鼓室，下鼓室に分ける。複雑な構造をしているが，HRCTにより詳細を観察できる（図3.4～図3.6）。

内側壁（迷路壁）

中耳の内側壁には多くの重要な解剖学的指標が存在する。

岬角は蝸牛の基底回転の上にある半球状の隆起で，上方に卵円窓（前庭窓），その後下方に正円窓（蝸牛窓）がある。

サジ状突起は内側壁前面にある鼓膜張筋半管の後端にあり，サジの形に曲がった薄い小骨板である。鼓膜張筋がツチ骨頸に付着するために外側に向きを変える部位にあたる（図3.5D）。

さらに後方では外側半規管が上鼓室に突出しており，卵円窓の外側で顔面神経（第Ⅶ脳神経）（鼓室部）が直下を通過する（図3.6B）。

外側壁（鼓膜壁）

外側壁は外耳道底にあたり，鼓膜とその周囲の骨か

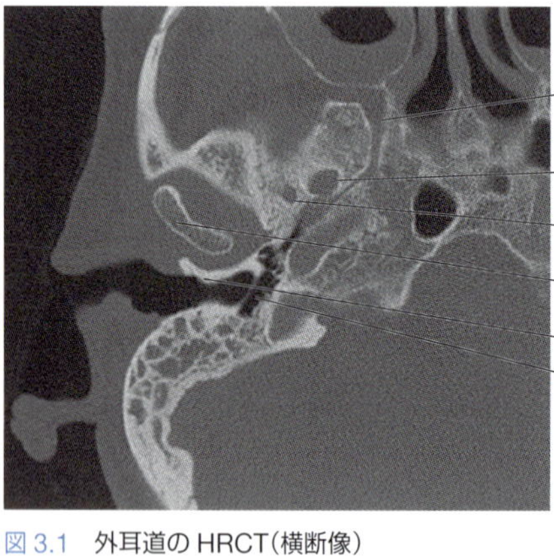

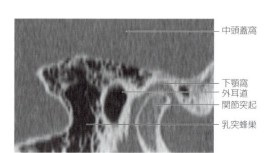

図3.1 外耳道のHRCT（横断像）

図3.2 外耳道のHRCT（矢状断像）

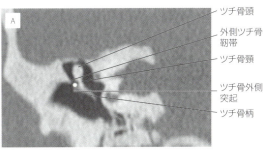
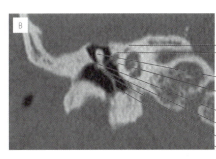

＊ Prussak腔の境界

図3.3 ツチ骨のHRCT（冠状断像）

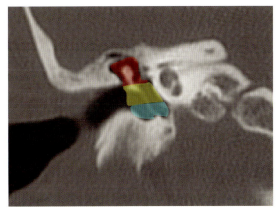

図3.4 中耳の区画のHRCT（冠状断像）。赤：上鼓室，黄：中鼓室，青：下鼓室

らなる。鼓膜被蓋の上方に鼓室上陥凹があり，外耳道内側部の上方の蜂巣を薄い壁が覆っている。

後壁（乳突壁）

錐体隆起は内側の鼓室洞と外側の顔面神経陥凹を隔てる（図3.5B，図3.7）。アブミ骨筋は錐体隆起から起こり，アブミ骨頭につく（図3.7）。

乳突洞口は鼓室上陥凹の後壁と乳突洞の間に広がっている（図3.5E）。

上壁（鼓膜蓋），下壁（頸静脈壁）

鼓室蓋は鼓室上壁を中頭蓋窩と隔てる薄い骨板である（図3.6）。

下壁は様々な厚みの骨からなり，前方に頸動脈管，後方に頸静脈球がある。

異所性内頸動脈

異所性内頸動脈は，発生学的な内頸動脈 segment 1（総頸動脈分岐から頸動脈管の分岐点まで）の形成異常に起因する側副血行路である。側副血行路は下鼓室動脈を経由するもので，segment 1の欠損により下鼓室動脈が著明に拡張し，内頸動脈の鼓室枝と吻合することで，頸動脈管内の内頸動脈と連結した異所性内頸動脈を形成する。岬角の上方を走行するため，鼓室後方の血管性腫瘤としてみえる。

画像検査で描出することができる（図3.8）。

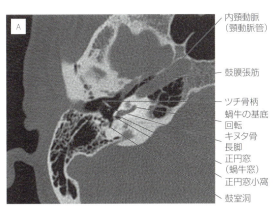
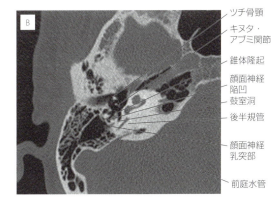

図3.5 中耳のHRCT（横断像）。A～Eに下方から上方の順

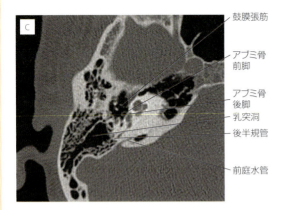

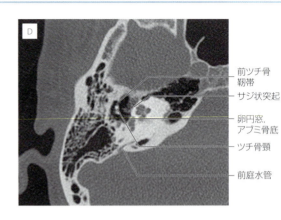

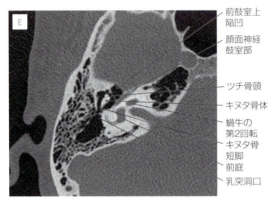

図3.5 続き

耳小骨

ツチ骨

ツチ骨（malleus）は，ツチ骨頭，ツチ骨頸，外側突起（短突起），前突起およびツチ骨柄からなる。ツチ骨の外側突起およびツチ骨柄は，鼓膜に埋没している（図3.3）。

ツチ骨は鼓室上陥凹の内部で，より大きなキヌタ骨体と関節し，滑膜性の連結であるツチ・キヌタ関節をなす。横断像または斜矢状断像で最もよく描出される（図3.5E）。

ツチ・キヌタ関節は，横断像でコーン（キヌタ骨体）にのせたアイスクリーム（ツチ骨頭），矢状断像は大臼歯に似た外観を呈する（図3.9）。

キヌタ骨

キヌタ骨（incus）は，キヌタ骨体，短脚，長脚および豆状突起からなる。短脚はキヌタ骨窩の内部で後方に伸び，乳突洞口の直下にある（図3.5E）。

長脚および豆状突起は，ほぼ直角をなす。この「ホッケースティック」様の外観は，冠状面で最も良好に描出される（図3.6A，図3.8）。

キヌタ骨体と短脚の「アイスクリームコーン」は，横断像で最も良好に描出される（図3.5E）。

カップ型のキヌタ骨豆状突起はアブミ骨頭とキヌタ・アブミ関節をつくる。この関節も滑膜性連結である（図3.5B，図3.10，図3.11）。

アブミ骨

アブミ骨（stapes）は，アブミ骨頭，前脚，後脚およびアブミ骨底を区別する（図3.5C，D）。

これらの構成要素をあわせて stapes superstructure と呼ばれる。

アブミ骨脚の間の隙間は閉鎖孔と呼ばれ，アブミ骨

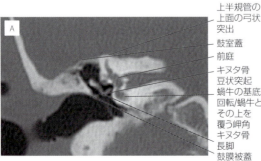

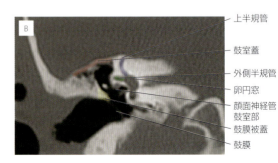

図3.6 中耳の HRCT（冠状断像）。A は B より前方。赤：鼓室蓋，青：外側半規管，黄：鼓膜被蓋

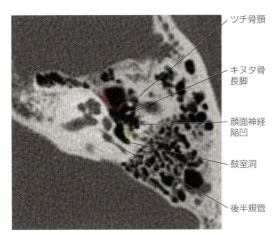

図3.7 中耳のHRCT（横断像）。赤：鼓膜張筋，青：アブミ骨筋，黄：錐体隆起

膜（閉鎖膜）が覆う。

耳小骨靭帯

上ツチ骨靭帯，外側ツチ骨靭帯および前ツチ骨靭帯は，ツチ骨を支持する靭帯で，HRCTで描出される（図3.5D）。その他の靭帯は確認できない。

Prussak 腔

Prussak 腔は後天性真珠腫が最も初発する部位で，上方は外側ツチ骨靭帯，下方にツチ骨の外側突起（短突起），内側は鼓膜弛緩部とツチ骨頸で囲まれる領域をいう（図3.3A）。

乳突洞，乳突蜂巣

側頭骨の含気の程度は個体差が大きい。非常に広範囲に含気がみられる場合があるが，通常対称性である。

乳突洞は乳突洞口を経由して上鼓室と交通している。

乳突洞が下方へ拡大した部位を central mastoid tract といい，さらに末梢の含気蜂巣を peripheral mastoid area と呼ぶ。

錐体尖の非対称な含気化は，正常にみられる解剖学的変異である（図3.12）。MRIのT1強調像で，含気のない側の骨髄脂肪織が高信号となるため，病変と間違えられることがある。

Körner 中隔

Körner 中隔は様々な厚みを持った骨性隔壁で，錐体鱗裂の一部である。乳突洞内に確認され，外科的指標となる。手術時に乳突洞の内側壁と混同される場合がある（図3.13）。

内耳

内耳は膜迷路とそれを取り囲む骨迷路からなるが，膜迷路は MRI，骨迷路は HRCT で描出される。この2つの間に外リンパ隙があり，外リンパで満たされている。

蝸牛

蝸牛は前庭の前方部にあり，アブミ骨底の動きによる機械的エネルギーを電気的エネルギーに変換する。蝸牛は 2 1/2～2 3/4 回転し，蝸牛底は内耳道の外側端に位置する。

蝸牛軸は中心軸となる構造で，薄い骨板（骨ラセン板）がラセン管に向かって突出し，ラセン膜とともにラセン管を上下に分けている（鼓室階と前庭階）。それに加えて，それぞれの蝸牛回転の間を区切る厚い骨板（階間中隔）がある。蝸牛軸，骨ラセン板と階間中隔はいずれもHRCTとMRIで明瞭に描出される（図3.14）。

蝸牛神経は，蝸牛軸の中心を通過する。

鼓室階と前庭階は外リンパ経路であり，内リンパ経路（蝸牛管）と平行し，かつそれを取り囲んでいる。鼓室階と鼓室階の外リンパは脳脊髄液にきわめて類似しているため，両者はMRIのT2強調像で明瞭に描出される（図3.15）。しかし，蝸牛管は小さな構造であるため，個別の構造として明瞭に区別できない。

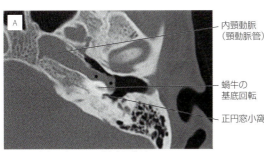

＊岬角の上方に達する異所性内頸動脈

図3.8 中耳のHRCT。A：横断像。B：冠状断像

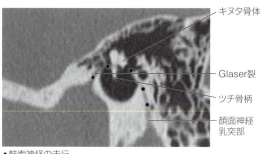

＊鼓索神経の走行

図 3.9　ツチ・キヌタ関節の HRCT（矢状断像）。大臼歯様の外観

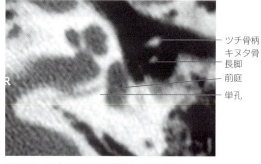

図 3.10　耳小骨の HRCT（拡大，横断像）

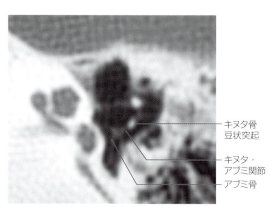

図 3.11　耳小骨の HRCT（拡大，横断像）。正常のキヌタ・アブミ関節におけるアブミ骨とキヌタ骨豆状突起の配置に注意

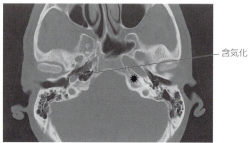

＊無含気化

図 3.12　錐体尖の非対称な含気化の HRCT（横断像）

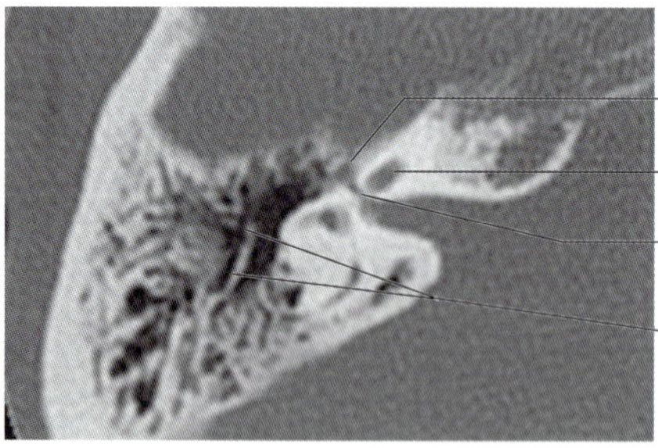

（後半規管と上半規管が共通の総脚を持つため）。

前庭水管

　前庭水管は前庭の後方上部から生じ，後下方に向かう。前庭水管は横断像でみえる構造であるが，特に MPR による傍矢状断像は全体の走行を評価するために時に必要となる（図 3.5C）。

半規管

　3 つの半規管（外側半規管，上半規管，後半規管）がある。各半規管は 2/3 円を描いて，互いに直交している。側頭骨錐体骨の長軸に対して，上半規管（前半規管）は直角，後半規管は平行の位置にある（図 3.16）。
　上半規管の上方を覆う領域は弓状隆起（錐体の上面にある隆起線）を形成し（図 3.6A），これは頭蓋 X 線写真でみることができる。上半規管の下方を弓下窩動脈管（petromastoid canal ともいう）が通過する。大きさは様々で，後頭蓋窩から乳突洞に及び，骨折と間違えられることがある（図 3.16A）。
　外側半規管を覆う骨は中耳裂溝（錐体鼓室裂）の内側壁の指標である（図 3.6B）。
　一般に後半規管神経は他と独立した管（単孔）を通過する。HRCT では内耳道内で下前庭神経と合流する手前で明瞭に描出される（図 3.14A）。

図 3.13　Körner 中隔の HRCT（横断像）

蝸牛小管

　蝸牛水管は基底回転の鼓室階とクモ膜下腔を接続する外リンパ管の細い通路である。内耳道に対して平行かつ下方にあり，正円窓（蝸牛窓）領域で外側面から最もよく確認される。

前庭

　前庭（図 3.5E，図 3.6，図 3.16）は球形嚢（前方）と卵形嚢（後方）を含むが，ルーチンの画像検査では明瞭に区別できない。
　卵形嚢には 3 つの半規管に対し 5 つの開口部がある

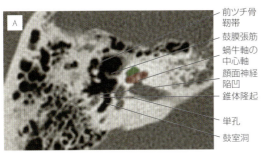
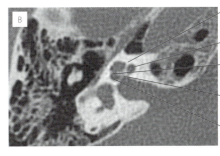

図 3.14　内耳の HRCT（横断像）。A は B より下方

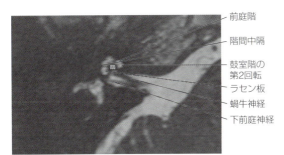

図 3.15　蝸牛の MRI（T2 強調像，横断像）。m：蝸牛軸

内耳道

　正常の内耳道の大きさと形状には個人差があるが，左右対称である。
- 円筒状の形状を示し，水平面上にある。したがって，横断像，冠状断像のいずれにおいても明瞭に描出される（図 3.8B，図 3.16C）。
- 硬膜で裏打ちされ，脳脊髄液を入れる。
- 顔面神経（第Ⅶ脳神経）と内耳神経（第Ⅷ脳神経）が通る（図 3.17）。

　内耳孔（内耳道の内側開口部）では 2 つの明瞭な神経が描出される（図 3.17C）。より太く後方にあるのが内耳神経で，細く前方にあるのが顔面神経である。

　内耳道底（内耳道の外側部）で，内耳神経は前下方へ蝸牛軸に向かう蝸牛神経と後上方 1/4 の上前庭神経，後下方 1/4 の下前庭神経に分かれる（図 3.17D）。

　内耳道底は，鎌状稜（横稜）と呼ばれる水平方向の隆線で 2 分される。大きさは様々であるが，HRCT で明瞭に認められる（図 3.8B）。内耳道底には垂直稜（Bill's bar）もあり，内耳道底をさらに 1/4 に分ける。しかし，この構造を画像では描出できない。

顔面神経

　顔面神経（第Ⅶ脳神経）は，太い運動根と細い感覚根からなる。

頭蓋内の走行

　高分解能 MRI の T2 強調横断像により，顔面神経（第Ⅶ脳神経）が橋-延髄移行部で脳幹から出たのち，小脳橋角槽でより太い内耳神経（第Ⅷ脳神経）（図 3.18）の前方を通過し，内耳道（図 3.17D）の前上方 1/4 の区画に入るまで描出できる。

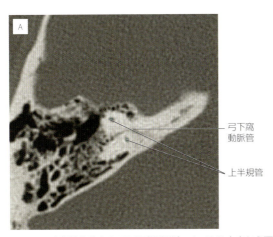
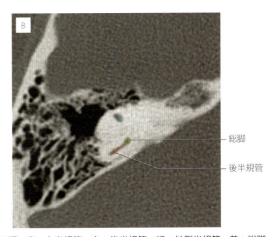

図 3.16　半規管と前庭の HRCT（横断像）。A〜D は上方から下方の順。青：上半規管，赤：後半規管，緑：外側半規管，黄：総脚，紫：前庭

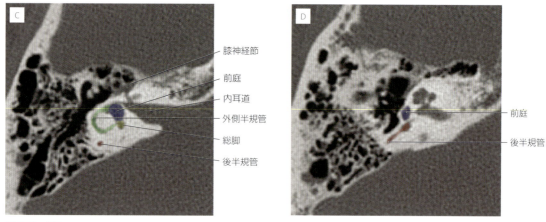

図3.16 続き

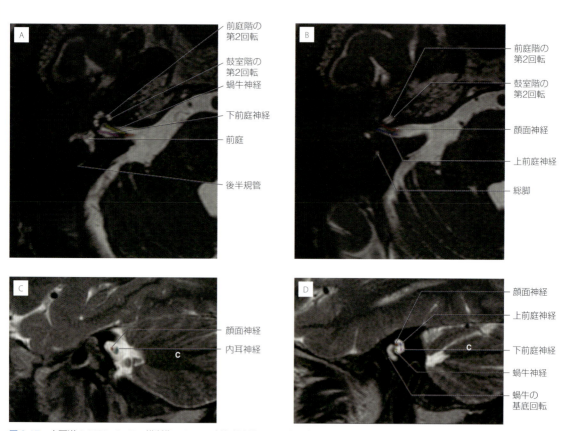

図3.17 内耳道のMRI。A, B：横断像。C, D：斜矢状断像。C：内耳孔の断面（赤：顔面神経，青：内耳神経）。D：内耳道底の断面（紫：上前庭神経，桃：下前庭神経，黄：蝸牛神経）

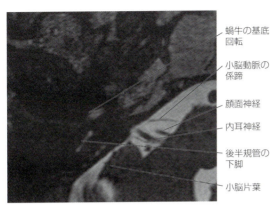

図3.18 頭蓋内の顔面神経のMRI（T2強調像，横断像）

側頭骨内の走行

側頭骨内の顔面神経（第Ⅶ脳神経）は走行に応じて迷路部，鼓室部および乳突部に分けられる。評価するうえで，MRIとHRCTは相補的な役割を果たす。

顔面神経の第一部（迷路部）は最も狭く，かつ最も短い部分にあたり，前外方に進む。内耳道から蝸牛の上方に向かい，膝神経節で終わる（図3.19A）。

顔面神経で最も近位の分枝は大錐体神経である。膝神経節から起こり，大錐体神経溝を前方に進んで破裂孔を出る。翼口蓋神経節に至ったのち，涙腺に分泌線維を送る。求心性線維としては硬口蓋から味覚線維を受け取る。

顔面神経は膝神経節（または前方膝）で鋭角をなして後方に屈曲し，顔面神経鼓室部となる（図3.19B）。

第二部（鼓室部）は，さらに3分割される。

鼓室部の近位部はちょうど鼓膜張筋腱の直上（図3.19C），中間部は外側半規管の直下（図3.19D），後部はキヌタ骨短脚の下方になる。

第三部（乳突部）は第2膝部から始まる。顔面神経は鈍角に下方へと向きを変え，頭蓋底を出るために茎乳突孔に向かう（図3.19E）。

乳突部の2本の主要な分枝は，アブミ骨筋神経と鼓索神経である。鼓索神経は顔面神経が茎乳突孔を出る直前に分かれ，鼓索神経小管を通って鼓室内を前上方に向かい，キヌタ骨の長脚の外側で中耳裂溝（錐体鼓室裂）に入る。舌の前2/3の求心性味覚線維と舌下腺，顎下腺および小唾液腺の遠心性分泌神経を有する（図3.9，図3.19E）。

顔面神経の古典的な「蛇の目」様の外観は，膝神経節のすぐ後面の遠位迷路部および近位鼓室部を通る冠状断像でみることができる（図3.3B）。

横断像は，HRCTとMRIともに迷路部を評価する

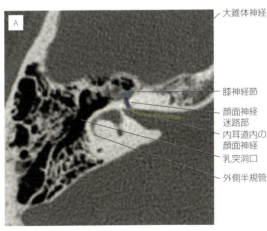

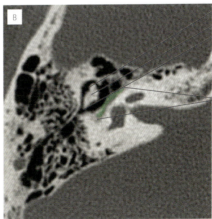

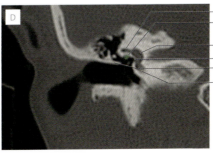

図3.19 顔面神経のHRCT。A，B：横断像（AはBより上方）。C，D：冠状断像（CはDの前方）。黄：顔面神経の内耳道部，紫：迷路部，青：膝神経節，緑：鼓室部

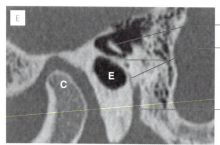

図 3.19 続き。E：矢状断像。C：下顎骨関節突起。E：外耳道

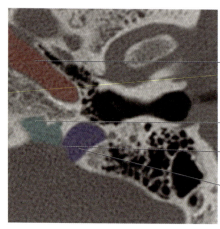

図 3.20 頸静脈孔の CT（横断像）

のに最適である。鼓室部は横断像および冠状断像のいずれでも観察可能だが，卵円窓とアブミ骨に対する顔面神経の関係や骨管壁のわずかな披裂の存在も示すには特に冠状断 CT が最適である。

第 2 膝部は横断像，冠状断像のいずれでもみることができるが，この領域を評価するには斜矢状方向の再構成画像が通常最も優れている。

正常の顔面神経は，神経周囲毛細管の静脈叢のため，膝神経節と近位鼓室部が軽度にガドリニウムで造影される。顔面神経管内で迷路部および乳突部は，正常では決して造影されない。

茎乳突孔の T1 強調像の横断像で，顔面神経は脂肪組織の高信号に取り囲まれた暗点として明瞭に描出される。例えば耳下腺深葉の病変によって顔面神経が侵される懸念がある場合など，この部位の病変の可能性を確認する際に注目するとよい領域になる。

頸静脈孔

頸静脈孔（図 3.20）は S 状静脈洞を内頸静脈に導く。頸静脈孔内突起より前方の神経部と後方の血管部の 2 つの区画に分けられる。神経部は血管部より小さく，その名前にもかかわらず，神経としては舌咽神経（第 IX 脳神経）と Jacobsen 神経（舌咽神経の鼓室分枝）だけを含み，下錐体静脈洞が流入する。血管部は，迷走神経（第 X 脳神経），副神経（第 XI 脳神経），迷走神経の耳介枝（Arnold 神経）を含み，頸静脈球と S 状静脈洞が流入する。

頸静脈球

頸静脈球は，頸静脈孔の上面内における頸静脈の拡張である。MRI の冠状断像では下鼓室の後方で前庭の下方にあり，歯突起と同じ断面上に描出される。頸静脈孔は一般には右側が左側よりも大きい。病的な拡大でなければ頸静脈孔の皮質辺縁と頸静脈孔内突起は保たれている。

頸静脈球の上面が内耳道の底面より上方に達する場合，高位頸静脈球という。

【Tim Beale, Simon Morley】

4章 頭蓋外頭頸部

舌骨上頸部

舌骨上頸部とは頭蓋底から舌骨に及ぶ領域をさす。この領域は3層の深頸筋膜によって多くの区画に分けることができる（図4.1）。

深頸筋膜が病変の進展に対して障壁として働くことから，この区画に基づく画像診断は疾患の鑑別診断を単純化することが可能であり，従来の筋三角に基づいた診断法になり代わってきた。

深頸筋膜は，浅層（浅葉），中層（気管前葉），深層（椎前葉）の3葉からなる。

浅葉は広頸筋と表在リンパ節の下層にあり，それよりすべての深層構造を覆っている。側方で胸鎖乳突筋，後方で僧帽筋を包み，上方で耳下腺筋膜と咬筋筋膜に続いている。

中層はより複雑な構造をしている。中層は舌骨下筋群より深部にあり，咽頭収縮筋，食道および甲状腺を取り囲んでいる。また，頸動脈鞘と咽頭後隙の前面の構成に関与する。深層は椎骨（傍脊柱筋および椎前筋）を取り囲んでいる。

傍咽頭間隙

傍咽頭間隙（parapharyngeal space：PPS）は舌骨上頸部の領域の中央に位置し，頭蓋底を底面，舌骨を頂点とする逆錐体形を示している（図4.2）。主に脂肪組織を含むため，CTとMRのいずれでも容易に確認で

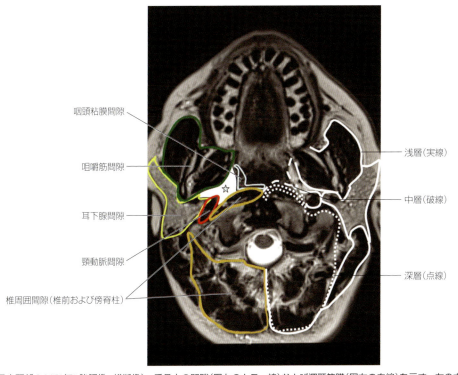

図4.1 舌骨上頸部のMRI（T2強調像，横断像）。舌骨上の間隙（図左のカラー線）および深頸筋膜（図右の白線）を示す。左の中央に傍咽頭間隙（白色と星印）がある。頸動脈間隙は3層の深頸筋膜から成り立つ。2層の椎前筋膜があり，1層は椎前筋前の臓側筋膜である。これらは，3つの潜在的空隙，すなわち，椎前間隙，危険間隙および咽頭後隙（後方から前方の順）の境界となる筋膜である。これらの間隙は通常はみえないが，いずれも下方へ連続しており，ほぼ第3胸椎レベルまで達する。危険間隙はさらに下方に連続しており，頸部から縦隔へ感染が拡大する経路になる

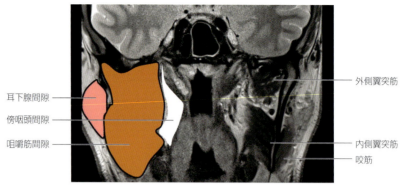

図 4.2　傍咽頭間隙の MRI(T2 強調像，冠状断像)。傍咽頭間隙は頭蓋底から舌骨に及び，後顎下間隙(図示されていない)に通じている。傍咽頭間隙と後顎下間隙との間には筋膜障壁がない。咀嚼筋間隙と耳下腺間隙も図示されている

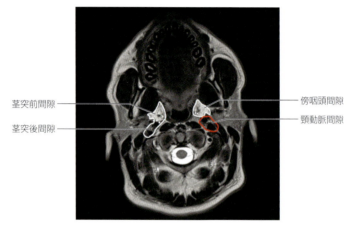

図 4.3　舌骨上頸部の MRI(T2 強調像，横断像)。頸動脈間隙は茎突後間隙，狭義の傍咽頭間隙は茎突前間隙と同義である

きる。傍咽頭間隙に発生する病変はまれであるが，隣接する病変による偏位が生じるため，偏位の方向は重要な手掛かりを与える。傍咽頭間隙は時に前茎突区および後茎突区に区分される。本章では，茎突後間隙を頸動脈間隙，茎突前間隙を狭義の傍咽頭間隙と定義する(図 4.3)。

唾液腺

1 対の耳下腺，顎下腺および舌下腺は，大唾液腺として知られている。小唾液腺は上気道・上部消化管の全体を通じて存在する。異所性唾液腺組織は外耳道，中耳，頸部でみられるが，下顎骨でさえ報告がある。

超音波検査は一般的に第一選択となる画像診断法であり，特に唾液腺腫瘍では穿刺吸引細胞診(FNAC)のガイドとしても利用されている。MRI は病変の種類によらず，局所的な進展範囲(特に深葉や神経周囲進展の有無)を評価するために補完的な役割を果たす。CT は臨床的に膿瘍の疑いがあるとき，多発性の唾石または急性唾液腺感染症の評価に有用である。

MR シアログラフィは従来の唾液腺造影の代替手段として利用されている。従来の唾液腺造影は導管拡張術(唾液腺形成術または結石除去術)のような IVR 治療が考慮されている場合に適応となる。

耳下腺

耳下腺は，最大の大唾液腺である。前方は下顎枝の表面および咬筋の後面で触知可能である。後方には乳様突起と胸鎖乳突筋がある。耳下腺の深部は顎二腹筋後腹と茎状突起および茎突筋群によって頸動脈鞘と隔てられている(図 4.4)。耳下腺は外耳道のレベルから下顎角の下方まで広がっている。

耳下腺は頸筋膜浅層に包まれて，耳下腺間隙を形成する。顔面神経(第Ⅶ脳神経)によって浅葉および深葉を分けるが，より正確にいえば，下顎骨より外部にある部分が耳下腺浅葉，下顎骨より深部にある部分が深葉(下顎骨後部)となる。浅葉は深葉よりも大きく，咬筋の上に横たわっている。深葉は茎状突起と下顎枝の間にある。実際，耳下腺深葉から発生する腫瘍の X 線

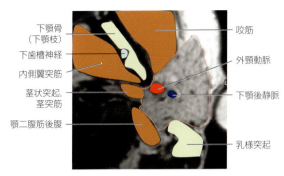

図 4.4　耳下腺レベルの MRI（T1 強調像，横断像）

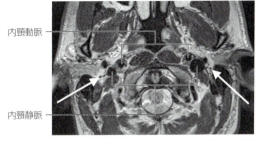

図 4.5　茎乳突孔レベルの MRI（T2 強調像，横断像）。顔面神経（矢印）は脂肪に取り囲まれているため，茎乳突孔で容易にみえる。耳下腺悪性腫瘍や顔面神経麻痺の診断で検討すべき領域になる

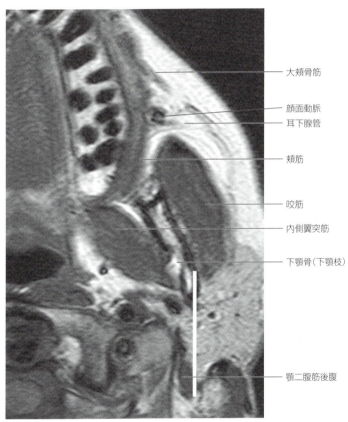

図 4.6　左耳下腺と頬レベルの MRI（T1 強調像，横断像）。顎二腹筋後腹の外側面と下顎枝の外側面を結ぶ白線は，内部耳下腺内の顔面神経の走行を同定する方法を示す。顔面神経は耳下腺の浅葉と深葉を分ける

写真上の徴候は下顎切痕の拡大である。

　頭蓋底で茎乳突孔を通過する顔面神経は脂肪織で取り囲まれているため，茎乳突孔内の顔面神経を CT および MRI で特定することができる（図 4.5）。頭蓋外顔面神経は顎二腹筋後腹の外側を走行し，耳下腺後方から腺内に入る。5 つの主な分枝（側頭枝，頬骨枝，頬筋枝，下顎縁枝および頸枝）に分岐し，下顎後静脈の外側を通って前面に出て顔面表情筋に分布する。MRI で分岐する前の顔面神経主幹を耳下腺後葉内に確認できることがある。

　顔面神経の走行する位置を同定する方法として，顎二腹筋後腹の外側面と下顎枝の外側面の間に線を引く（図 4.6）。

　耳下腺管（Steno または Stensen 管）の長さは約 7 cm で，咀嚼筋の表層にある耳下腺前部から現れる。次いで 90 度曲がって頬筋を貫通し，上顎第 2 大臼歯の高さで口腔に開く（図 4.6，図 4.7）。20％で本来の耳下腺と前方に離れて副耳下腺を認める。耳下腺管の走行

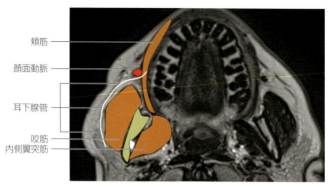

図 4.7　耳下腺管の MRI（T2 強調像，横断像）。耳下腺管（白線）は頬筋を貫いて，上顎第 2 大臼歯の高さで頬粘膜に開口する

に沿ってみられ，腫瘍と間違われることがある。

顎下腺

　顎下腺は下顎体に沿って存在する。浅部と深部があり，顎舌骨筋の後縁周辺に連続する（図 4.8A，B）。触知可能で大きな浅部は下顎骨と顎舌骨筋の外面の間に位置し，顎下間隙の主要な構成要素である。より小さい深部は顎舌骨筋より浅部にあり，口内で触知可能である。

　顔面神経（第Ⅶ脳神経）の下顎縁枝は顎下腺に対して表層の位置にあるため，神経損傷を回避するために外科的切開は下方に離れた位置で行うのが一般的である。

　顔面動脈は蛇行して顎下腺の後方から上面を通過する。外側面を上行し顔面に分布する前に下方へ広がり，下顎骨の深部および下面に分布する。

　下顎骨の下縁を回って顔面に出る部位は体表から触知可能である。顔面動脈の分布は顔面リンパ節と関係している。顎下腺管（Wharton 管）は，顎舌骨筋の後縁周辺で鋭く曲がるところから，顎下腺の前方に現れる。この部位は唾石の好発部位で，結石の約 1/3 が生じる。

　顎下腺管は舌静脈，舌神経および舌下神経（第Ⅻ脳神経）に沿って顎舌骨筋と舌骨舌筋の間を前方に向かって走行したのち，口腔底の前部の舌下小丘に開口する（図 4.8，図 4.9）。顎下腺は茎突下顎靱帯のみにより，耳下腺前部と隔てられている。

　したがって，耳下腺下部に発生する病変は，顎下腺由来と誤認されることがある。

舌下腺

　舌下腺はアーモンド形をしており，大唾液腺のうちで最も小さい。前方の口腔底粘膜の深部に位置し，顎舌筋の上方に存在する。下顎骨の舌下腺窩の上にあり，顎下腺管の遠位部が舌下腺をより内側にあるオトガイ舌筋と隔てている（図 4.10A，B）。

咽頭

　咽頭は正中にある線維筋性管で，頭蓋底から輪状軟骨の下縁に及んでいる。下方境界で頸部食道に連続する。咽頭は上咽頭（鼻部），中咽頭（口部），下咽頭（喉頭部）の 3 部に分けられる（図 4.11）。

　筋層は 3 つの咽頭収縮筋（上・中・下），口蓋咽頭筋および茎突咽頭筋で構成されている。

上咽頭（咽頭鼻部）

　上咽頭は鼻腔からの空気と分泌物の導管として働く。

　上咽頭の前方境界は後鼻孔である。傾斜した上壁は中心部の頭蓋底（蝶形骨と斜台）によって形成される。上壁は傾斜したまま後壁となり，環椎前弓，環軸関節とその側方の椎前筋を覆う。

　上咽頭と中咽頭の境界は，ほぼ第 1，第 2 頸椎レベルの硬口蓋と軟口蓋である。外側壁は耳管隆起（耳管軟骨の内側端）からなり，耳管咽頭口がすぐ前方にある。すぐ後方には外側咽頭陥凹（Rosenmüller 窩）がある。耳管の機能に影響を及ぼす 2 つの筋肉は，口蓋帆張筋と口蓋帆挙筋である（図 4.12）。

　Rosenmüller 窩は診察しにくい部位になるが，上咽頭癌の発生部位として最も一般的である。上咽頭癌は破裂孔を覆う線維軟骨を浸食して，側頭骨錐体部の内頸動脈および海綿静脈洞に通じる経路を確保し，頭蓋内進展することがある。しかし，より一般的には，腫瘍は咽頭頭底板を通って外方へ広がり，傍咽頭間隙へ，次いで咀嚼筋間隙に浸潤する。ここからさらに下顎神経（V_3）を通す卵円孔を経て中頭蓋窩に到達する（図 4.13）。

中咽頭（咽頭口部）

　中咽頭の上方境界は軟口蓋の下面，下方は喉頭蓋谷になる。舌根（舌扁桃がある），前口蓋弓（口蓋舌弓），後口蓋弓（口蓋咽頭弓），口峡扁桃（口蓋扁桃），軟口蓋，中咽頭粘膜の深部にある上咽頭収縮筋および中咽頭収

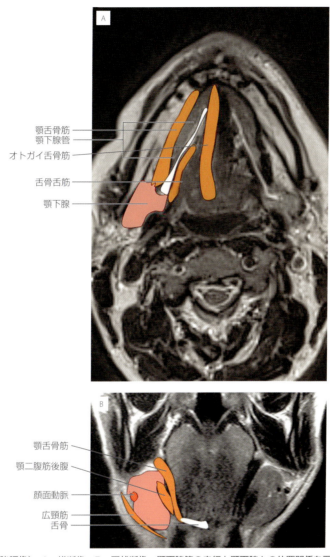

図 4.8　顎下腺の MRI（T2 強調像）。A：横断像。B：冠状断像。顎下腺管の走行と顎下腺との位置関係を示す

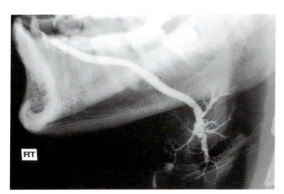

図 4.9　右顎下腺造影。軽度の腺内導管の拡張を認める

縮筋が含まれる（図 4.11，図 4.14）。喉頭蓋谷は正中舌喉頭蓋ヒダと左右の外側舌喉頭蓋ヒダの間に形成された陥凹で，前方に舌根，後方は舌骨上喉頭蓋の咽頭面になる。

前口蓋弓および後口蓋弓はともに筋肉（それぞれ口蓋舌筋と口蓋咽頭筋）を覆う粘膜ヒダであり，上方で軟口蓋に合する。口蓋扁桃と前口蓋弓は中咽頭癌の最も一般的な発生部位である。そこから舌扁桃溝と前方の舌根，上方の軟口蓋まで進展することがある（図 4.15A，B）。

下咽頭（咽頭喉頭部）

下咽頭は中咽頭からの連続で，下方境界は喉頭の後方にある頸部食道になる。咽頭粘膜，小唾液腺および

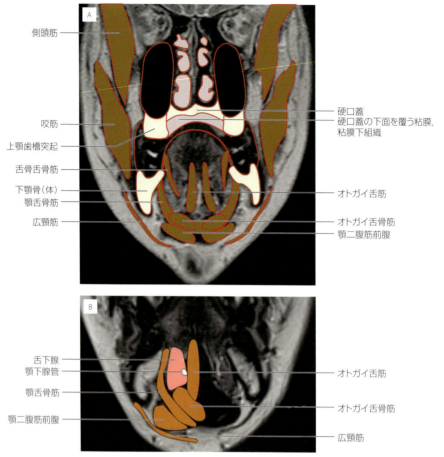

図 4.10 口腔底の MRI（T2 強調像，冠状断像）。A は B より後方の断面。舌下腺に対する顎下腺管と隣接する筋肉との位置関係を示す

下咽頭収縮筋を含んでいる。下咽頭収縮筋は 2 部からなり，上方に斜走する甲状咽頭部と下方で水平方向に走る輪状咽頭部で構成される。両者の間には潜在的な脆弱部があるため，咽頭嚢が形成されることがある。

下咽頭は 3 つの亜区域（梨状窩，輪状後部，咽頭後壁）に分けられる。外側に 1 対の梨状窩（梨状陥凹）がある。

梨状窩は声帯ヒダの高さで下方に尖端を向けた逆円錐型をなし，前方に輪状軟骨後部，後方に下咽頭後壁がある。左右の梨状窩の側方に甲状軟骨板の後部，後方は咽頭後壁の外側面，前内側に披裂喉頭蓋ヒダがあり，喉頭と隔てられている（図 4.16）。画像診断で梨状窩はしばしば虚脱しているが，Valsalva 手技をとると開大する。

喉頭

喉頭は，放射線学的に声門上部，声門部，声門下部の 3 つに区分される（図 4.11）。

声門上部は喉頭蓋の先端から声帯ヒダの直上までの範囲に広がる。

声門下部は声帯ヒダの下表面から輪状軟骨の下縁までの範囲に広がる。

喉頭は，輪状軟骨，甲状軟骨，披裂軟骨および上方を覆う喉頭蓋からなる軟骨骨格を持つ。

輪状軟骨は喉頭を支え，輪状軟骨弓と後方に面する輪状軟骨板からなる。

甲状軟骨は喉頭を保護し，前方であわさる左右 2 枚の薄板と後方で突出する上角および下角がある。下角は輪状軟骨外側と接続し，輪状甲状関節をつくる。

披裂軟骨は三角錐体状の軟骨で，輪状軟骨板の上にのっている。声帯靱帯が付着する前方の声帯突起，上方のより大きな後外側筋突起からなる（図 4.16，図 4.17A，B）。

喉頭蓋は喉頭を上方から保護しており，可動性のある線維軟骨でできている。左右両側で披裂喉頭蓋ヒダは喉頭蓋の外側面から広がり，後方で披裂軟骨の突起につく。披裂喉頭蓋ヒダの下縁は自由縁であり，披裂喉頭蓋ヒダの粘膜面が前庭ヒダ（仮声帯）をつくる。

喉頭室は前庭ヒダ（仮声帯）の下方の自由縁と声帯ヒダの間にある。

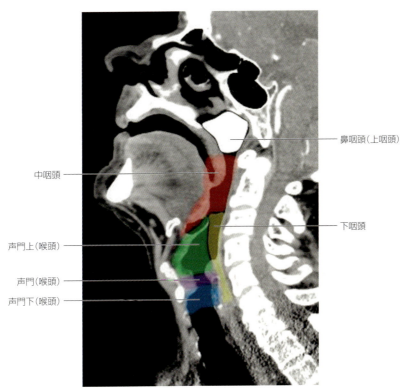

図 4.11　咽頭と喉頭の区分の CT（矢状断像）

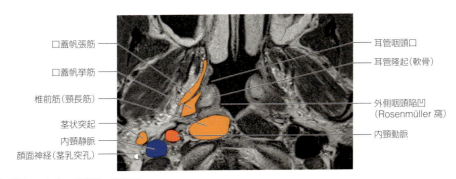

図 4.12　上咽頭の MRI（T2 強調像，横断像）

喉頭前庭は喉頭口～前庭ヒダの間にある喉頭上部をいう。

前喉頭蓋間隙および傍声帯間隙は，粘膜と軟骨の間にある脂肪織に満ちた連続した間隙であり，容易に同定できる（図 4.16）。

咽頭後間隙

咽頭後隙は深頸筋膜中層と深層の間の潜在的間隙であり，頭蓋底から第 4 胸椎の高さに及ぶため，頸部の感染症が縦隔に広がる潜在的経路になる。

咽頭後リンパ節は舌骨上頭部だけにみられ，上咽頭および中咽頭に病変のある患者では評価する必要がある。

顎下間隙，咀嚼筋間隙

下顎骨の各半分は上方に直立する下顎枝と水平部である下顎体からなる。両者は後方の下顎角で合し，左右の下顎体は前方のオトガイ結合で癒合している。

後枝は上方に伸びて下顎頸と下顎頭になり，前枝は筋突起になる。両突起は下顎切痕によって隔てられている。

歯を支える領域または下顎歯槽は，上方の上顎歯槽に対向している。

下顎孔は下顎管の開口部で，下顎枝の舌面にあり，下歯槽神経（下顎神経〈V_3〉の分枝）と下歯槽動脈・静脈の通路となる。下顎管の出口は下顎体前面に開くオ

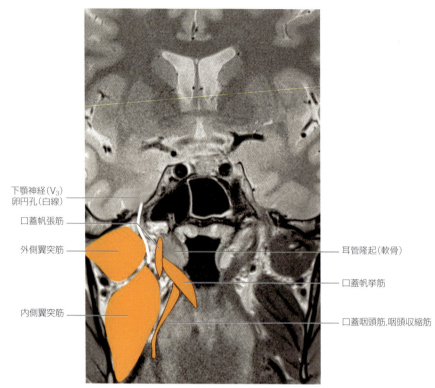

図 4.13　上咽頭の MRI(T2 強調像，冠状断像)

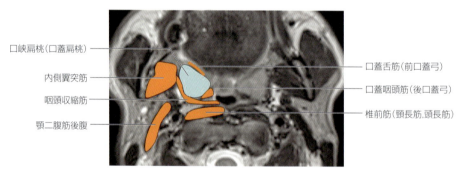

図 4.14　中咽頭の MRI(T2 強調像，横断像)

トガイ孔であり，オトガイ神経が前方に出てくる。
咀嚼筋は以下のように下顎骨に停止する。
- 外側翼突筋：下顎骨関節突起の内側，関節包。
- 内側翼突筋：下顎角の内側面(翼突筋粗面)。
- 側頭筋：筋突起と下顎枝。
- 咬筋：筋突起と下顎角の外側面(図 4.7，図 4.18)。

下顎骨と周囲の咀嚼筋は深頸筋膜の浅葉に包まれ，咀嚼筋間隙を形成している。咀嚼筋間隙には下顎神経(V_3)が含まれる(図 4.1)。この間隙で発症する最も一般的な病変は，歯牙感染である。下顎骨を覆う粘膜から発生した扁平上皮癌は，下歯槽神経に沿って中枢側に向かって浸潤することがある。ここからさらに中枢側の分枝を経て頭蓋内へ進展する(図 4.13)。

側頭下窩

側頭下窩は内側の翼口蓋窩と外側の頬骨弓に挟まれた領域である。咀嚼筋間隙の一部を担うため，鼻咽頭部咀嚼筋間隙とも呼ばれている。上方では頬骨弓と外側の頭蓋円蓋の間の側頭窩と連絡しており，頬骨上咀嚼筋間隙としても知られている。

そのほか，下顎骨に起始のある筋肉として，顎舌骨筋(下顎体の舌面にある斜走する顎舌骨筋線)，オトガイ舌骨筋およびオトガイ舌筋(オトガイの内面にあるオトガイ棘)，顎二腹筋前腹(オトガイの舌面の両側に

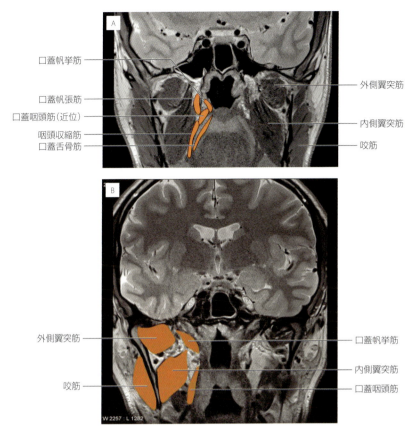

図4.15　中咽頭のMRI（T2強調像，冠状断像）。A：前口蓋弓（口蓋舌弓）レベル（粘膜に覆われる口蓋舌筋）。B：後口蓋弓（口蓋咽頭弓）レベル（粘膜に覆われた口蓋咽頭筋）

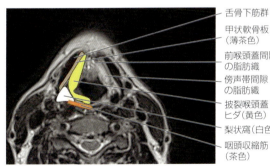

図4.16　喉頭（声門上）と梨状窩のMRI（T2強調像，横断像）

ある二腹筋窩）がある（図4.10）。

歯

乳歯と永久歯という2組の生歯がある。

小児は20本の乳歯を持ち，生後6カ月頃に第1切歯から生えはじめ，残りは3歳までに現われる。

上顎・下顎の左右にそれぞれ2本の切歯，1本の犬歯および2本の乳臼歯が生える。最初に脱落する乳歯は切歯で，次いで乳臼歯，最後に犬歯と続く。

32本の永久歯は，各四半部で2本の切歯，1本の犬歯，2本の小臼歯と3本の臼歯からなる。最初に永久歯が現れるのは第1大臼歯であり，6歳頃に生え替わる。残りは21歳までに永久歯に生え替わる（図4.19）。

顎関節

顎関節（temporomandibular joint：TMJ）は下顎骨の関節突起（下顎頭）と側頭骨の下顎窩（関節窩）のなす関節である。両者は線維性組織の層に覆われており，間に線維軟骨でできた関節円板があり，上下に隔てられている。下顎窩の後壁は，骨性外耳道前壁になる。下顎窩前方の骨性隆起を関節結節という。

関節円板のより厚い縁は，前部（前方肥厚部）および後部（後方肥厚部）と呼ばれている。後部は下顎頭の上方にあり，下顎頭と側頭骨の関節結節の間で，中心部ほど薄くなっている（図4.20）。関節円板は関節を2つの区画に分け，内側と外側で関節包と下顎頭に付着している。関節円板後部は2層部（Bilaminar zone）と呼ばれる軟部組織によって下顎頭と側頭骨に付着しており，下顎頭の一過性の前方運動を可能とする。

顎関節では回転運動と並進運動が起きている。回転

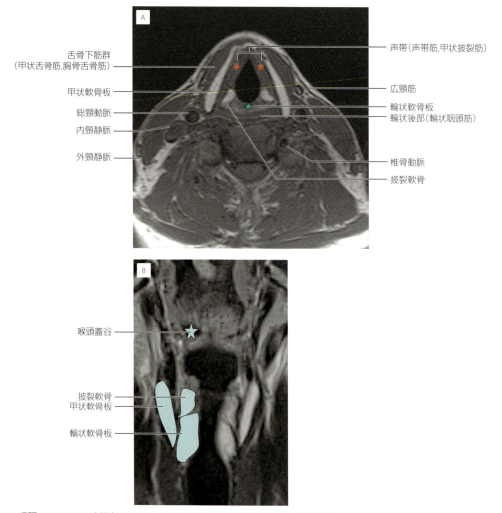

図 4.17　喉頭の MRI。A：声帯(T1 強調像，横断像)。B：声帯(T2 強調像，冠状断像)

運動は下顎頭と関節円板の下縁で起きるのに対し，並進運動は関節窩と関節円板の上面の間に起こる。

MRI 矢状断像を開口位と閉口位で撮像し，補助的に冠状断像を加えることで，関節円板と下顎頭との位置関係を動的に示すことができる。CT は外傷や人工関節置換が考慮されている症例で有用である。

頸部の動脈，静脈流出路

血液供給

大多数の場合，右総頸動脈はちょうど右胸鎖関節の後方で腕頭動脈から起始するが，左総頸動脈は大動脈弓から起始する。両側の頸動脈は頭蓋底まで広がる頸動脈鞘に包まれている(図 4.1)。

頸動脈鞘は深頸筋膜の全 3 層が関与する厚い腱膜で頸動脈間隙をつくる。内部に内頸静脈を入れるが，総頸動脈の外側，内頸動脈の後外側を走行している(図 4.5)。

頸動脈間隙には，頭蓋底からほぼ第 1，第 2 頸椎レベルまでの間に舌咽神経，迷走神経，副神経，舌下神経(第Ⅸ〜第Ⅻ脳神経)を含む。

このうち，迷走神経だけは，両側の内頸動脈および内頸静脈の後面の間にある舌骨下顎動脈隙間に連続し，超音波で明瞭にみえる。交感神経叢と頸部リンパ節も，頸動脈間隙内にみえる。

内頸動脈と外頸動脈の二股分岐は第 4 頸椎の高さ(舌骨レベル)で起こる。両者ともに上・中内深頸リンパ節の接合部の標識として使われる。外頸動脈は内頸動脈よりも細く，内頸動脈の前内側を走行する。

外頸動脈は，顔面，頭皮，硬膜および上頸部にある器官を栄養する(図 4.21A, B)。外頸動脈の個々の分枝の間，外頸動脈と内頸動脈，外頸動脈と椎骨動脈の間に多くの様々な吻合がある。

椎骨動脈は鎖骨下動脈の最初の分岐で，第 1〜第 6 頸椎の横突孔を通過する。椎骨動脈は大後頭孔を経て

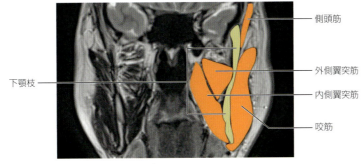

図 4.18 咀嚼筋間隙と下顎枝の MRI（T2 強調像，冠状断像）

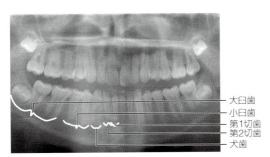

図 4.19 オルソパントモグラフィ（パノラマ X 線撮影）

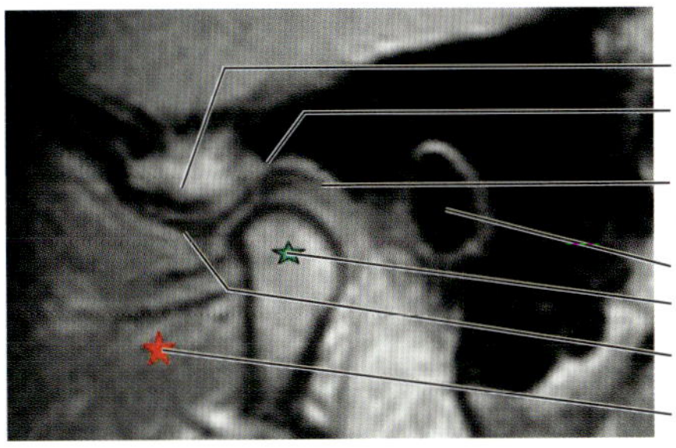

図 4.20 顎関節の MRI（プロトン密度強調像，斜矢状断像）

頭蓋骨に入る手前，環椎の椎孔と軸椎の間の走行は後方に向かって凸となっている（回転運動を可能とする）。

静脈流出路

内頸静脈は内頸動脈より後方にある頸静脈孔から現れ，起始部である頸静脈球に下錐体静脈洞が合流する。胸鎖関節の高さで鎖骨下静脈に合流し，腕頭静脈となる。この間，多くの支流からの静脈還流を受ける。

内頸静脈の径は，一般に左右差があり，通常は左より右が大きい（頸静脈孔の左右差と同様）。この非対称を病的と誤ってはならない。

前顔面の静脈は顔面静脈が流出路となっているが，眼静脈を経由して海綿静脈洞と連絡している。

したがって，眼窩感染症が眼静脈経由で波及し，海綿静脈洞血栓症につながることがある。

海綿静脈洞は翼突筋静脈叢を経て外部に流出し，耳下腺内の下顎後静脈へ流れる。下顎後静脈は後耳介静脈と合流し外頸静脈となり，鎖骨直上で鎖骨下静脈に注ぐ。

前頸静脈は個体差のある浅在性静脈で，胸骨柄の直上で鎖骨下静脈または外頸静脈に流出する（通常，正中付近で左右1本ずつ）。

副鼻腔，鼻腔

この領域の解剖学的構造の理解には，CT の MPR 像による冠状断像および矢状断像が最適である。

CT は正常な排泄経路の再構築を目的とした機能的内視鏡下副鼻腔手術（FESS）の術前評価として行われている。したがって，放射線科医は粘膜の絨毛運動による自然な排泄経路，特に洞口鼻道系と蝶篩陥凹の解剖，およびこの領域で一般に見つかる臨床的に関連性のある解剖学的変異を理解しておく必要がある。

洞口鼻道系

洞口鼻道系（ostiomeatal unit：OMU）は機能単位をあらわす呼称で，前頭洞，前篩骨洞および上顎洞からの排泄経路を含む。

洞口鼻道系は上顎洞の上内側と中鼻道の領域にあり，上顎洞自然口，篩骨漏斗，半月裂孔と前頭陥凹を含んでおり，CT の冠状断像で最も良好に描出される。

絨毛の協同動作により，粘液が洞口へ向かって排泄される（図 4.22）。

前頭洞，前頭陥凹

前頭洞は前頭骨の内板・外板の間に前篩骨蜂巣が左右非対称に拡大したものである。前頭洞は通気性のある終端の副鼻腔であり，思春期直後まで完全には発達しない。5〜8％で前頭洞の無形成または前頭洞内への発達の欠如があり，4％で低形成不全を認める。

前頭洞の排泄経路は前頭陥凹を経る。前頭陥凹の形

状は逆漏斗型で、長さは約 13 mm あり、隣接した蜂巣壁により形成されている。そのため、「管」よりもむしろ「陥凹」という用語が用いられている。

前頭陥凹は眼窩耳孔面に対し 50 度斜方向にあるため、矢状断再構成画像で、最も良好に描出される（図 4.23）。

前頭陥凹の通常の境界は、後方に篩骨胞、前方および下方に鼻堤の蜂巣、内側に嗅窩と中鼻甲介、外側に眼窩板（紙様板）、上方は前篩骨蜂巣の上壁（篩骨窩）になる（図 4.24）。

しかし、前頭陥凹はその境界の一部をなす副蜂巣の個体差が大きいため、複雑な解剖をしており、鈎状突起の上方の接合部の相違によって篩骨漏斗または中鼻道へ排泄する。

これらの前頭部の副蜂巣は以下のとおりである。

- 鼻堤：篩骨蜂巣で最も前部にある。大きさには個体差がある。鼻堤が大きい場合、後方に前頭陥凹を偏位させ洞口が狭くなることがある。
- 前篩骨蜂巣：蜂巣の数と広がりによって分類される。鼻堤の上方にあり、前頭洞と連絡する（図 4.25）。
- 前頭胞：篩骨胞が前頭部へ拡張したものである。胞上蜂巣は篩骨胞の直上および前方にある蜂巣である。眼窩上蜂巣は通常は前篩骨蜂巣から生じ、前頭骨の眼窩板に連続する。

前頭洞と前頭陥凹を評価するとき、第 1 に優先することは前頭洞の排泄経路を特定し、前頭陥凹を形成している隣接する胞巣の起源、大きさおよび位置関係を明確にすることである。

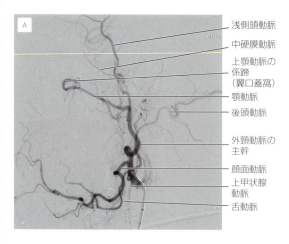

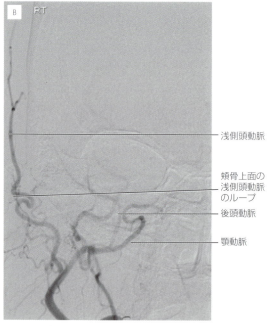

図 4.21　外頸動脈と主要な分岐。A：側面像。B：正面像

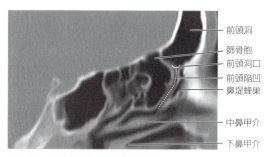

図 4.23　前頭陥凹の CT（矢状断像）

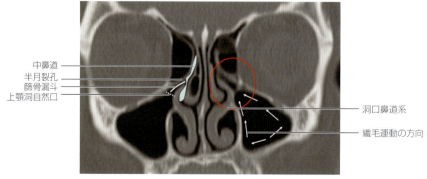

図 4.22　洞口鼻道系の CT（冠状断像）

4章 頭蓋外頭頸部

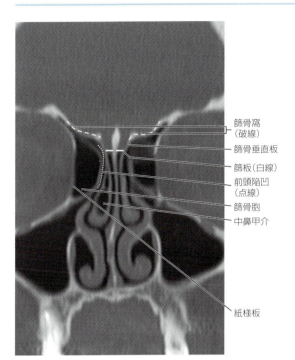

図4.24 前頭陥凹と前頭蓋窩のCT(冠状断像)

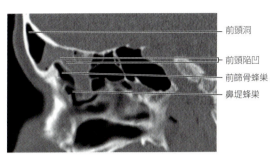

図4.25 前篩骨蜂巣のCT(矢状断像)

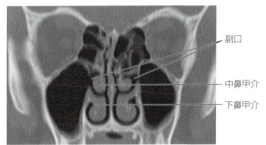

図4.26 両側の副口のCT(冠状断像)

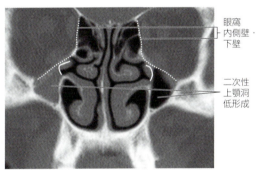

図4.27 上顎洞低形成のCT(冠状断像)。白の実線:含気化のない鉤状突起,白の点線:眼窩の内側壁・下壁

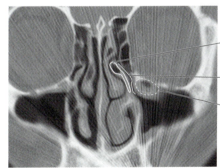

図4.28 左洞口の排泄経路のCT(冠状断像)

上顎洞

上顎洞ははじめに含気化される洞で,おそらく最大10%の頻度で形成不良がある。上顎洞の上壁は眼窩下壁をつくり,眼窩下管が走行する。上顎洞底は上顎歯槽突起によって形成される。内側壁は鼻腔の外側壁をつくる。主たる洞門は内側壁の上側面にあり,篩骨漏斗(上顎漏斗)に通じている。それは下方の鉤状突起と上方の紙様板および篩骨蜂巣の間の狭い経路となる。篩骨漏斗は半月裂孔に開いている(図4.22)。

上顎洞の解剖学的変異には,中隔形成,副口と低形成がある。

中隔は線維性または骨性で,眼窩下管から外側壁に及ぶことがある。

副口は自然孔の後方にあり,約10%にみられる(図4.26)。下方の自然孔から副口に粘液の循環があり,再発性副鼻腔炎に至る可能性がある。

上顎洞低形成は含気化のない鉤状突起に合併,または術後,特にCaldwell-Luc手術(上顎洞根治術)にみられることがある(図4.27)。

眼窩下蜂巣(Haller蜂巣)は篩骨胞の下方で眼窩底に沿って広がり,排泄を損なう可能性がある(図4.28)。

蝶篩領域

蝶形骨洞は蝶形骨体の内部で発達しており,前壁の内側面にある洞口を経て蝶篩陥凹に排泄する(図4.29)

隣接した後篩骨蜂巣は,独立した洞口を経て上鼻道に排泄する。蝶形骨の含気化の程度は個人差が大きく,蝶形骨大翼および小翼や翼状突起まで及ぶことが

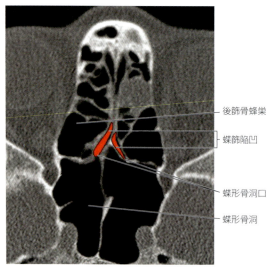

図4.29 蝶篩陥凹のCT（横断像）。蝶篩陥凹（赤色）と周囲の構造との位置関係を示す

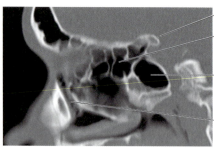

図4.30 蝶篩領域のCT（矢状断像）

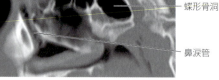

図4.32 鼻腔のCT（正中矢状断像）。鼻中隔の構成要素を示す

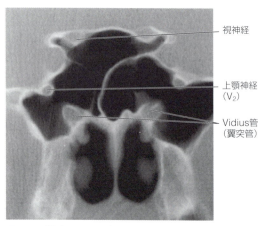

図4.31 蝶形骨洞のCT（冠状断像）。副鼻洞と密接に関係しており，機能的内視鏡下手術でリスクのある重要な構造を示す

ある。したがって，含気化の程度は内視鏡下経蝶形骨手術を実施する際は術前に慎重に評価する必要がある。

後篩骨蜂巣は蝶形骨洞の上方に広がることがあり（蝶篩蜂巣），蝶形骨洞を下方に偏位させる（図4.30）。外科医は内視鏡手術に先立って，こうした解剖学的な個体差について情報を得ておく必要がある。

このほか，視神経（第Ⅱ脳神経），上顎神経（V_2），翼突管と海面静脈洞内の内頸動脈（図4.31）などの，密接に蝶形骨洞に関連した多くの重要な構造がある。それらが蝶形骨洞内に突出したり，骨性の覆いが裂開している場合がある。

鼻腔

鼻腔は口蓋から頭蓋底に及ぶ空間で，鼻中隔によっ

て左右に分けられている。後方は後鼻孔を経て上咽頭に開いており，前方は梨状口を経て鼻孔に開いている。

鼻中隔の前部は鼻中隔軟骨，後部は篩骨垂直板と鋤骨からなる（図4.32）。鼻中隔棘と鼻中隔弯曲はごく普通にみられる。

翼口蓋窩

翼口蓋窩は，内側を口蓋骨の垂直板（蝶形骨洞後壁との癒合），後方を蝶形骨翼状突起に囲まれた細長い空隙で，上端は下端より大きい（図4.33A，B）。翼口蓋窩は複数の解剖学的構造と連絡しており，深頸部における交通の要所となっている。

- 内側：蝶口蓋孔を通じて鼻腔と連絡。
- 後方：正円孔と破裂孔を通じて中頭蓋窩，翼突管を通じて顔面神経（第Ⅶ脳神経）と連絡。
- 外側：翼上顎裂を通じて側頭下窩（または上咽頭の咀嚼筋間隙）と連絡。
- 上方：下眼窩裂を通じて眼窩と連絡。
- 下方：小口蓋管による大口蓋管を通じて口蓋と連絡。

翼口蓋窩は多くの脂肪で満たされた空隙としてMRIおよびCTで容易に確認できる。

翼口蓋神経節を入れ，上顎神経（V_2）と顎動脈が通る（図4.33B）。

口腔

口腔と中咽頭を隔てる構造は，上方は口蓋帆と硬口

蓋の接合部，側方は前口蓋弓，下方は舌表面の有郭乳頭になる。舌根は有郭乳頭の後方にあり，中咽頭の領域にある。舌根は主に舌扁桃からなり，舌の後方1/3を占める。

口腔には，硬口蓋，上顎堤，下顎堤，臼歯後三角，頰粘膜，口腔底および舌の前2/3分が含まれる。

口腔前庭は，外部を頰と唇，内部を歯と歯茎で囲む間隙で，上下の歯肉溝を含んでいる。

硬口蓋は口腔の上壁をつくり，口腔と鼻腔を隔てている。硬口蓋の前方および側方の境界は上顎歯槽と歯でつくられる。口腔の外側壁は頰粘膜(頰)であり，下方に口底(顎舌骨筋)，下顎歯槽と歯がある。

舌

舌は内部が左右，上下，前後に走る筋線維(内舌筋)で満たされた筋性器官であり，これらの筋線維は超音波(図4.34)およびMRIでみることができる。

舌は3対の外舌筋により支えられている。最も大きい外舌筋はオトガイ舌筋であり，下顎骨前部の舌面にあるオトガイ棘から起始し，後方の舌内に扇形に広がっている(図4.35)。舌骨舌筋は舌骨から生じ，上方に向かい，側面で茎突舌筋と合する。茎突舌筋は茎状突起と茎突舌骨靱帯から生じる。

舌骨舌筋はCTとMRIで容易に確認できる有用な指標である。その内側面に舌動脈と舌咽神経(第IX脳神経)があり，外側面に舌静脈，顎下腺管，舌神経と舌下神経(第XII脳神経)がある。

正中にある線維性中隔は舌を区域に分け，口腔癌の進行期を判断する際の重要な放射線学的指標である(図4.36)。

舌下間隙

舌下間隙はオトガイ舌筋の外側にあり，顎舌骨筋によって顎下間隙と隔てられている。

舌下間隙には，前舌骨舌筋，舌神経，舌咽神経(第IX脳神経)，舌下神経(第XII脳神経)，舌動脈，舌静脈，舌下腺および顎下腺の深部が含まれている。

顎下腺管は口腔内舌の中にあるが，内舌筋より下方にある。

甲状腺

甲状腺は気管の両側で2葉に分けられ，正中に両葉の接合部となる峡部がある。甲状腺は深頸筋膜の中層に覆われており，体表器官であるため超音波検査で理想的に視覚化される(図4.37)。錐体葉は通常峡部の左側に生じ，上方(頭側)へと伸びる。

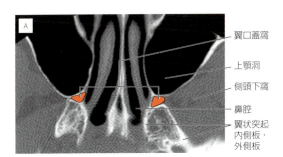

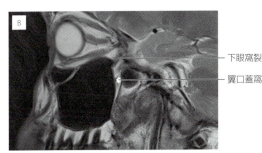

図4.33 翼口蓋窩。A：CT(横断像)。翼口蓋窩(赤色)を示す。内側に鼻腔，外側に側頭下窩がある。B：MRI(T2強調像，矢状断像)。翼口蓋窩(白の星印)を示す。下眼窩裂は前方で上顎洞，上方で眼窩尖が接する

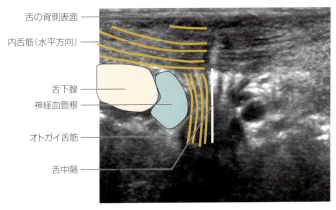

図4.34 舌の超音波(冠状断像)

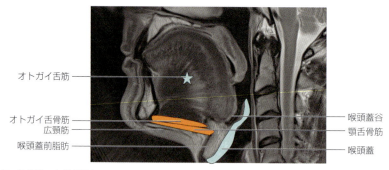

図 4.35 舌の MRI(T2 強調像，矢状断像)

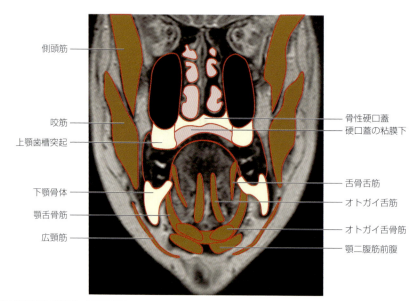

図 4.36 口腔底の MRI(T2 強調像，冠状断像)

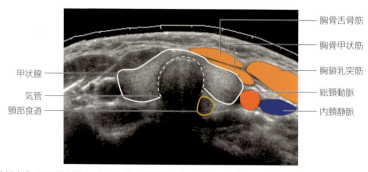

図 4.37 甲状腺の超音波(パノラマ横断像)。白の実線：甲状腺，白の点線：気管

舌骨下筋群が甲状腺の表面を覆っている。甲状腺は発生の段階で舌根から正中を下降した甲状舌管の先端で形成される。甲状舌管は徐々に退縮し，舌盲孔が残る。甲上舌管はまれに下降が不完全となり，舌根部甲状腺となる。より頻度が高いのは甲状舌管洞または甲状舌管嚢胞として残る場合で，後者は前頸部腫脹(正中頸嚢胞)として認められる。

副甲状腺

副甲状腺は通常 4 腺あるが，時に 6 腺まで認められる。大きさは約 6×2×2 mm で，気管喉頭溝後方から甲状腺の中央〜下部の高さに最も頻繁にみられる。副甲状腺の位置は様々で，甲状腺内に埋没していたり，縦隔内に発見される場合がある。正常な副甲状腺は超

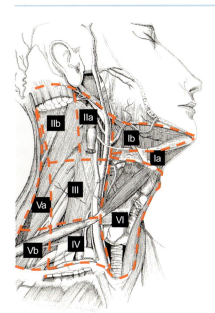

図 4.38　右側頸部のリンパ系(右顎下腺と胸鎖乳突筋を取り除き，内頸静脈を結紮)
- レベルⅠa：オトガイ下リンパ節。左右の顎二腹筋の前腹の間
- レベルⅠb：顎下リンパ節。顎下腺周辺の顎二腹筋前腹の側方および舌骨より上方
- レベルⅡ～Ⅳ：深頸リンパ節で，胸鎖乳突筋よりも深部で頸動脈鞘を取り囲んで存在する
- レベルⅡはレベルⅡaとⅡbに分類される。Ⅱa：前上深頸リンパ節(頸静脈二腹筋リンパ節を含む)。内頸静脈の前方，内側，後方にあれば舌骨上方(もう1つの指標は，ほぼ頸動脈分岐部のレベル)。Ⅱb：後上深頸リンパ節。内頸静脈の後方，リンパ節と内頸静脈の間に脂肪織，胸鎖乳突筋より深部
- レベルⅢ：中深頸リンパ節。舌骨と輪状軟骨下縁の間
- レベルⅣ：下深頸リンパ節。輪状軟骨下縁と鎖骨の間
- レベルⅤ：後頸三角。僧帽筋の前縁と胸鎖乳突筋の後縁の間。Ⅴa：頭蓋底と輪状軟骨下縁の間。Ⅴb：輪状骨下縁と鎖骨の間に分ける
- LevelⅥ：前頸リンパ節。舌骨と胸骨柄の間，気管前リンパ節と気管傍リンパ節および喉頭前リンパ節を含む
- レベルⅦ：上縦隔リンパ節。胸骨柄の上縁と無名静脈の間で，左右の総頸動脈の間(図示されていない)

耳下腺リンパ節，顔面リンパ節，咽頭後リンパ節など，この分類に含まれない他の頭頸部リンパ節群がある

音波で時々描出される。機能亢進のある副甲状腺を特定する場合は超音波検査と副甲状腺シンチグラフィを併用する。

正常な副甲状腺は，通常 MRI または CT で同定困難である。

頸部のリンパ系

頸部には約 300 のリンパ節がある(身体全体では 800)。頭頸部悪性腫瘍では触知可能なリンパ節が頻繁に認められる。リンパ節の位置は悪性病変の疑われる部位を示すことがある。リンパ節に病変が及んでいれば予後に影響する。

一般に頸部リンパ節は，臨床的に7つのレベル(上方から下方へ)に分類されている(図4.38)。

レベルⅠaはオトガイ下リンパ節，Ⅰbは顎下リンパ節で，口唇，口腔底および舌の前部からの流出経路である。

レベルⅡ～Ⅳは，上・中・下深頸リンパ節と同義であり，胸鎖乳突筋の深部で内頸静脈に沿う。このリンパ流の経路で最も重要なリンパ節は上深頸領域の頸静脈二腹筋リンパ節である。このリンパ節は扁桃，外側舌根および声門上部喉頭の扁平上皮癌で最も頻繁に侵される。

レベルⅤのリンパ節は僧帽筋の前縁と胸鎖乳突筋の後縁の間の後頸三角にある。これらのリンパ節は，副神経リンパ節としても知られている。レベルⅤは副神経の走行と関連して，Ⅴa(上部)とⅤb(下部)に分けられる。レベルⅤaリンパ節の転移で最も頻度の高い原発巣は上咽頭である。

レベルⅥは前頸リンパ節群からなり，気管前リンパ節，気管傍リンパ節および罹患頻度の少ない喉頭前リンパ節を含む。喉頭癌患者で喉頭前リンパ節への転移を認めるときは，声門下の進展を考慮すべきである。

レベルⅦ(上縦隔リンパ節)は，頸部食道癌，甲状腺癌のおよび声門下喉頭癌で評価すべきである。

咽頭後リンパ節および耳下腺リンパ節は，上記の分類に入らない。

咽頭後リンパ節は，どんな上咽頭～中咽頭の悪性腫瘍でも必ず評価しなければならない。

耳下腺リンパ節は，耳下腺の周辺または耳下腺内にある。隣接した頭皮，外耳道，耳介および上咽頭からのリンパが入る。

左側のリンパは最終的に胸管に流れる。胸管はCTでしばしばみえる。右側は直接またはリンパ管を介して鎖骨下静脈と内頸静脈の合流部へ注ぐ。

【Tim Beale】

5章 脊柱と脊髄

単純X線写真

はじめに

単純X線撮影は，脊柱の画像診断において依然として重要な役割を果たしている。各領域では正面像（前後方向）および側面像を適切に組み合わせて評価するが，以下に示すように，標準的撮影法を補完する撮影法がある。

- 開口位前後方向：歯突起と環軸関節を描出する（図5.1）。
- Ferguson法：腰仙接合部の前後方向撮影で，X線束は頭側に25度以上傾ける。L5/S1椎間が正接方向になり，L5椎体が正面に描出される（図5.2）。

単純X線撮影の大きな利点は立位の撮影が可能なことである。これにより冠状面および矢状面での脊柱のアライメントと全体のバランスの正確な評価ができる。

一方，欠点として，椎間円板，脊柱を支持する靱帯，脊髄と傍脊柱の背筋群などの軟部組織の評価ができないことが挙げられる。

- 軟部組織の評価にはCTやMRIが必須となる。したがって，脊柱のX線撮影の画像解剖は，基本的に椎骨，関節と脊柱のアライメントの評価に限定される。

脊柱

脊柱は頭蓋と頸椎の連結部（C0～C1）に始まり，尾骨先端に終わる。

椎骨は頸椎（7個：C1～C7），胸椎（12個：T1～T12），腰椎（5個：L1～L5），仙椎（5個：S1～S5），および尾椎（3～5個）に区分される（図5.3）。

- 腰椎の個数の変異は腰仙接合部に起きる。成人の16％以上でみられ，S1の「腰椎化」またはL5の「仙骨化」と呼ばれる。
- 腰仙移行部では，片側または両側性に巨大化した横突起を認めることがある。巨大化した横突起が偽関節または完全な骨性強直によって仙骨上面と癒合したものを腰仙移行椎という（図5.4）。

脊柱のアライメントは，冠状面および矢状面で評価される。

- 冠状面（正面）：C7棘突起が仙骨中央線の垂直方向にある。
- 矢状面（側面）：C2椎体がL4および両股関節の垂直方向にある。

成人では，矢状断面で脊柱に4つの生理的弯曲を認める（図5.3）。

- 頸椎前弯：C1～T2，30～40度。
- 胸椎後弯：T2～T12，20～40度。
- 腰椎前弯：L1～L5，20～40度。
- 仙尾骨後弯（骨盤弯曲）：腰仙接合部から尾骨先端。

頭蓋頸椎連結部

頭蓋脊椎連結部は後頭顆（C0），環椎（C1）および軸

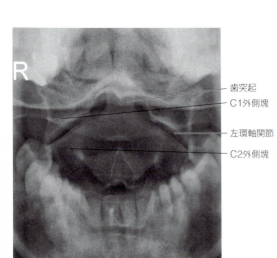

図5.1 環軸関節（開口位，前後方向）
- 歯突起
- C1外側塊
- 左環軸関節
- C2外側塊

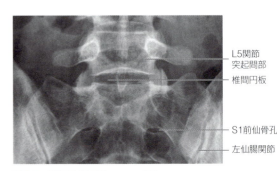

図5.2 腰仙接合部（Ferguson法）
- L5関節突起間部
- 椎間円板
- S1前仙骨孔
- 左仙腸関節

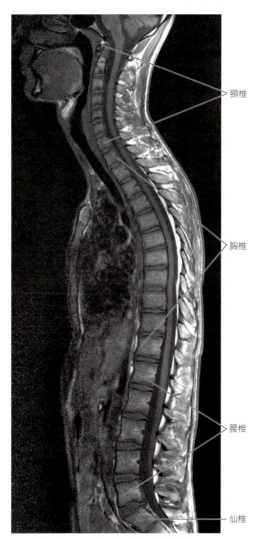

図 5.3　脊柱弯曲の MRI（T1 強調像，矢状断像）

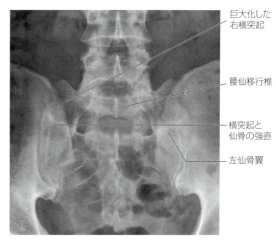

図 5.4　腰仙移行椎（正面像）

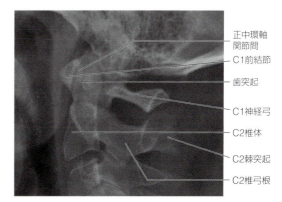

図 5.5　頭蓋脊椎連結部（拡大，側面像）

椎（C2）で構成され，脊髄の頸髄延髄接合部を保護する骨管を形成している。

後頭環椎関節（C0〜C1）は，後頭顆と環椎外側塊の間に形成される 2 つの滑膜関節からなり，詳細を評価するには CT または MRI を必要とする。

環軸関節（C1〜C2）は，環椎（C1）と軸椎（C2）の間に 4 つの滑膜関節をつくる。

- 環椎は 3 つの一次骨化中心（前弓と 2 つの神経弓）から形成される骨環である。
  - 神経弓は 3 歳までに癒合し後弓を形成し，7 歳までに前弓と癒合する。
    - 前弓および/または後弓に癒合不全をきたすと，骨折に類似した先天的欠損を生じることがある。
  - このように環椎は前結節で癒合した前弓，後弓および 2 つの外側塊が集合して形成される（図 5.1，図 5.5）。
- 軸椎は 4 つの一次骨化中心（2 つの神経弓，1 つの椎体，1 つの歯突起）から形成される。
  - 二次骨化中心は歯突起先端を形成し，12 歳までに軸椎と癒合する。癒合不全により歯突起先端が分離・骨化したものを歯突起骨（Os odontoideum）という。
  - 歯突起は 3〜6 歳までに軸椎に癒合する。神経弓は 2〜3 歳までに後方が癒合し，3〜6 歳までに椎体と癒合する。
  - このように軸椎は椎体，上方に突出する歯突起，2 つの外側塊および 2 つの椎弓根が集合して形成され，通常二股の大きな棘突起を有する（図 5.1，図 5.5）。
- 環軸関節を構成する 4 つの関節。
  - 2 つの外側環軸関節：左右の外側塊でつくる関節（図 5.1）。
  - 2 つの正中関節：1 つは歯突起と前弓との関節（図 5.5），1 つは歯突起と環椎横靱帯との関節で，後者は X 線写真では描出されない。

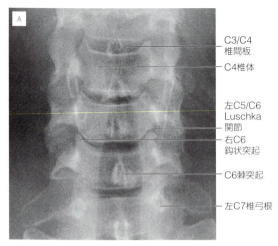

図 5.6　下位頸椎（拡大）。A：正面像。B：側面像

- 正常の前弓：歯突起間隔は，小児で 5 mm 未満，成人で 3 mm 未満である。
- 環椎：歯突起間隔の側方向での左右差は正常で 2〜3 mm 未満である。

頭蓋脊椎連結部の計測

頭蓋脊椎連結部の構成要素の正常な位置関係は，単純 X 線写真（側面像）で基準線を用いた計測により評価することができる。

以下のような基準線が用いられている。

- **Chamberlain 線**：硬口蓋後縁と大後頭孔上縁を結ぶ線。
  - 歯突起先端は，通常この基準線より下方に位置するが，3〜6 mm 上方に達する場合がある。
- バジオン（斜台の下端，大後頭孔前縁）と歯突起先端の距離は 12 mm 未満が正常。

頸椎，胸椎，腰椎

環椎より下位の椎骨は，比較的同一の解剖学的構造を有している。各々が椎体と神経弓からなり，後者から 2 つの椎弓根，2 つの椎弓板，2 つの横突起，2 つの上・下関節突起および棘突起が形成される。

椎体は外部を覆う骨皮質と上・下関節面にある線維軟骨終板で囲まれる。椎体内部は海綿骨と骨髄を形成する一次および二次骨小柱の網状組織で構成されている。

頸椎の椎体は比較的小さく，前後径よりも横径が大きい（図 5.6A，B）。

- 横突起は椎体の外側縁から生じる。CT が評価に優れる。
- 2 つの鈎状突起は椎体の後外側面から上方に隆起し，終板（上位椎体の下関節面）と関節をつくる（鈎椎関節，Luschka 関節）（図 5.6A，B）。

胸椎の椎体（図 5.7A，B）は両側面にある小さな窪み（肋骨窩）で肋骨頭と連結し，肋椎関節をつくる。

未発達の脊椎では，上方および下方の環状骨隆起が X 線写真の側面像で確認できる（図 5.7B）。

椎弓根は椎体の後外側縁から生じる（図 5.7，図 5.8）。椎弓板は椎弓根から後下内側に広がる薄い板状構造で，正中にある棘突起の底部で癒合する（図 5.7，図 5.8）。

- 胸椎および腰椎の横突起は椎弓根と椎弓板の接合部に起こり，側方に広がる（図 5.8A）。
- 胸椎横突起は肋骨頭と肋横突関節をつくる。

上関節突起は椎弓根-椎弓板接合部から上方に向かい，対向する下関節突起と椎間関節をつくる（図 5.9A，B）。

- 上・下関節突起の接合部は，関節突起間部と呼ばれる（図 5.9A，B）。

棘突起は下方を向いている（図 5.7，図 5.8）。頸椎の棘突起は一般に二股の形状を示す。

神経弓と椎間関節の観察には MDCT と MRI が最適である。

脊柱管

脊柱管は以下の辺縁を持つ。

- 前方：椎体後面。
- 側方：椎弓根，関節突起，椎弓板。
- 後方：棘突起の基部。X 線写真側面像で棘椎弓板線として描出される（図 5.6B）。

脊柱管は解剖学的に中心部，外側陥凹（lateral recess）と椎間孔に区分される。それらの解剖学的構造を観察するには断層像が最適である。

- 頸椎レベルの脊柱管前後径は椎体の前後径にほぼ等

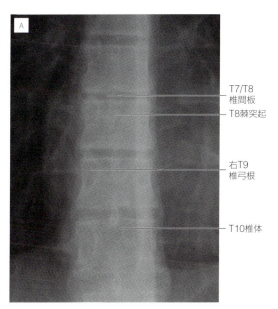

図 5.7　下位胸椎(拡大)。A：正面像。B：側面像

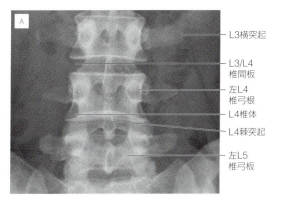

図 5.8　腰椎(拡大)。A：正面像。B：側面像

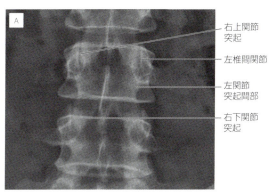

図 5.9　腰椎(拡大)。A：正面像。B：側面像

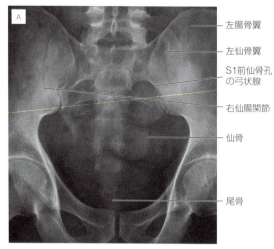
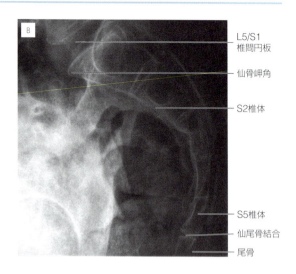

図 5.10　仙骨，尾骨。A：正面像。B：側面像

しいか，大きい。
- C1〜C3 の脊柱管前後径は 21 mm 以上，C4〜C7 は 18 mm 以上ある。
- 腰椎レベルの脊柱管横径は左右の椎弓根の内縁を結ぶ線（椎弓根間距離）で計測できるが，L1〜L5 まで徐々に大きくなる。
- 正中矢状面での径は 18 mm 以上ある。

脊柱管内には靱帯，硬膜外脂肪，脳脊髄液で満たされた硬膜嚢，脊髄，硬膜内神経根，椎骨静脈叢がある。

仙骨，尾骨

仙骨は背側に弯曲した三角形状を呈し，5 つの仙椎の癒合からなる。腰仙接合部から尾骨に至るまで骨盤腔の後縁を形成する（図 5.10A，B）。

- 仙椎は痕跡的な線維軟骨性円板によって部分的に隔てられる。

S1 椎体は仙骨岬角として前方に突出するが（図 5.10B），外側塊は平坦で仙骨翼と呼ばれる（図 5.10A）。

仙骨体は 4 対の対応のある前仙骨孔および後仙骨孔を持つ。前仙骨孔は X 線写真正面像で弓状の線構造として明瞭に描出される（図 5.10A）。

- これらは S1〜S4 神経前枝が出るところになる。

仙骨は外側方で腸骨耳状面と接し，仙腸関節（SIJ）をつくる（図 5.10A）。

仙骨の形態は男女で異なる。女性の仙骨は男性より短く，幅広く，かつ後方に傾斜しており，骨盤腔の容積が大きい。

尾骨は脊柱下端部にあり，3〜5 個の尾骨によって形成される（図 5.10A，B）。

- 尾骨は仙尾骨線維軟骨結合（図 5.10B）によって仙骨に癒合しており，仙骨・尾骨間の運動は制限されている。

断層解剖

CT

CT は骨性の脊柱構造を詳細に観察する際に最適なモダリティである。特に後頭環椎関節（C0〜C1），頸椎神経弓，椎間関節，肋椎関節の評価に優れている。

後頭環椎関節（C0〜C1）

後頭環椎関節は後頭顆と環椎の間に形成された滑膜関節である。

後頭顆は大後頭孔の前外側縁で後頭骨の下面から隆起しており，環椎外側塊の上関節窩と関節する（図 5.11A，B）。

環椎

環椎は軸位方向で環状構造を持つ（図 5.12）。

前弓は環の 1/5 を占め，中心に前結節がある。

後弓は環の 2/5 を占め，両側の外側塊の後方に椎骨動脈の通路となる溝（椎骨動脈溝）を持つ。

外側塊は前弓と後弓の結合部で著しく肥厚しており，C0 と C2 との関節をつくる。

- 外側塊の内側面に 2 つの小結節があり，環椎横靱帯が付着する。

横突起は外側塊から外側方に突出する構造で，横突孔を含む。

頸椎神経弓

頸椎横突起は，椎体外側面から突出する。

- 横突起に横突孔がある（図 5.13）。C2〜C6 の横突孔は椎骨動脈・静脈および交感神経叢の通路となる。

椎間関節

椎間関節（facet joint）は C1/C2 から L5/S1 の各椎間において，2 つの対向する上関節突起および下関節突起でつくられる。

5章 脊柱と脊髄　75

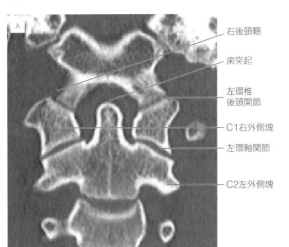
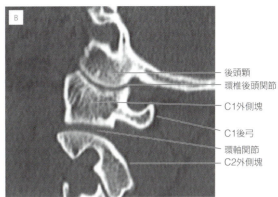

図5.11　頭蓋脊椎連結部のMDCT。A：冠状断像。B：矢状断像

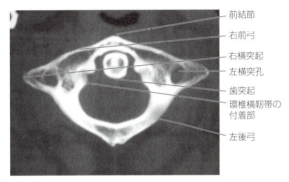

図5.12　環椎のCT（横断像）

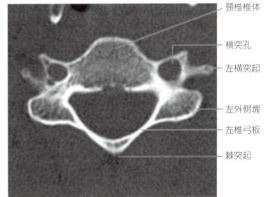

図5.13　頸椎のCT（横断像）

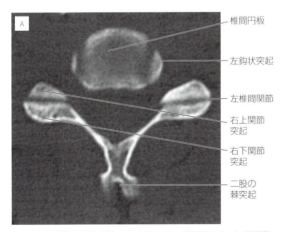
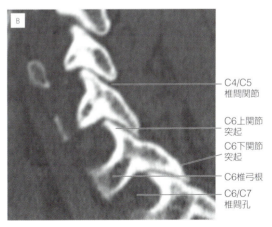

図5.14　頸椎の椎間関節のMDCT。A：横断像。B：矢状断像

- 上関節窩は下関節窩の前方にある。
- 関節面は硝子軟骨で覆われ，線維性被膜（関節包）で包まれている。

頸椎で椎間関節は軸位像で冠状面方向にあるが（図5.14A），矢状断像では前上方から後下方へ傾斜して

いる（図5.14B）。

胸椎の椎間関節も冠状面方向にあるが（図5.15A，B），T12/L1の椎間関節は斜方向を向いている。

腰椎の椎間関節は曲面を描いており，上関節突起は

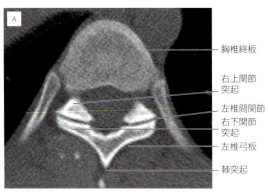

図 5.15　胸椎の椎間関節の MDCT。A：横断像。B：矢状断像

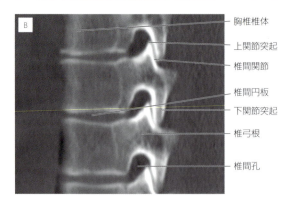

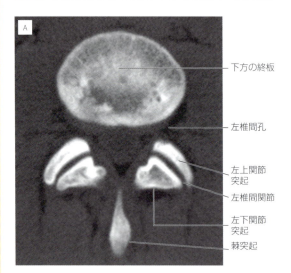

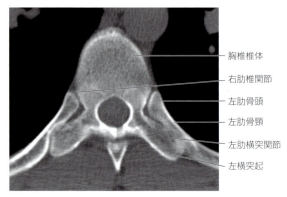

図 5.17　肋椎関節・肋横突関節の CT

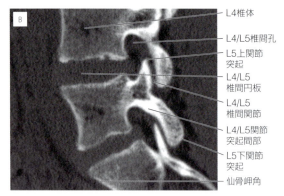

図 5.16　腰椎の椎間関節の MDCT。A：横断像。B：矢状断像

後内側方，下関節突起は前外側方を向いている（図 5.16A，B）。

- 椎間関節の屈動は正常変異である。一般的には L4/L5 および L5/S1 でみられ，同じレベルの椎間関節が矢状断面で左右非対称になる。

椎間関節には混合性神経である脊髄神経後枝の内側枝が分布する。

- それぞれの内側枝は，該当する椎体レベルおよび 1 つ下位の椎間関節に神経を分布する。例えば，L3 内側枝は，L3/L4 および L4/L5 の椎間関節に分布する。

肋椎関節，肋横突関節

肋椎関節は，肋骨頭と 2 つの隣接する胸椎の肋骨窩（上位胸椎の下肋骨窩，下位胸椎の上肋骨窩）でつくられる滑膜関節である。肋骨の番号は上肋骨窩のある胸椎の番号に一致する（図 5.17）。

- 肋骨頭は椎間円板とも関節をつくる。
- ただし，T1，T10～T12 は対応する肋骨と単独で関節をつくる。

肋横突関節は，肋骨後面の小窩と胸椎横突起前面（横突肋骨窩）でつくられる滑膜関節である（図 5.17）。

MRI

MRI は脊柱の軟部組織の解剖学的構造（髄腔，椎間円板，脊柱靭帯，脊柱管とその内容，傍脊柱の筋肉など）を描出する際に理想的なモダリティである。

椎体

椎体は骨髄を含む。MRI における骨髄の信号強度は赤色骨髄（造血）と黄色骨髄（脂肪髄）の比率に依存しており，年齢によって変化する。

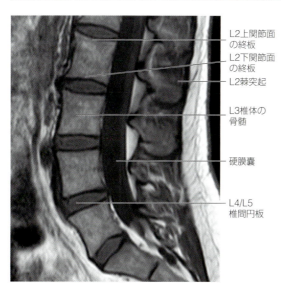

図5.18 腰椎のMRI（T1強調像，矢状断像）

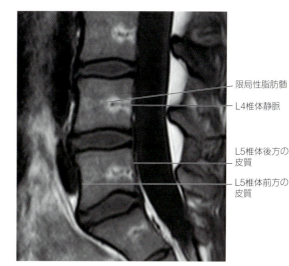

図5.19 腰椎のMRI（T1強調像，矢状断像）

- 生後1カ月には，赤色骨髄の比率が高く，椎体は椎間円板よりも低信号を示す。
- 赤色骨髄から黄色骨髄への置換は1〜6カ月に起こり，以降はT1強調像で骨髄の信号強度が漸次増加する。
- 成人では黄色骨髄の比率が高いため，骨髄は椎間円板よりも高信号を呈する（特に腰椎）（図5.18）。
骨髄の信号強度が均質でなく，椎体内で限局性に異なる信号強度を示すのはまれではない。
- 赤色骨髄または骨髄線維化した領域は，T1強調像およびT2強調像で信号低下域として描出される。
- 限局性の脂肪髄は，特に椎体静脈周辺でみられることがある（図5.19）。
- 高齢者では，骨髄の信号強度が非常に不均質な場合がある。

椎間円板

椎間円板は隣接する椎体の上下関節面の軟骨終板に挟まれている。周辺部の線維輪と中心部の髄核からなる。

- 椎間円板は，椎骨の運動性を高めるとともに運動負荷を効果的にやわらげる機能がある。
- 椎間円板は25〜30歳まで無血管であり，終板を通じた拡散により栄養されている。
- 髄核は神経支配を受けていないが，線維輪は脊髄神経反回硬膜枝を受けている。
- 椎間円板は全脊柱長の25〜30％を占める。
線維輪は線維性結合組織の15〜25の薄層によって形成されている。MRIでの線維組織の持つ性質により，すべてのパルス系列（特にT2強調像）で低信号を示す（図5.20A，B）。
- 線維輪はSharpey線維を通じて椎体辺縁部に円周状に固着している。
- 線維輪は前方が後方よりも厚いため，髄核は椎間円板の中で比較的後方に位置している（図5.20A）。
髄核は，水分含量90％以上のゲル状物質からなるため，T2強調像で高信号（図5.20A，B），T1強調像で中等度の信号強度を示す（図5.18）。
- 髄核の中央にT2強調矢状断像で水平方向の低信号帯が描出される（図5.20A）。「intranuclear cleft」と呼ばれ，30歳以降では正常所見である。

脊柱靱帯

脊柱靱帯は脊柱を安定化させる重要な構造である。線維組織からなるため，MRIのすべてのパルス系列で薄い線状構造の低信号として描出される。

頭蓋頸椎連結部の主要な靱帯には以下のものがある。
- 項靱帯：外後頭隆起から環椎後弓および頸椎棘突起にかけて存在する（図5.21）。
- 蓋膜：後縦靱帯（PLL）の頭側への延長物で，斜台と軸椎を連結する（図5.21）。
- 環椎横靱帯：歯突起後面を環椎の内側縁に連結する（図5.22）。
- 翼状靱帯：歯突起外側縁と後頭顆を連結する。
前縦靱帯（ALL）と後縦靱帯（PLL）はともに頭蓋底に起こり，それぞれ仙骨前面および後面に至るまで連続して下行する。
- 前縦靱帯は椎体および椎間円板の前面を走行し，線維輪の前面と強固に結合する（図5.23）。
- 後縦靱帯は椎体および椎間円板の後面を走行し，線維輪の後面と強固に結合する（図5.23）。椎間の幅よりも靱帯の幅は広い。
後部靱帯複合体は，黄色靱帯，棘間靱帯と棘上靱帯

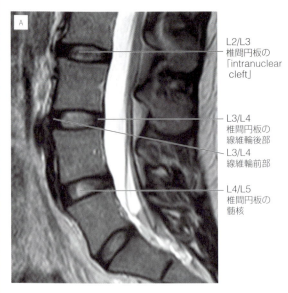

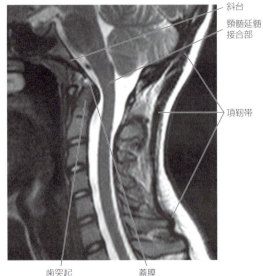

図 5.21　頸椎の MRI(FSE 法，T2 強調像，矢状断像)

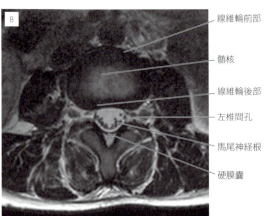

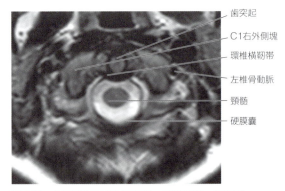

図 5.20　腰椎の MRI(FSE 法，T2 強調像)。A：矢状断像。B：横断像

図 5.22　上部頸椎の MRI(FSE 法，T2 強調像，横断像)

で構成される。
- 黄色靱帯は隣接する椎弓板および棘突起底部の間にかかる(図 5.24A)。腰椎では外側方を走行し，椎間関節の前面を覆う(図 5.24B)。
- 棘間靱帯は隣接した棘突起の間にかかる。両側面に脂肪組織が接するため，比較的高信号を呈する(図 5.24A)。
- 棘上靱帯は胸椎および腰椎の各棘突起を連結し，正中仙骨稜に終わる(図 5.24A)。

　腸腰靱帯は L5 の肋骨突起から生じて，腸骨稜の後方に付着する(図 5.25)。腰仙連結部を安定させる働きがある。

脊柱管
　脊柱管の構造は中心部，外側陥凹，椎間孔に分けられる。
　脊柱管中心部と周囲との境界に以下の構造がある(図 5.26)。

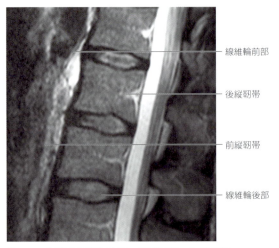

図 5.23　腰椎の MRI(FSE 法，T2 強調像，矢状断像)

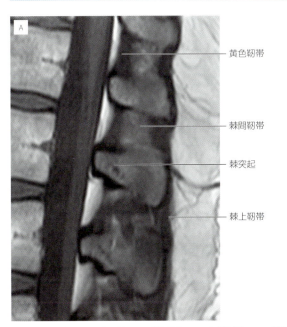
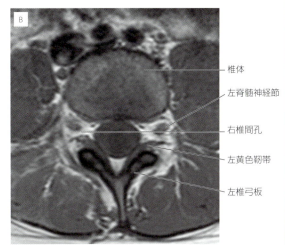

図 5.24　腰椎の MRI（SE 法，T1 強調像）。A：矢状断像。B：横断像

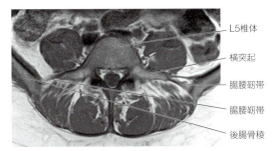

図 5.25　腰仙椎接合部の MRI（SE 法，T1 強調像，横断像）

- 前方：椎体，椎間円板，後縦靱帯。
- 後方：硬膜外脂肪体，黄色靱帯，棘突起底部。

中心部内に硬膜嚢，脳脊髄液，硬膜内神経根，脊髄（頸椎および胸椎レベル）がある。

外側陥凹と周囲との境界に以下の構造がある（図 5.27）。

- 前方：椎体，椎間円板。
- 内側：硬膜嚢。
- 外側：椎弓根，椎間関節，椎間孔。
- 後方：黄色靱帯，椎弓板。
- 外側陥凹内に硬膜外脂肪体，神経根，硬膜外血管がある。

椎間孔と周囲との境界に以下の構造がある（図 5.14B，図 5.15B，図 5.16，図 5.24B，図 5.28）。

- 前方：椎体，椎間円板。
- 後方：黄色靱帯，関節突起間部，椎間関節。
- 上方，下方：隣接する椎骨の椎弓根。

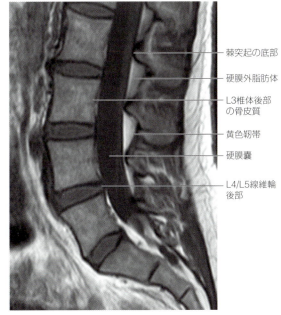

図 5.26　腰椎の MRI（SE 法，T1 強調像，矢状断像）

- 椎間孔内に硬膜外脂肪，走行する神経根，根動脈・静脈，脊髄神経硬膜枝がある。

仙骨管は前方を仙骨の背面，後方を椎弓板によって境界される。正中で癒合し正中仙骨稜を形成する。

- 上部仙骨管は硬膜嚢の終端，終糸，硬膜外脂肪を入れる（図 5.29A，B）。
- S5 の神経弓は欠損しており，仙骨管裂孔（仙骨管の開口部）がある（図 5.29A）。

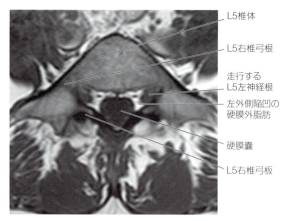

図 5.27　腰椎の MRI(SE 法, T1 強調像, 横断像)

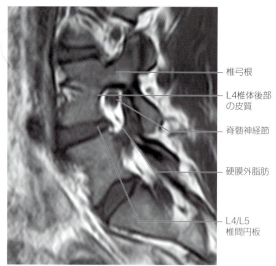

図 5.28　腰椎の MRI(SE 法, T1 強調像, 矢状断像)

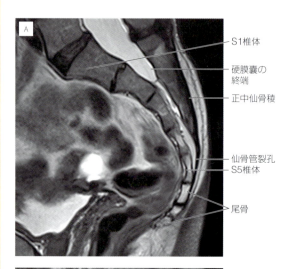

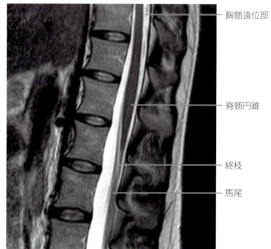

図 5.30　胸腰接合部の MRI(FSE 法, T2 強調像, 矢状断像)

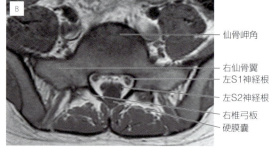

図 5.29　A：仙骨・尾骨の MRI(FSE 法, T2 強調像, 矢状断像)。
B：上部仙骨の MRI(SE 法, T1 強調像, 横断像)

- 後正中溝は浅い。前根および後根は，前外側溝および後外側溝から出る(図 5.32)。
- 脊髄の外側部は白質，内側部は灰白質からなる(図 5.33)。
- 正中矢状断における脊髄径は，C1 で 11 mm 以上，C2〜C6 で 10 mm，C6 以下で 7〜9 mm あり，通常，脊柱管前後径の 40% 以上を占める。

脊髄への血液供給は，複雑な血管吻合からなる。

- 1 本の前脊髄動脈と 1 対の後脊髄動脈が椎骨動脈から分岐し，脊髄の全長にわたり下行する。
- 髄節動脈は椎骨動脈，肋間動脈，腰動脈から分岐し，椎間孔を通して脊柱管内に入る。
  - Adamkiewicz 動脈(大前根動脈)は最大の根動脈で，脊髄の下 2/3 に血液を供給する。通常左側の

脊髄，神経

　脊髄は大後頭孔レベル(図 5.2)の頸髄延髄接合部に始まり，ほぼ L1 レベルで脊髄円錐に終わる(図 5.30)。

　脊髄には 31 対の脊髄神経がある(頸神経 8 対，胸神経 12 対，腰神経 5 対，仙骨神経 5 対，尾骨神経 1 対)。

　脊髄は横断面で卵円形を示し，表面から確認できる数条の溝がある。

- 前脊髄動脈は前正中裂を走行する(図 5.31)。

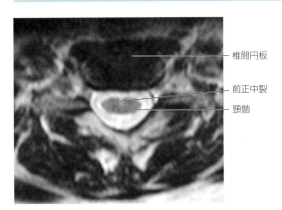

図 5.31 頸椎の MRI（FSE 法，T2 強調像，横断像）

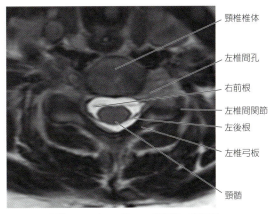

図 5.32 頸椎の MRI（FSE 法，T2 強調像，横断像）

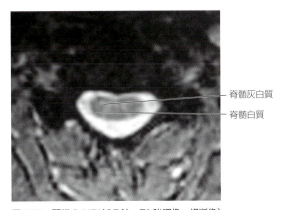

図 5.33 頸椎の MRI（GE 法，T2 強調像，横断像）

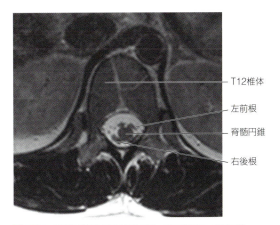

図 5.34 脊髄円錐の MRI（FSE 法，T2 強調像，横断像）

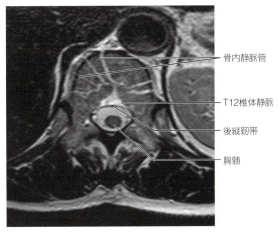

図 5.35 椎体静脈の MRI（FSE 法，T2 強調像，横断像）

下位肋間動脈から生じる。
- 脊髄を覆う軟膜は，尾側に連続して末端が終糸となる。終糸は硬膜囊の終端を通じて尾骨に付着する（図 5.30）。
- 終糸の上部 2/3 は硬膜内にあり，内終糸，下 1/3 は外終糸という。外終糸の横断径は 2 mm 未満で，通常若干の脂肪を含む場合がある。

腰および仙椎脊髄神経根は，脊髄円錐周囲から末梢へ箒のように縦走する。馬尾は各神経根が椎間孔から出るまで硬膜内を走行する部分を指す（図 5.20B，図 5.30，図 5.34）。

脊髄神経

脊髄神経はそれぞれの高さで脊髄に入る感覚性神経（後根）と，脊髄から出る運動性神経（前根）で構成される（図 5.32，図 5.34）。

脊髄神経は脊柱管から出る高さによって番号をつける。
- 第 1〜第 7 頸神経（C1〜C7）は対応する頸椎の椎弓根の上方から出てくる。残りの脊髄神経は対応する椎骨の椎弓根の下から出てくる。第 8 頸神経（C8）は C7 と T1 の間から出る。
- 前根および後根は椎間孔で合流し，脊髄神経節をつくり混合性脊髄神経となる（図 5.24B，図 5.28）。

椎骨静脈叢

椎体静脈は椎体内にある大きな静脈路で，内椎骨静脈叢，外椎骨静脈叢と交通する。
- 椎体静脈は椎体後面の骨皮質を貫通し，横行枝を経

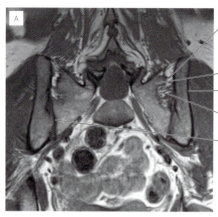
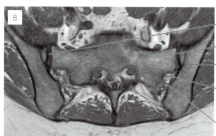

図 5.36 仙腸関節の MRI(SE 法，T1 強調像)。A：冠状断像。B：横断像

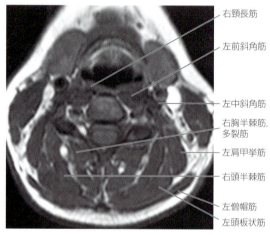

図 5.37 頸部の筋の MRI(SE 法，T1 強調像，横断像)

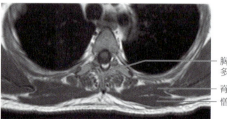

図 5.38 胸部の筋の MRI(SE 法，T1 強調像，横断像)

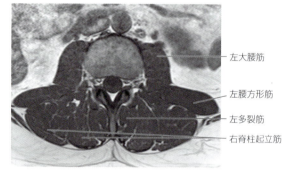

図 5.39 腰部の筋の MRI(SE 法，T1 強調像，横断像)

由して前内静脈叢体内と交通する。また，根静脈を経由して外椎骨静脈叢と直接交通する(図 5.19，図 5.35)。

仙腸関節

仙腸関節は仙骨と腸骨翼の間に形成される(図 5.10A，図 5.36)。

上後方にある腸骨粗面間の靱帯結合(1/3)と，前下方の耳状面でつくる滑膜性関節(2/3)に区分される。
- 靱帯結合は骨間仙腸靱帯によってつくられる。
- 滑膜性関節は硝子軟骨と線維軟骨の組み合わせによって内側を覆われており，前仙腸靱帯および後仙腸靱帯によってさらに関節が安定化する。

傍脊柱筋系

傍脊柱筋は，脊柱を安定化させ椎骨間の可動性を確保する役割がある。

頸部の傍脊柱筋は，前方，側方および後方の三群に区分される(図 5.37)。
- 前方：頸長筋，頭長筋。
- 側方：前斜角筋，中斜角筋，後斜角筋。
- 後方：肩甲挙筋，頭板状筋，頭半棘筋，脊柱起立筋・多裂筋の頸部領域。

胸部の傍脊柱筋は，僧帽筋，胸半棘筋，多裂筋，脊柱起立筋(図 5.38)。

胸腰筋は，前方および後方の 2 群に区分される(図 5.39)。
- 前方：大腰筋，時に小腰筋。
- 後方：多裂筋，脊柱起立筋，腰方形筋，横突間筋。

腕神経叢

腕神経叢(brachial plexus)は，椎間孔のすぐ外側で第 5 頸神経(C5)〜第 1 胸神経(T1)の前枝で形成される混合性脊髄神経のネットワークである。

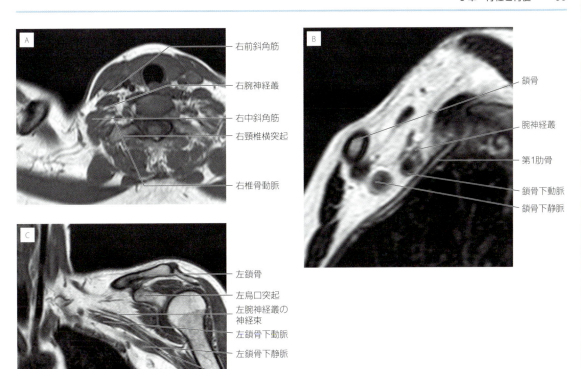

図 5.40　腕神経叢の MRI。A：右鎖骨上，SE 法，T1 強調像，横断像。B：鎖骨後部，FSE 法，T2 強調像，矢状断像。C：左鎖骨下，SE 法，T1 強調像，冠状断像

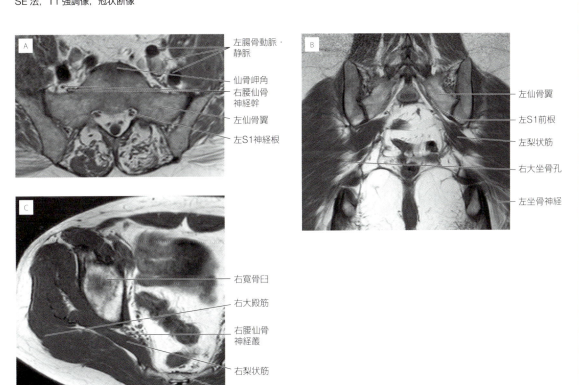

図 5.41　A：腰仙骨神経幹の MRI（SE 法，T1 強調像，横断像）。B：左腰仙骨神経叢の MRI（SE 法，T1 強調像，冠状断像）。C：右腰仙骨神経叢の MRI（SE 法，T1 強調像，横断像）

- 運動性および感覚性神経を上肢に分布する。腕神経叢は以下のように区分される(図5.40)。
- 5つの神経根(C5～T1)：前斜角筋と中斜角筋の間(斜角筋隙)に現れる。
- 3つの神経幹：上神経幹(C5, C6)，中神経幹(C7)，下神経幹(C8～T1)は斜角筋の外側縁で始まり，鎖骨上窩を鎖骨下動脈とともに走行する。
- 6つの神経枝：それぞれの神経幹の前枝および後枝からなる。
- 3つの神経束：外側神経束，内側神経束，後神経束は神経枝から形成され，第1肋骨と烏口突起の間に位置する。
- 5つの終末枝：大胸筋の外側縁で形成され，腋窩神経および橈骨神経(後神経束)，筋皮神経(外側神経束)，尺骨神経(内側神経束)，正中神経(外側・内側神経束)となる。

腕神経叢を鎖骨上部(神経根と神経幹)，鎖骨後部(神経枝)，鎖骨下部(神経束と終末枝)と区分する分類法もある。

仙骨神経叢

仙骨神経叢は，第4腰神経(L4)～第4仙骨神経(S4)の前枝からつくられる(図5.41)。

- 運動性および感覚性神経を下肢および骨盤臓器に分布する。
- L4とL5は合流し，腰仙骨神経幹を形成する。さらにS1の前枝と合体し，仙骨神経叢の上部束(坐骨神経叢)を形成する。

S2～S4前枝は合流し，より細い下位の神経束(陰部神経叢)を形成する。

腰仙骨神経叢は，前方および後方に分かれる。

- 前方要素は，坐骨神経から連続する脛骨神経，陰部神経と後大腿皮神経の内側部となる。
- 後方要素は，坐骨神経から連続する総腓骨神経，上殿・下殿神経，後大腿皮神経の外側部と梨状筋への神経枝になる。
- 坐骨神経は，大坐骨孔(梨状筋下口)を通過して骨盤腔を出る。

【Asif Saifuddin】

第2部 胸部，腹部，骨盤

- 6章　胸部　86
- 7章　心臓と大血管　103
- 8章　乳腺　118
- 9章　前腹壁と腹膜　125
- 10章　腹部と後腹膜腔　138
- 11章　消化管　168
- 12章　腎臓と副腎　196
- 13章　男性骨盤　212
- 14章　女性骨盤　227

6章 胸部

単純X線写真

　胸部単純X線写真（chest radiograph：CXR）は，肺，縦隔および骨格の最初の評価として使われている。
- 正面像，後前（PA）方向：患者は立位，深吸気とし，肺が隠されないように肩甲骨を外側に外すようにして撮影する（図6.1）。
- 側面像（図6.2）。
- 前後（AP）方向：仰臥位または座位の正面像で，PA方向よりも心臓と縦隔が拡大され，鎖骨により肺尖が不明瞭になる。
- 肺尖撮影：X線束中心を上方に15〜20度傾ける。鎖骨と第1肋骨は肺尖より上方に投影される。
- 呼気時の撮影：エアートラップを評価するのに用いられる。

断層解剖

CT

　CTは構造の重なりがなく，優れた空間分解能の画像を提供する。造影剤の静脈内投与により，脈管の描出が改善する。
　MDCT（multidetector CT）では優れた多断面再構成が可能であり，撮影後に様々な画像処理を行うことができる（図6.3）。
　画像データは空気と軟部組織の観察にあわせて異なるウィンドウ幅（window width：WW）とウィンドウレベル（window level：WL）で表示される。

【空気を含む構造】
- WW 1,500 HU／WL −600 HU。

【軟部組織と血管】
- WW 300〜500 HU／WL 30〜50 HU。

　高分解能CT（HRCT）は，びまん性肺疾患や肺の小結節の評価に用いられる。薄いスライス厚によりpartial volume effect（部分容積効果）を最小化し，高分解能再構成用のアルゴリズムを使用することで辺縁を強調した画像を得ることができる。

MRI

　MRIは優れたコントラスト分解能を有し，軟部組織の解像度を向上させた。心臓，縦隔，肺門，横隔膜，

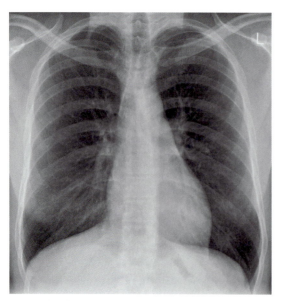

図6.1　胸部単純X線写真（正面像，後前方向）

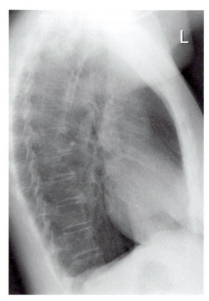

図6.2　胸部単純X線写真（側面像）

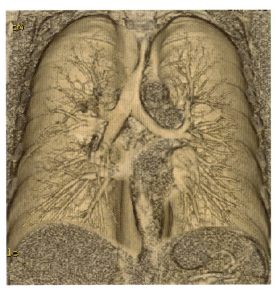

図 6.3　胸部 CT（ボリュームレンダリング）

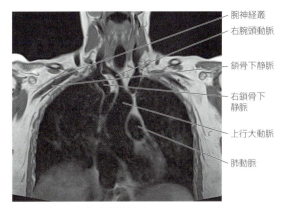

図 6.4　胸部 MRI（冠状断像）

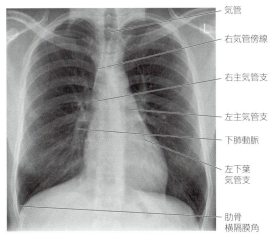

図 6.5　胸部単純 X 線写真（正面像，後前方向）

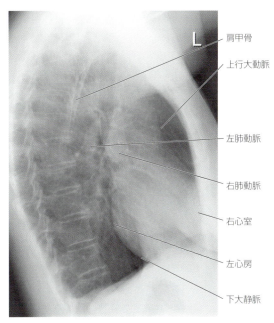

図 6.6　胸部単純 X 線写真（側面像）

胸壁を評価するのに有用である（図 6.4）。

胸部

胸部は骨格系（脊椎や肋骨），胸壁および横隔膜，縦隔および大血管，気道，肺実質および肺動脈・静脈で構成されている（図 6.5，図 6.6）。

骨性胸郭

胸椎，肋骨，胸骨，鎖骨からなる。

胸椎

12 の椎骨からなる。

- 椎体外側面に肋骨との関節のための小窩（肋骨窩）がある。
- 脊柱管を囲む神経弓は，左右 2 つの椎弓根と椎弓板からなる。後方に棘突起があり，両側の横突起には肋骨結節と関節する小窩（横突肋骨窩）がある（第 11，第 12 椎体を除く）。椎弓根は隣接した椎骨と椎間孔をつくり，1 対の神経根が対向する椎体の尾側方向に出る（図 6.7）。

肋骨

12 対の肋骨がある（図 6.8）。第 1～第 7 胸椎は肋軟骨によって胸骨に接続している。第 8～第 10 肋骨は胸骨に直接接続せず，癒合した軟骨部が上位の肋軟骨と結合する。第 11，第 12 肋骨は前方に遊離して終わる。

各肋骨は，以下の部分からなる。

- 肋骨頭：椎体との関節をつくる。第 2～第 10 肋骨は上下 2 個の椎骨と関節する。
- 肋骨頸：肋横突靱帯が付着する。
- 肋骨結節：椎体の横突起に対する滑らかな関節窩と

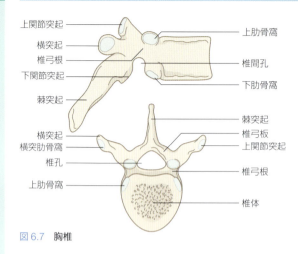

図 6.7　胸椎

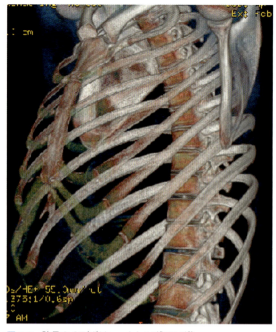

図 6.8　肋骨の CT（ボリュームレンダリング）

関節しない粗面がある。第 11，第 12 肋骨には肋骨結節がない。
- 肋骨の長軸は肋骨角により 2 つの部分に分かれる。脊柱起立筋の付着部の外側縁にあたる。

第 1 肋骨は最も短く，前斜角筋の付着部のための発達した結節（前斜角筋結節）を持つ。鎖骨下静脈は結節前方の鎖骨下静脈溝を走行し，鎖骨下動脈と腕神経叢の下幹は結節後方の鎖骨下動脈溝を走行する（図 6.9）。
- 頸肋：成人の 0.5% でみられ，そのうち 50% は両側性である。第 7 頸椎に付着し，第 1 肋骨と関節する。

胸骨

以下の部分から構成される。
- 胸骨柄：鎖骨，第 1 肋骨および第 2 肋骨上部との関節面がある
- 胸骨体：4 つの区分からなるが，25 歳までに癒合する。両側縁で第 2〜第 7 肋軟骨と関節する。胸骨柄と胸骨体の接合部である胸骨柄結合（胸骨角またはLouis 角）は，第 4，第 5 胸椎の高さにある。
- 剣状突起：しばしば軟骨のままである（図 6.10）。

鎖骨
- 内側方（胸骨端）で胸骨柄と関節し，胸鎖関節をつくる。
- 外側方（肩峰端）で肩峰と関節し，肩鎖関節をつくる。さらに烏口突起とも靭帯により連結する。
- 鎖骨下動脈・静脈と腕神経叢の神経幹は，鎖骨の内側 1/3 の後方を通過する。
- 胸部単純 X 線写真で，鎖骨の上方に軟部組織による随伴陰影を認める（図 6.11）。

胸壁，横隔膜

【胸壁の構成要素】
- 肋骨。
- 肋間隙。

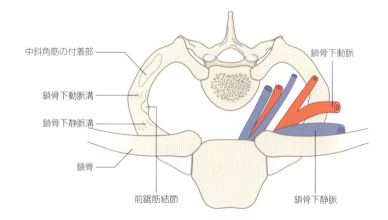

図 6.9　第 1 肋骨

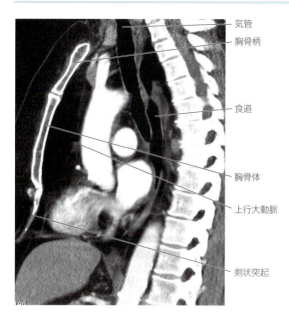

図 6.10　胸部 CT（MPR，正中矢状断像）

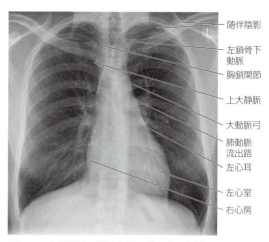

図 6.11　胸部単純 X 線写真（正面像，後前方向）

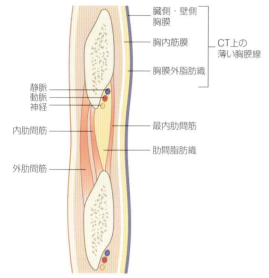

図 6.12　胸壁

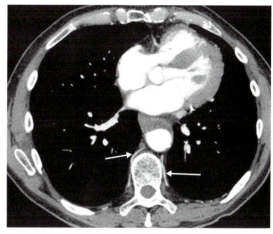

図 6.13　肋間動脈の CT（矢印）

- 外肋間筋。
- 内肋間筋。
- 最内肋間筋：神経血管束によって内肋間筋と隔てられる。静脈は対応する肋骨の下表面にある肋骨溝に沿って，上から下へ静脈，動脈，神経の順に並ぶ（図 6.12）。
- 第3～第11肋間動脈および肋下動脈は下行大動脈から起始する（図 6.13）。第1，第2肋間隙に分布する最上肋間動脈は，肋頸動脈（鎖骨下動脈の分岐）から生じる。前肋間動脈は内胸動脈から起始する。
- 肋間静脈は奇静脈および半奇静脈へ流出する。ただ

し，右第1肋間静脈は椎骨静脈または腕頭静脈に流出する。また，左第2，第3肋間静脈は合流し上肋間静脈（矢印）を形成したのち，大動脈弓を越えて左腕頭静脈へと流出する（図 6.14）。

横隔膜

胸腔と腹腔を隔てる。

【横隔膜の構成要素】

- 胸郭出口の辺縁から起こる末梢筋性部。
- 右脚：第1～第3腰椎椎体の前面から起始する。
- 左脚：第1，第2腰椎から起始する。
- 弓状靱帯：大腰筋と腰方形筋の筋膜から起こる。
- 第7～第12肋骨・肋軟骨と胸骨から起こる。
- 腱中心：部分的に心外膜と癒着する。

横隔膜の3つの裂孔

- 大動脈裂孔（第12胸椎レベル）：大動脈，胸管および奇静脈が通過。

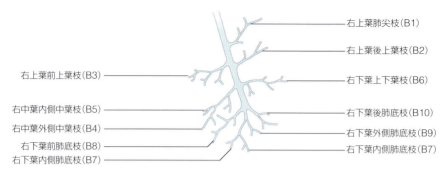

図6.22 右肺の気管支樹

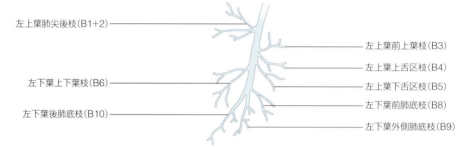

図6.23 左肺の気管支樹

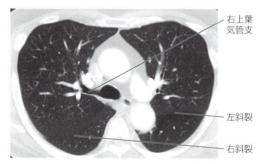

図6.24 右上葉気管支のCT

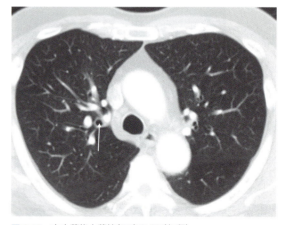

図6.25 右上葉後上葉枝(B2)のCT(矢印)

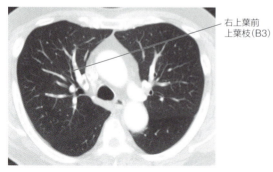

図6.26 右上葉前上葉枝(B3)のCT

6.21～図6.23)。

【右上葉気管支】(図6.24)
- 肺尖枝(B1)。
- 後上葉枝(B2)(図6.25)。
- 前上葉枝(B3)(図6.26)。

【右中葉気管支】
前内側かつ尾側へ斜走し，2つに分岐する。
- 外側中葉枝(B4)：B5より水平方向。
- 内側中葉枝(B5)。

成人の50％でB4，B5は同じ大きさを持つ。残りはB5がB4より大きい(図6.27)。

【右下葉気管支】(図6.28)
- 上下葉枝(B6)。
- 内側肺底枝(B7)。
- 前肺底枝(B8)。

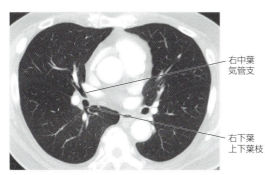

図 6.27　右中葉気管支の CT

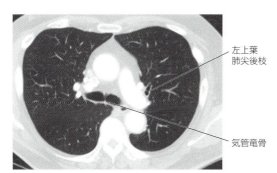

図 6.29　左上葉肺尖後枝（B1＋2）の CT（気管分岐部レベル）

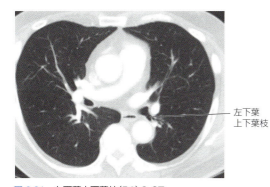

図 6.31　左下葉上下葉枝（B6）の CT

- 外側肺底枝（B9）。
- 後肺底枝（B10）。

　B6 は，右中葉気管支の起始部の反対側から分岐する（図 6.27）。

　CT では反時計回りに B7，B8，B9，B10 の順で配置されている。

【左上葉気管支】
- 肺尖後枝（B1＋2）（図 6.29）。
- 前上葉枝（B3）。
- 上舌区枝（B4）（図 6.30）。
- 下舌区枝（B5）。

【左下葉気管支】
- 上下葉枝（B6）（図 6.31）。

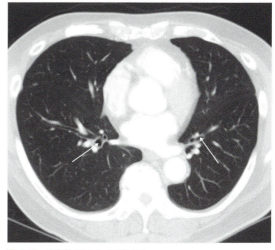

図 6.28　下葉気管支の CT（矢印）

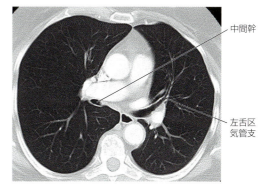

図 6.30　左上葉上舌区枝（B4）の CT

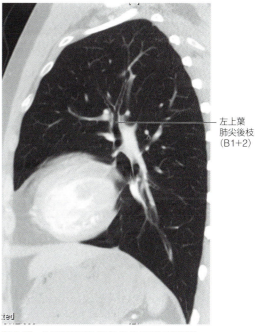

図 6.32　左下葉前肺底枝（B8）の CT（矢状断像）

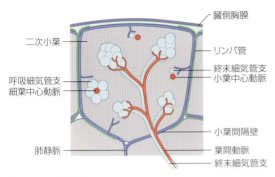

図 6.33　二次小葉

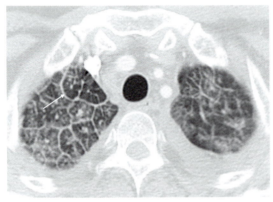

図 6.34　小葉間隔壁の CT（矢印）

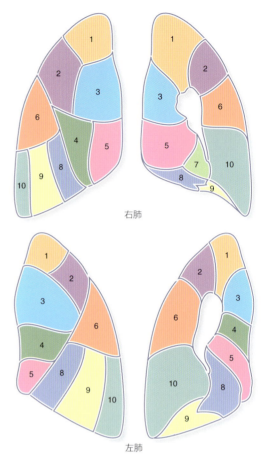

図 6.35　肺区域

- 前肺底枝（B8）（図 6.32）。
- 外側肺底枝（B9）。
- 後肺底枝（B10）。

区域気管支は 6～20 に分岐し，より小さな細気管支となり，さらに分かれて終末細気管支と細葉に至る（図 6.33）。

【細葉】
- 6～10 mm 大で，呼吸細気管支，肺胞管，肺胞嚢と肺胞を含む。CT ではみえない。
- 最大 24 の細葉が集合し，二次肺小葉を形成する。

【二次肺小葉】
- 最小単位：直径 1～2.5 cm，多角形状。
- 小葉細気管支，動脈と静脈が分布する。
- 小葉間隔壁によって境界される。
- 通常，CT でみえないが，HRCT であれば小葉細気管支と小葉間隔壁をみることができる（図 6.34）。

葉の解剖（図 6.35）

右肺は左肺より大きく，3 つの葉に分けられる。左肺は 2 つの葉からなる。右肺は 10 区域，左肺は 8 区域に分けられる。肺区域の名称は区域気管支に一致した名称と番号をつける。

【右上葉（3 区域）】
- 肺尖区（S1）。
- 後上区（S2）：上斜裂の上部と水平裂の後内側に隣接する。
- 前上区（S3）：水平裂，前外側の肋骨縁と前縦隔中央に隣接する。

【右中葉（2 区域）】
- 外側区（S4）：斜裂と水平裂に隣接する。
- 内側区（S5）：心臓の右縁に隣接する。

【右下葉（5 区域）】
- 上下葉区（S6）。
- 内側肺底区（S7）。
- 前肺底区（S8）。
- 外側肺底区（S9）。
- 後肺底区（S10）。
  肺底区は右半横隔膜に隣接する。

【左上葉（4 区域）】
- 肺尖後区（S1 + S2）。
- 前上葉区（S3）。
  ・縦隔上部（上縦隔）に隣接する。

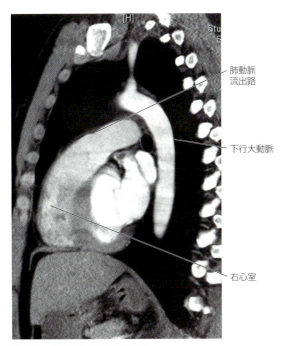

図 6.36　肺動脈の CT（矢状断像）

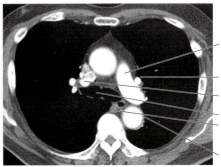

図 6.37　肺動脈の CT

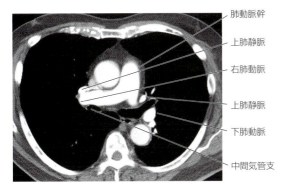

図 6.38　肺動脈幹の CT

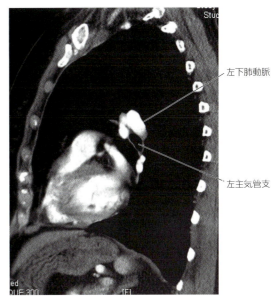

図 6.39　左肺動脈の CT（矢状断像）

- 上舌区（S4）。
- 下舌区（S5）。
  ・心臓の左縁に隣接する。

【左下葉（4区域）】
- 上下葉区（S6）。
- 前肺底区（S8）。
- 外側肺底区（S9）。
- 後肺底区（S10）。
  下行大動脈（S6, S10）と左半横隔膜に隣接する。

肺動脈，肺静脈
肺動脈
　肺動脈幹は右心室から起こり，短い左肺動脈とより長い右肺動脈に分かれる（図 6.36）。
　右肺動脈は上大静脈との右主気管支の間を走行し肺門に至り，以下に分岐する。

- 右上幹肺動脈：右上葉に血液供給し，気管支の内側にある（図 6.37, 図 6.38）。
- 右葉間動脈：右中葉・下葉に血液供給し，気管支の外側にある。

　左肺動脈は左主気管支の上方を乗り越え肺門に至り，以下に分かれる。

- 左上区肺動脈：左上葉に血液供給する上行枝で，気管支の内側に位置する。肺動脈から直接起始することがある（図 6.39）。
- 舌区肺動脈，左葉間動脈，左下肺動脈：舌区および下葉に血液供給する。気管支の外側に位置する。

【胸部単純 X 線写真】
- 肺動脈幹は 25 歳未満の人々で目立つ。右葉間動脈の正常上限は女性 15.5 mm，男性 16 mm である。

【CT】
- 正常上限は肺動脈幹 29 mm，右肺動脈 24 mm，左肺

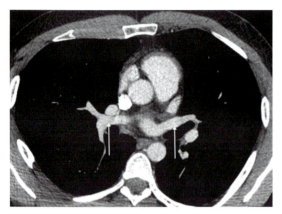

図6.40　上肺静脈のCT(矢印)

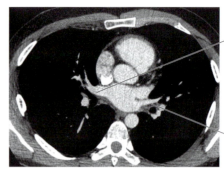

図6.41　肺静脈のCT

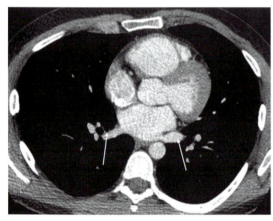

図6.42　下肺静脈のCT(矢印)

動脈 28 mm，葉間動脈 16.8 mm である。

肺静脈(図6.18，図6.40～図6.42)

2対の静脈(上肺静脈，下肺静脈)が70%で両側にみられる。

【右側】

3本の静脈がある場合がある。

- 右上葉静脈および右中葉静脈は，左心房の上部に流入する。
- 右下肺静脈は水平に走行し，左心房の下部に流入する。

【左側】

2本の肺静脈がある。

- 左上肺静脈は上葉(舌区を含む)の流出経路である。
- 左下肺静脈は下葉の流出経路である。

上肺静脈および下肺静脈の共通幹は12～25%にみられるが，右よりも左が一般的である。

肺門

肺門は胸部単純X線写真でよくみえる構造で，肺動脈，肺静脈，気管支とリンパ節からなる。肺門の下方には肺間膜が伸びている。

【右肺門】

- 右主気管支は肺門の後部にあり，右肺動脈は気管支の前方にある。
- 上肺静脈は肺動脈の前下方にあり，下肺静脈は肺門下部にある。
- 上肺静脈と下肺動脈の交叉でつくる角を肺門角という(図6.43)。

【左肺門】

- 左主気管支は肺門の中央後部にある。肺動脈は気管支の上方にある。
- 上肺静脈が，左主気管支と左主肺動脈の前にある。下肺動脈は肺門下部にある。
- 成人の97%で左肺門は右肺門より高位にあり，3%は同じ高さにある。

胸膜

胸膜は1枚の薄い膜が連続してつくられている。

- 壁側胸膜：肺以外の表面(横隔膜，心嚢および縦隔を含む)を覆う。
- 臓側胸膜：肺の表面を覆う。

胸膜は肺根の前面および後面で折り返して連続し，肺門に付着している。肺門下方に伸びる2重の胸膜ヒダを肺間膜という。

CTでは胸膜の2層を分離して識別できない。臓側胸膜，壁側胸膜，胸水とあわせて0.5 mm未満である。肋間の線条構造は肋間レベルのCTでみられる。この線条構造は，2層の胸膜，胸膜外脂肪織，胸内筋膜，最内肋間筋でつくられる(図6.12，図6.44)。

肺は裂溝によって葉に分けられる。

【右斜裂】

- 右上葉・中葉を右下葉と分ける。
- 第5胸椎の高さから肺門を通過して胸骨より3～4 cm後方の横隔膜に達する。

【左斜裂】

- 上葉と下葉を分ける。右斜裂と類似した経路を走るが，75%で第4胸椎から始まる。

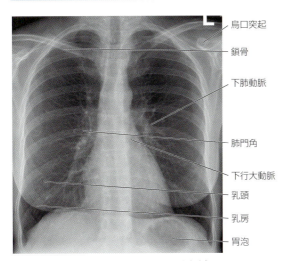

図 6.43　胸部単純 X 線写真（正面像，後前方向）

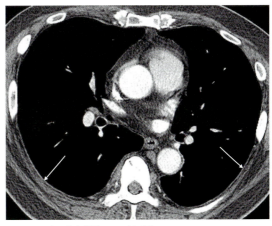

図 6.44　肋間線条構造の CT（矢印）

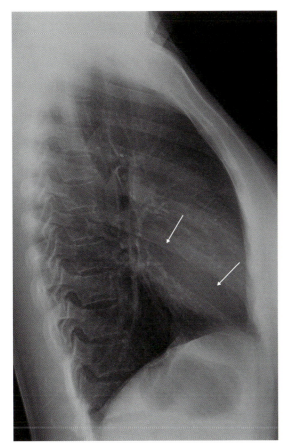

図 6.45　胸部単純 X 線写真（側面像）。斜裂（矢印）

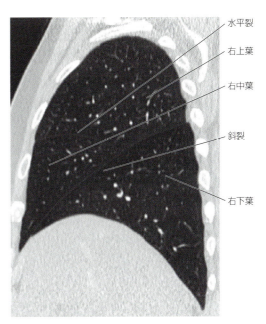

図 6.46　斜裂の CT（矢状断像）

斜裂は胸部単純 X 線写真の正面像でみられないが，側面像や CT ではみることができる（図 6.45，図 6.46）。

【水平裂】
- 右上葉と右中葉と分ける。第 4，第 6 肋骨の間で胸壁から肺門の葉間動脈まで入り込む。
- 胸部単純 X 線写真の 50〜80％においてみられる。HRCT であればみえるが，通常の CT ではしばしば無血管野にみえる（図 6.47）。

【奇静脈裂】
- 右側にある。
- 奇静脈の発生異常による。胸部単純 X 線写真では，肺尖から縦隔側に緩やかに弯曲しながら下行する線状影をつくり，下端は涙滴形に終わる（tear-drop）。
- 大きさは様々である。右上葉肺尖枝またはその分枝の壁側胸膜を巻き込み，4 枚の胸膜からなる。
- 胸部単純 X 線写真の 0.5％でみられる（男女比 2：1）（図 6.48〜図 6.50）。

【不完全な裂溝】
- 裂溝が肺門まで到達しない。

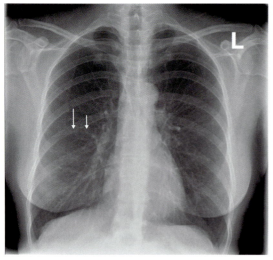

図6.47　胸部単純X線写真。水平裂（矢印）

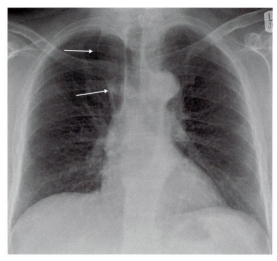

図6.48　胸部単純X線写真。奇静脈裂（矢印）

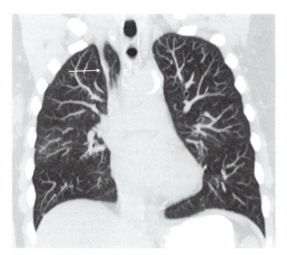

図6.49　奇静脈裂のCT（冠状断像）（矢印）

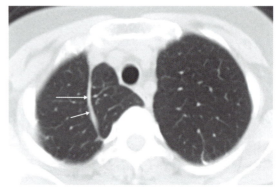

図6.50　奇静脈裂のCT（矢印）

- 一般的な変異であり（左肺により右肺に多い），斜裂は73％まで，水平裂は60〜90％でみられる。

【副葉間裂（副裂）】
- 成人の30〜50％にあり，胸部単純X線写真では5〜10％，CTでは16〜21％にみられる。
- 8〜18％は左上区を舌区から隔てる裂溝である（左水平裂）。
- 上副葉間裂：下葉上下葉区（S6）を肺底区と分ける。
- 下副葉間裂：下葉内側肺底区を残りから隔てる。左肺より右肺で多くみられる。

縦隔

縦隔は前後に胸骨と胸椎，上下は胸郭入口と横隔膜に囲まれた空間である。縦隔を記述するために，いくつかの区画に分ける。

- 縦隔上部（上縦隔）：胸郭入口から第4，第5胸椎間の高さまで，胸腺，大動脈弓，大血管，上大静脈と気管を含む。
- これより下方を以下のように分割する。
- 前縦隔：心嚢，上行大動脈および上大静脈の前方にある。
- 中縦隔：心臓，大血管，肺門および気管分岐部を含む。
- 後縦隔：心臓後部および脊椎傍間隙，下行大動脈，食道，奇静脈系および脊柱を含む。

【胸部単純X線写真（正面像，後前方向）】
- 右辺縁：上大静脈，右肺動脈および下大静脈。
- 左辺縁：左鎖骨下動脈，大動脈弓，肺動脈幹，左心耳および左心室（図6.5，図6.11）。

【CT】
- 縦隔内の構造はよく観察できる（図6.51〜図6.61）。

縦隔線（縦隔肺境界線）

【前接合線】
- 前方の肺接合部。

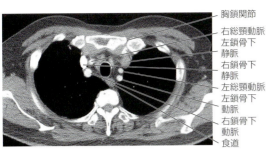

図 6.51　縦隔上部の CT

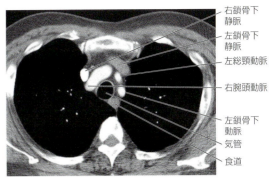

図 6.52　縦隔上部の CT

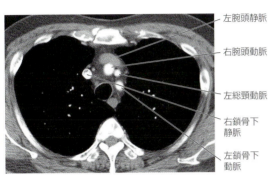

図 6.53　縦隔上部の CT

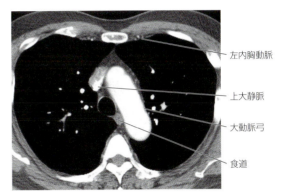

図 6.54　縦隔の CT（大動脈弓レベル）

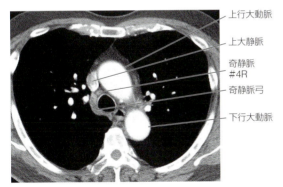

図 6.55　縦隔の CT（奇静脈弓レベル）

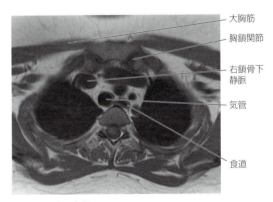

図 6.56　縦隔上部の MRI

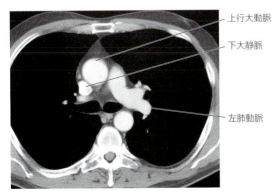

図 6.57　縦隔の CT（左肺動脈レベル）

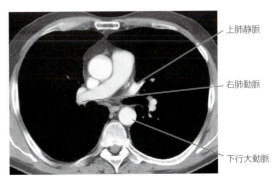

図 6.58　縦隔の CT（右肺動脈レベル）

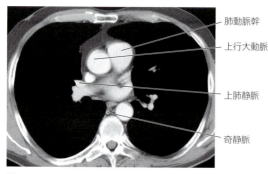

図6.59 縦隔のCT（肺動脈幹レベル）

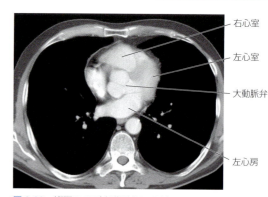

図6.60 縦隔のCT（大動脈弁レベル）

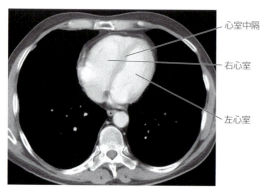

図6.61 縦隔のCT（心室中隔レベル）

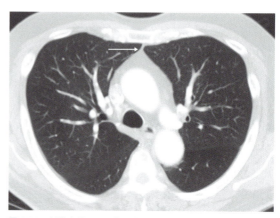

図6.62 前接合線のCT（矢印）

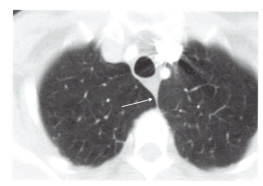

図6.63 後接合線のCT（矢印）

- 胸骨の後方にある。
- 4層の胸膜からなる。
- 胸骨柄の下部から左下方へ斜走する（図6.62）。

【後接合線】
- 後方の肺接合部で，食道の後方，脊椎の前方にある。
- 4層の胸膜からなる（図6.63）。

胸腺
- 胸腺は上縦隔の大血管と心膜に接している。
- 加齢による変化と脂肪置換がある。
- 多分葉状の形態はとらず，通常は矢頭状（62％）を示すが，2葉（32％）または単葉（6％）の場合がある。

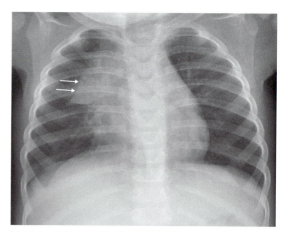

図6.64 胸部単純X線写真。胸腺（矢印）

【胸部単純X線写真】
- 小児の胸腺は上縦隔からヨットの帆のように突出する陰影として描出されることがあり，sail signと呼ばれる（図6.64）。成人では描出されない。

【CT】
- 小児では四角形で，年長になるにつれ三角形となる

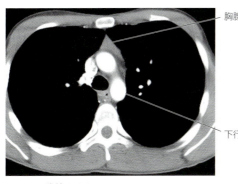

図 6.65 胸腺の CT

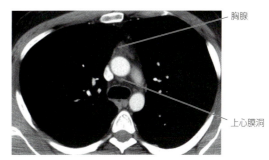

図 6.66 胸腺の CT

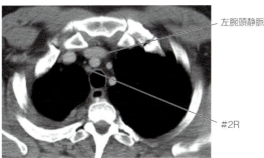

図 6.67 #2R 右上部気管傍リンパ節の CT

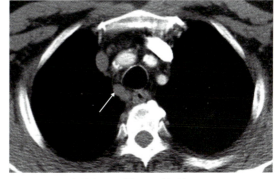

図 6.68 #3p 気管後リンパ節の CT(矢印)

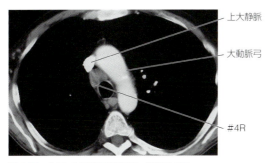

図 6.69 #4R 右下部気管傍リンパ節の CT

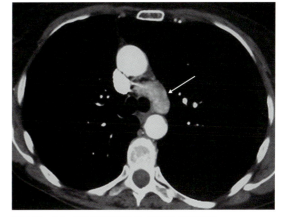

図 6.70 #4L 左下部気管傍リンパ節の CT(矢印)

(図 6.65)。胸腺の厚さの正常上限は，5 歳未満の小児で 1.4 cm，20 歳未満では 1.8 cm，20 歳以上では 1.3 cm になる。成人では退縮し，脂肪に置換される(図 6.66)。

リンパ節

リンパ節は CT で軟部組織の腫瘤として描出される。正常のリンパ節は短軸径 1 cm 未満で，円形というより卵形を示す傾向がある。通常使用されるリンパ節の命名法は AJCC/UICC で定められている。

- #1：鎖骨上窩リンパ節。胸骨柄上線より頭側のリンパ節。気管正中線を境界として左右を分ける。
- #2：上部気管傍リンパ節。大動脈弓上縁より上で，#1 リンパ節よりも尾側にあるリンパ節。左右は気管左側縁で分ける(図 6.67)。
- #3：#3a 血管前・#3p 気管後リンパ節(図 6.68)。
- #4：下部気管傍リンパ節。右側(#4R)は大動脈弓上縁から右中葉気管支の上面の間で，気管に隣接しているリンパ節。左側(#4L)は大動脈弓上縁と左主気管支の間で，動脈管索の内側にあるリンパ節(図 6.69，図 6.70)。
- #5：大動脈下リンパ節。動脈管索の外側，大動脈弓下縁から左肺動脈の間(図 6.71，図 6.72)。
- #6：大動脈傍リンパ節。大動脈弓，上行大動脈，腕頭動脈に対し前方および外側にあるリンパ節で，大動脈弓上縁の下にある(図 6.73)。

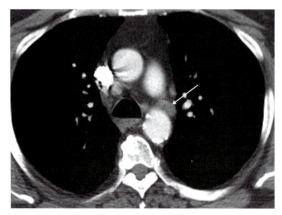

図 6.71　#5 大動脈下リンパ節の CT(矢印)

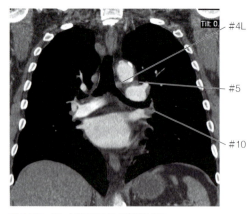

図 6.72　#5 大動脈下リンパ節の CT

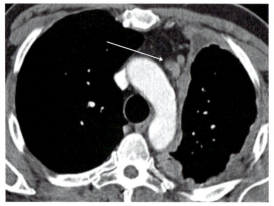

図 6.73　#6 大動脈傍リンパ節の CT(矢印)

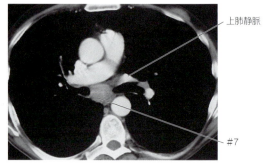

図 6.74　#7 気管分岐下リンパ節の CT

- #7：気管分岐下リンパ節(図 6.74)。
- #8：食道傍リンパ節。
- #9：肺靱帯リンパ節。下肺静脈の下面後壁に沿った肺靱帯内のリンパ節。
- #10：主気管支周囲リンパ節。肺門リンパ節のうち，主気管支の周辺および主肺動脈，肺静脈中枢側周囲に存在するリンパ節。

【Sheila Rankin】

7章 心臓と大血管

発生学

心臓と心膜

- 一次心臓形成領域から左右の平行した原始心内膜筒が生じる。原始心内膜筒は頭側から尾側に向かって正中で癒合し、拍動性のある1本の心内膜筒を形成する。
- 次いで心内膜筒に沿って溝が発達し、静脈洞、(原始)心房、(原始)心室と心球が区別できるようになる(図7.1)。
- 臍静脈および卵黄嚢静脈からの静脈血は静脈洞へ流入する。
- 動脈血は動脈幹を通して駆出される。
- 背側および腹側心内膜床が癒合し、房室口を左右に分け、右(三尖弁)と左(僧帽弁)の開口部となる。
- 完全に発達した心臓では、心房と大静脈は、心室および大動脈根部の後方にくる。

単一の腔である原始心房と心室が左右に分割される過程の詳細な説明は、本書の範囲を超えるので割愛する。

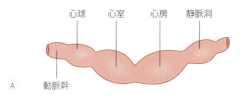
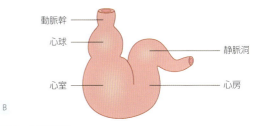

図7.1 心臓の発生

大動脈弓の発生(図7.2)

6対の鰓弓動脈が動脈幹から生じる。鰓弓動脈は長軸方向に配置された左右1対の背側大動脈に連なる。背側大動脈は遠位で癒合し、下行大動脈を形成する。

- 第1、第2、第5鰓弓動脈は退化消失する。
- 第3鰓弓動脈は、それぞれの側の内頸動脈の起始部になる。
- 右第4鰓弓動脈は、腕頭動脈と右鎖骨下動脈の起始部になる。
- 左第4鰓弓動脈は大動脈弓を形成し、下行大動脈に連なる手前で左鎖骨下動脈を放つ。
- 第6鰓弓動脈の近位部は肺動脈の一部として存続する。右第6鰓弓動脈の遠位部は退化消失する。左第6鰓弓動脈の遠位部は背側大動脈とのつながりを保持し、動脈管として存続する。

心臓壁の層構造(図7.3)

心臓壁は心内膜、心筋層、心外膜の3層からなる。

【心内膜】
- 最奥にある薄く平滑な層で、単層の内皮細胞が心腔と弁の内面を覆っている。

【心筋層】
- 心房から下方に、心室から上方に血液を駆出するために、ループ状に取り囲む線維とラセン状に走行する線維を含んでいる。

【心外膜】
- 心臓の外面を覆う漿膜であり、心膜臓側板との区別は不明瞭である(下記参照)。
- 冠動脈は心外膜直下を走行し、心筋層と心内膜に血液供給する穿通性血管を出す。したがって心臓の特定の区域への灌流が損なわれる場合、心内膜および心筋の心内膜下層は虚血の危険に最もさらされる層になる。

心膜

- 心膜は、心臓、主肺動脈、上行大動脈、上大静脈、下大静脈および肺静脈を包んでいる。心膜は外層の線維性心膜および内層の漿液性心膜の2層からなる。
- 線維性心膜は縦隔内で心臓を支持するのに役立つ。
- 漿膜性心膜は臓側板および壁側板からなる。
- 臓側板(心外膜)は心臓と大血管を覆い、反転して壁側板となる。壁側板は線維性心膜の内面を裏打ちす

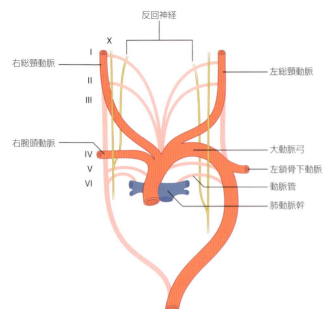

図7.2 大動脈弓の発生。鰓弓動脈から大動脈弓と大血管が形成される

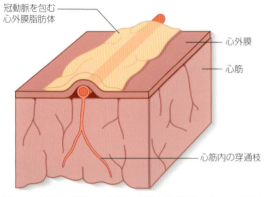

図7.3 心筋層の構造。心外膜を走行する動脈から細い血管が出て心筋層を穿通する

る。
- 心膜腔は漿膜性心膜の臓側板および壁側板の間の間隙で，通常15～50 mLの透明な液体を含む。

正常の心膜はCTとMRで薄い線状構造として描出される（図7.4）。

心膜陥凹

心膜の反転は，多くの心膜洞および心膜陥凹をつくる（図7.5）。液体を入れた心膜陥凹や心膜洞は，リンパ節腫大，腫瘍または嚢胞と間違えられることがある。

【心膜横洞】

心膜横洞は左心房の直上，大血管の後方にある。心膜横洞から連なる陥凹には以下のものがある。
- 上大動脈陥凹：前方，右方（側方）および後方の陥凹がある。前大動脈陥凹は上行大動脈と主肺動脈の間にある間隙で，三角形状を呈する。この部位の液体貯留が大動脈解離と類似した画像を示すことがある。側方陥凹は上行大動脈と上大静脈の間にある。後大動脈陥凹は上行大動脈の後方にあり，上心膜陥凹または上心膜腔と呼ばれる。この部位の液体はリンパ節と間違えられることがある。
- 下大動脈陥凹：上行大動脈の近位部と右心房の間に出る憩室である。
- 肺陥凹（外側陥凹）：左右の肺陥凹は，それぞれの肺動脈の下方にある。肺陥凹内の液体は，リンパ節と紛らわしい場合がある。

【心膜斜洞】

左心房（前方）と食道（後方）の間に位置する。右左の上肺静脈の間にある心嚢の反転によって心膜斜洞と心膜横洞は切り離されている。
- 後心膜陥凹：心膜斜洞の最も頭側の反転であり，遠位右肺動脈の後方，中間気管支幹に内側にある。この部位の液体貯留は，気管分岐下リンパ節腫大と紛らわしいことがある。

本来の心膜腔と連続する2つの陥凹は，以下のとおりである。

【肺静脈陥凹】

肺静脈陥凹は，上肺静脈および下肺静脈の間で心臓の外側面に沿ってみられる小さな陥凹である。左肺静脈陥凹の方が右肺静脈陥凹より高頻度にみられるが，右肺静脈陥凹の方が通常左肺静脈陥凹よりも深い。これらの陥凹にみられる液体は，肺門リンパ節と間違えられることがある。
- 下大静脈後陥凹：通常小さく，上大静脈の後方かつ

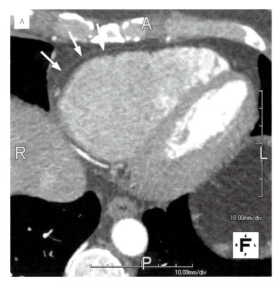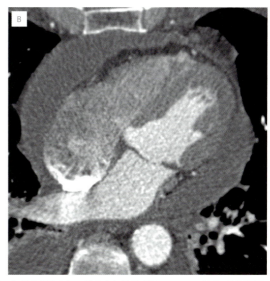

図7.4　A：健常者の心膜は脂肪に囲まれた薄い軟部組織の濃度を持った線条構造として描出される（矢印）。B：この症例では心膜腔に液体が貯留している

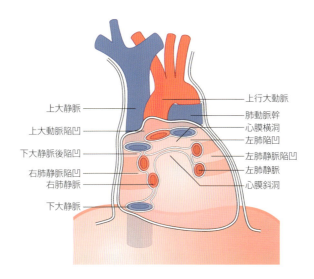

図7.5　心膜洞，心膜陥凹

右側にある。

心腔

右心房

- 上大静脈と下大静脈は，それぞれ後壁の上端および下端で右心房に流入する（図7.6）。
- 下大静脈弁（eustachian valve）は，下大静脈口にある痕跡的な半月状ヒダであり，胎生期において酸素化された血流を卵円孔に導く機能がある。
- 冠状静脈洞は後壁で下大静脈と三尖弁の間に開口している。開口部に半月状の冠状静脈洞弁（Thebesian valve）がある。
- 分界稜は上大静脈口と下大静脈口の間にある垂直の高まりで，粗い櫛状筋で構築された心房前壁と大静脈洞のある平滑な後壁との癒合線を示す。

右心室

- 右心室は，最も前方にある心腔である。右心室は比較的壁が薄く，左心室よりも複雑な形状をしている（図7.7）。
- 右心室には，前乳頭筋，後乳頭筋および中隔乳頭筋がある。前乳頭筋の腱索は三尖弁の前尖および後尖に付着する。後乳頭筋の腱索は後尖および中隔尖端に付着する。中隔乳頭筋の腱索は前尖および中隔尖に付着する。
- 中隔縁柱は，前乳頭筋の基部から心室中隔の下部まで右室を横断する筋性隆起である。

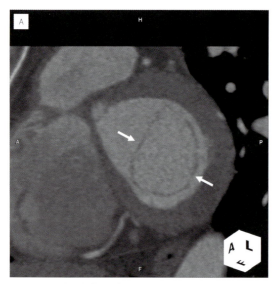
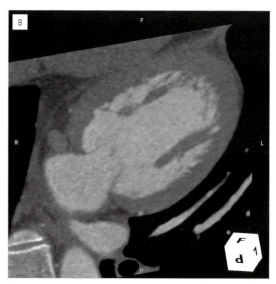

図 7.17　A：僧帽弁（矢印）（左心室短軸断面）。B：乳頭筋と僧帽弁の弁尖（水平長軸断面）

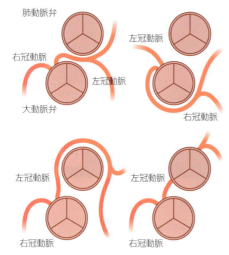

図 7.18　左冠動脈の走行異常

（D1）および第 2 対角枝（D2）。
- 心室中隔に分布する内側の中隔枝（SP）。
- 回旋枝は左房室間溝内を走行し，鈍縁枝（OM）を出す。
- 約 15％の症例で左冠動脈主幹が三分岐を示す。3 本目の分岐である中間枝（RI）は，左前下行枝の対角枝と類似した走行を示す（図 7.19）。

右冠動脈

- 右冠動脈（right coronary artery：RCA）は右大動脈洞から起始し，心臓十字（冠状溝と後室間溝の交叉）に向かって右房室間溝を走行する（図 7.20）。
- 約 50～60％の症例で，右冠動脈の最初の分枝は円錐枝（CB）である。30～35％の症例で円錐枝は直接大動脈から起始する。
- 洞結節枝（SN）は 58％の症例で右冠動脈，残りの 42％は左回旋枝から起始する。
    右冠動脈から生じる右室枝（RV）は，辺縁動脈である。
- 少なくとも 70％で，右冠動脈は心室中隔の下面に沿った後下行枝（4PD）と左心室の後外側壁に対する後側壁枝（4AV）で終わる。これは右冠動脈優位のタイプである（下記参照）（図 7.21）。

優位冠動脈

- 後下行枝と後側壁枝は，左心室の横隔膜面に血液供給する。
- 後下行枝と後側壁枝を出す冠動脈を「優位」と呼ぶ。右冠動脈優位は 70％，左冠動脈優位は 10％である（図 7.22）。左冠動脈優位のとき，後下行枝と後側壁枝は左回旋枝から分岐する。残りの症例では右冠動脈と左冠動脈に優劣はない（バランス型）。

冠状静脈

- 心臓の静脈系の解剖は多彩だが，最も恒常的な構造は冠状静脈洞である（図 7.23）。
- 冠状静脈洞は後房室間溝に沿って走行し，右心房に流入する。
- 冠状静脈洞の第 1 の分枝は中心臓静脈で，後室間溝を通る。
- 第 2 の分枝は，左心室後静脈と左辺縁静脈である。
- それから，冠状静脈洞は大心臓静脈になり，左回旋枝とともに左房室間溝を走行する。
- 前心臓静脈は，右心房に直接流入する。

7章 心臓と大血管　113

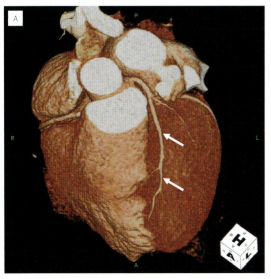
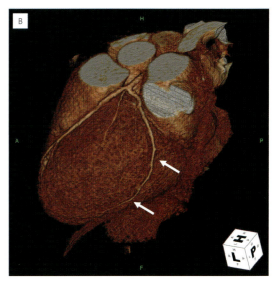

図7.19　冠動脈。A：冠動脈は心臓の表面を覆う位置にある。左前下行枝(矢印)は心室中隔の上面を走行する。B：鈍縁枝(矢印)は左心室の外側壁にある(心臓の方向を回転)

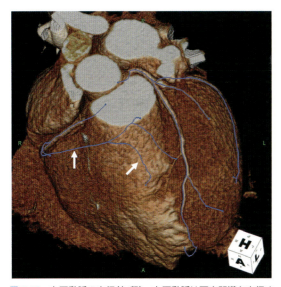
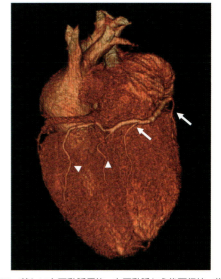

図7.20　右冠動脈の走行(矢印)。右冠動脈は房室間溝を走行する。後下行枝が確認でき，右冠動脈優位である

図7.21　著しい右冠動脈優位。右冠動脈から後下行枝，後側壁枝(矢頭)，鋭縁枝(矢印)が分岐(心臓を下から見上げた画像)

大血管(図7.24)

大動脈

胸郭内で大動脈を以下に分ける。

【大動脈基部】

- 大動脈基部は大動脈弁から直上の大動脈洞までの最初の数 cm になる。この部分は心膜に覆われている(図7.25)。

【上行大動脈】

- 上行大動脈は約 5 cm の距離を前方かつ右側へと上行し，大動脈弓となる(図7.25)。

【大動脈弓】

- 大動脈弓は右から左へと後方に向かって走行する。最初は気管および食道の前方にあるが，肺動脈幹と左主気管支を弓状に乗り越えて第4胸椎椎体の左側面に至る。
- 大動脈弓の下で肺動脈は二股に分れ，右肺動脈は大動脈弓の下を右方に通過する。左肺動脈は動脈管索によって大動脈弓と下行大動脈の接合部に付着する。
- 65％において，大動脈弓から分岐する主要な血管は，以下のとおりである。
  - 腕頭動脈(引き続き右総頸動脈と右鎖骨下動脈に分岐する)(図7.26)。

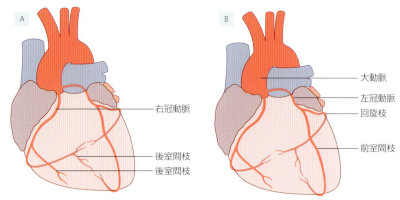

図7.22 優位冠動脈の変異。A：右冠動脈優位（85%）。B：左冠動脈優位（15%以下）

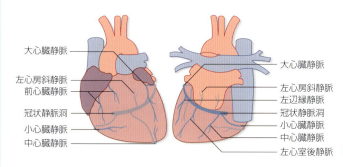

図7.23 冠状静脈の走行。心臓の前面・後面

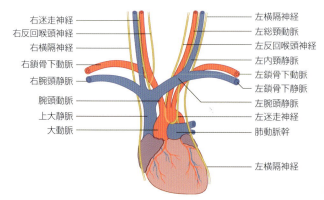

図7.24 上縦隔の大血管の相互関係

- 左総頸動脈。
- 左鎖骨下動脈。
- 主要な血管の起始の変異は一般的にみられる（図7.27）。

【下行大動脈】
- 第12胸椎の高さにある横隔膜の大動脈裂孔に向かって後縦隔を下行する。

気管支動脈

- 気管支動脈（bronchial artery）は，起始，分岐形態および走行に関して変異が多い。気管支動脈は，最も一般的には第5，第6胸椎の間の高さで直接胸部下行大動脈から分岐する。典型的な気管支動脈分岐形態は，以下の4通りになる。
  - 左側2本，右側肋間気管支幹（intercostobronchial trunk：ICBT）1本（41%）。
  - 左側1本，右側ICBT 1本（21%）。
  - 左側2本，右側2本（そのうち1本はICBT）（21%）。
  - 左側1本，右側2本（そのうち1本はICBT）（10%）（図7.28）。
- ICBTは，血管造影上最も一貫して認められる血管である（症例の80%）。ICBTは，通常胸部大動脈の右後外側壁から分岐する。正常の左右気管支動脈は，大動脈の前外側壁から起始する。
- 左右気管支動脈が共通幹として大動脈から分岐するのは，血管造影上まれではない。

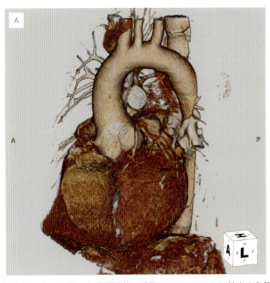 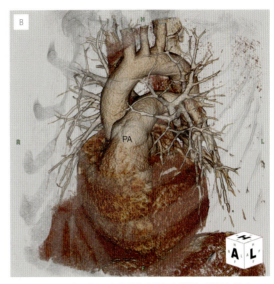

図7.25 A：正常の大動脈基部の造影CT。B：Aより前方の心臓構造を含めた再構成画像。肺動脈流出路と大動脈の関係を示す

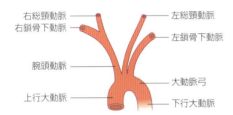

図7.26 大動脈弓の最も一般的な分岐形態

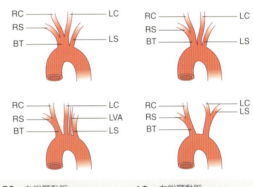

RC	右総頸動脈	LC	左総頸動脈
RS	右鎖骨下動脈	LVA	左椎骨動脈
BT	腕頭動脈	LS	左鎖骨下動脈

図7.27 大動脈弓の変異

大静脈

- 左右の腕頭静脈は，大動脈弓の前方に位置する。
- 右腕頭静脈は垂直方向に走行し，前方かつ気管の右側に位置する（図7.29）。
- 左腕頭静脈は，より水平方向に走行する（図7.30）。
- 上大静脈は，2つの腕頭静脈の合流によって形成される。上大静脈は大動脈弓の右側にあり，右心房へ流入する（図7.29）。
- 上大静脈で最も頻度の高い解剖学的変異は重複上大静脈である。重複上大静脈は偶発的に発見されるか，先天奇形（心房中隔欠損，Fallot四徴症，大動脈狭窄症など）に関連して認められる。左上大静脈遺残は，胎生期初期に存在する左前主静脈の退縮不全を示す。90％の症例で，左上大静脈遺残は冠状静脈洞を経由して右心房に続く（図7.31）。10％では左上大静脈が左心房につながり，右左シャントとなる。左上大静脈は左肺静脈と左心耳の間の角に位置しており，CTでリンパ節腫大と間違われることがある。
- 単独の左上大静脈は非常にまれな変異であり，部分肺静脈還流異常と間違えられる可能性がある。
- 奇静脈は右横隔膜脚の後方を通過して奇静脈食道陥凹を頭側へ進み，右主気管支の上方をアーチを描いて前方に向かい，上大静脈の後面と接合する。
- 半奇静脈は通常第8胸椎の高さで奇静脈と連絡する。しかし，半奇静脈系はその走行と流出経路に変異が多く，直接上大静脈または左腕頭静脈に流出する場合がある（図7.32）。

肺動脈

- 肺動脈幹は右心室流出路の連続であり，肺動脈弁によって右心室と区切られている。肺動脈幹は右肺動脈と左肺動脈に二分岐する（図7.33）。
- 左肺動脈は直接肺動脈幹が後方へ連続したものである。前下方から後上方へ左主気管支の上を越えて走行したのち，上葉・下葉幹に分岐する。
- 右肺動脈は肺動脈幹と左肺動脈に対してほぼ垂直方

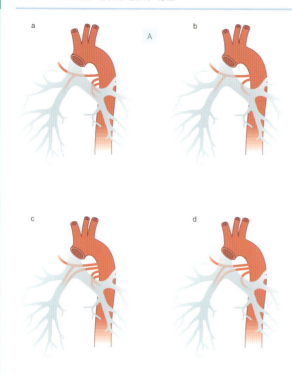

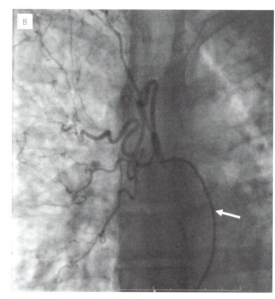

図7.28 気管支動脈造影。A：気管支動脈の起始で一般的に遭遇する変異。B：独立した右気管支動脈幹にカテーテル（矢印）を挿入している。造影剤が注入され，右肺の気管支動脈の循環を示す

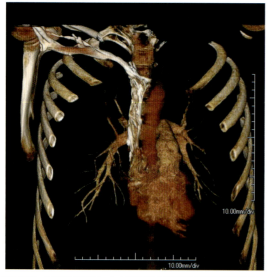

図7.29 右鎖骨下静脈，上大静脈（右肘静脈から造影剤を注入）

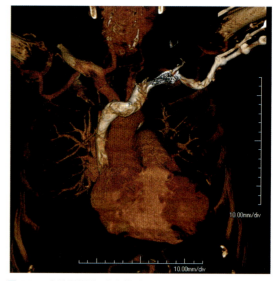

図7.30 左腕頭静脈。上大静脈と流入する前に横方向に長い走行を示す（左から造影剤を注入）

向に分岐する。右肺動脈は大動脈弓の下を左から右へとほぼ水平方向に縦隔を横断したのち，上葉枝と下葉枝に分岐する。上葉枝よりも下葉枝の方が大きい。

- 左肺動脈の起始異常により pulmonary sling を形成し，幼少期または成人になって呼吸器症状が出る可能性がある。無症候性成人で偶発的に発見される症例もある。通常，pulmonary sling では左肺動脈は右肺動脈から起始し，気管の外側を通る。次いで左側に急に曲がって気管と食道の間を通過したのち，左肺門に至る。

肺静脈

- 典型的には4本の肺静脈が左心房へ流入する（図7.8）。通常，上肺静脈は，右肺は上葉および中葉，左肺は上区および舌区の流出経路である。下肺静脈は，左右それぞれの下葉の静脈流出経路である。
- 左肺静脈では，上肺静脈と下肺静脈の合流により総

7章　心臓と大血管　117

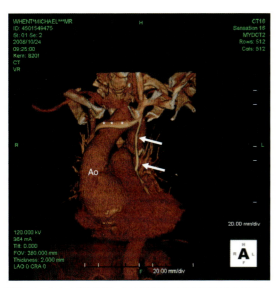

図7.31　左上大静脈遺残。左上肺静脈(矢印)は下方に向かい,冠状静脈洞へ流出している。左腕頭静脈(*)は,大動脈の前方を横切っている

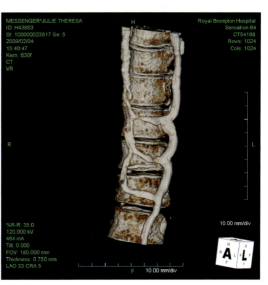

図7.32　半奇静脈と奇静脈の合流。腰椎レベルで椎体前を通過する交通静脈による連絡がある

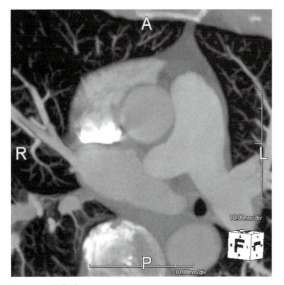

図7.33　肺動脈

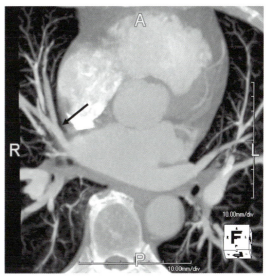

図7.34　右中葉肺静脈の変異。中葉肺静脈が独立した血管として左心房に流入している(矢印)

肺静脈幹が形成されることは,比較的一般的である。右肺静脈で総肺静脈幹をみることは,比較的まれである。

・右中葉肺静脈の流出経路は以下のような変異がある(図7.34)。

―直接左心房に流入する。
―近位の右上肺静脈とともに共通心門(common ostium)に入る。
―右下肺静脈と合流する。

【Simon Padley, Narayan Karunanithy】

8章 乳腺

概要

　乳腺は主に脂肪と乳腺実質で構成されているが，乳腺実質は女性ホルモンの影響により生涯を通じて変化する。乳腺はほぼ第2～第6肋骨の上に横たわっており，胸壁筋膜に完全に包まれている。内部にあるCooper靱帯（乳房堤靱帯）は，後方の胸筋筋膜から前方の皮膚に向かって走行する隔壁構造で，乳腺を15～20の乳腺葉に分けて支えている（図8.1）。内胸動脈および外側胸動脈が主な血液供給を担うが，前肋間動脈および胸肩峰動脈からも供給を受けている。静脈系は通常動脈に伴走しているが，奇静脈系を介するいくつかの経路がある。原発性乳癌の最も一般的な転移様式がリンパ行性であることより，リンパ液の流出路の解剖は特に重要である。大部分のリンパ液は腋窩に向かって流出するが，腋窩リンパ節は小胸筋との位置関係から外科的に3群に分けられている（図8.2）。レベルⅠは小胸筋外縁より外側のリンパ節，レベルⅡは小胸筋背側および胸筋間（Rotter）のリンパ節，レベルⅢは小胸筋内縁より内側のリンパ節になる。乳腺の内側部は内胸リンパ節に流出する。

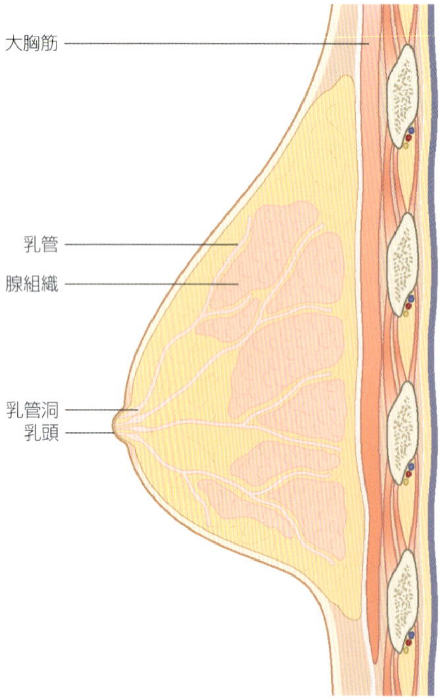

発生学／病変に類似する構造

　乳腺は両側の腋窩から鼠径に至る1本の隆起（乳腺堤または乳条）から発達する。いわゆるミルクラインにあたる。乳腺堤から15～20の乳腺芽が形成され，次々に乳管と乳腺葉がつくられる。乳腺葉は複数の乳腺小葉からなり，小葉間は線維性間質および脂肪組織によって埋められている。それぞれの乳腺小葉は，複数の腺房（腺終末）からなる。腺房は乳汁分泌する盲端の蕾とその導管から構成されている。乳腺内で最小の解剖学的単位は終末乳管小葉単位（terminal duct lobu-

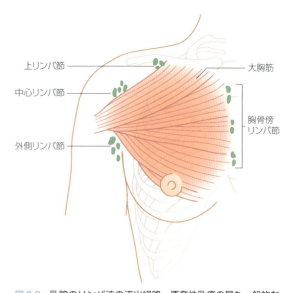

図8.1　標準撮影体位（MLO）でみられる解剖学的構造。乳腺は主として脂肪組織と腺組織で構成され，胸壁筋膜に完全に包まれている。Cooper靱帯（乳腺提靱帯）と呼ばれる隔壁構造があり，後方の胸筋筋膜から前方の皮膚に向かって走行し，乳腺組織を支えている

図8.2　乳腺のリンパ液の流出経路。原発性乳癌の最も一般的な転移経路はリンパ行性であり，リンパ液の流出経路は臨床的に特に重要である。リンパ液の大部分は腋窩に向かうが，外科的には小胸筋との位置関係から腋窩リンパ節を3群に分ける。レベルⅠは小胸筋外縁より外側のリンパ節，レベルⅡは小胸筋背側および胸筋間（Rotter）のリンパ節，レベルⅢは小胸筋内縁より内側のリンパ節になる。乳腺内側部からは内胸リンパ節にも流出する

lar unit：TDLU）と称される。大多数の悪性病変はTDLUから発生する（図8.3）。

　乳腺堤の退行が不完全だと副乳頭ができる（図8.4）。通常は，正常の乳頭のすぐ下方にあるが，副乳頭よりも副乳（多乳房）がより一般的である（図8.5）。無乳房には，乳頭以外が欠損するamaziaとすべての組織が欠損するamastiaがあるが，きわめてまれである。胸壁の発育不全がある場合，乳腺の低形成が起こることがある（Poland症候群）（図8.6）。発達した肋胸骨筋がある場合，正常な胸壁と病変を区別するのが困難かもしれない（図8.7）。陥没乳頭には先天性と後天性（乳癌や乳腺炎などによる）があるが，多くは先天性である（図8.8）。

　乳腺内の石灰化はきわめて一般的にみられる。動脈壁の石灰化は明らかな良性石灰化とみなすことができる（図8.8）。形質細胞乳腺炎のような他の良性病変がしばしば派手な石灰化の原因となるので，悪性病変に伴う石灰化と混同してはならない（図8.9）。皮膚病変（例：皮脂嚢腫と母斑）も明瞭に描出され，乳腺の病変

と類似する所見を呈することがある（図8.10）。多くの人工物を病変と間違えたり，人工物が病変を隠すことがある。微細石灰化と類似した消臭剤の細粉，毛髪，

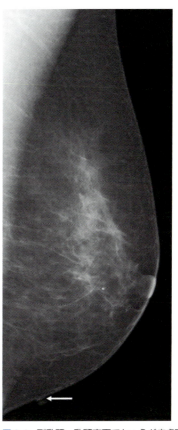

図8.4　副乳頭。乳頭直下でちょうど皮膚面に隆起する陰影を示す。ミルクライン上にあたる

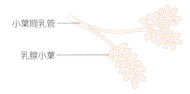

図8.3　終末乳管小葉単位（TDLU）。乳腺内で最小の解剖学的単位であり，大多数の悪性病変はTDLUに発生する。乳腺葉は複数の乳腺小葉からなり，小葉間は線維および脂肪組織によって埋められている。それぞれの乳腺小葉は複数の腺房（腺終末）と導管からなる。腺房は乳汁分泌する盲端の蕾とその導管から構成されている

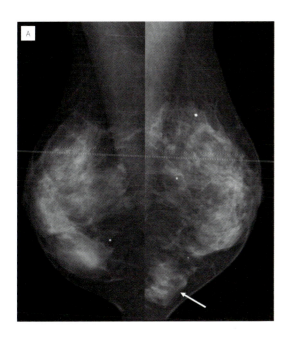

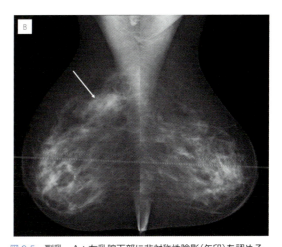

図8.5　副乳。A：左乳腺下部に非対称性陰影（矢印）を認める。主たる乳腺実質と等しい外観を示し，副乳の領域にあたる。通常，副乳はこの部位よりも上方にみられる。B：右乳腺上部に非対称陰影（矢印）を認める。主たる乳腺実質に等しい外観を示し，副乳の領域を示す。正常変異である

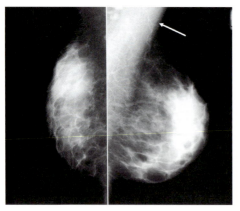

図 8.6　右大胸筋の欠損（Poland 症候群）。矢印は正常の左大胸筋を示す。右大胸筋の欠損は先天的な正常変異と考えられる（提供：Dr. Louise Wilkinson）

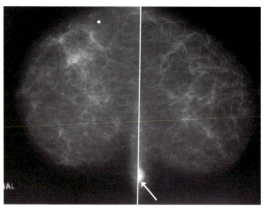

図 8.7　偽病変。CC で左乳腺下方の胸壁面に陰影（矢印）を認める。胸壁の筋肉（肋骨胸骨筋）をみているが，病変と区別することが困難な場合がある

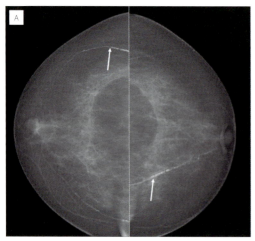

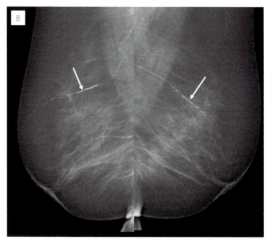

図 8.8　陥没乳頭。A：CC で乳頭が正接像として描出されず，乳輪下にみられる。病変と混同してはならない。B：MLO では両側乳頭をわずかに牽引しているが，乳輪下に異常はみられない。いずれの画像にも明瞭な血管の石灰化（矢印）を認める

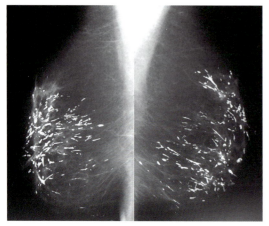

図 8.9　良性石灰化。両側乳腺に広範囲にわたる石灰化を認める。石灰化の起こっている部位は乳管である。非常に粗く広範に分布する石灰化で，良性所見である。しばしば加齢に伴って出現する（提供：Dr. Louise Wilkinson）

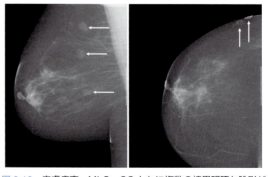

図 8.10　皮膚病変。MLO，CC ともに複数の境界明瞭な陰影が描出されている。側面像で皮膚面にあることが明瞭に示されている。これらは母斑であり，乳腺腫瘤と誤ってはならない

外科クリップ，ペースメーカーなどがある（図8.11〜図8.14）。

マンモグラフィ（乳房X線撮影）

乳腺の内部構造を描出するには軟部組織間のコントラストをつける必要があり，低エネルギーのX線（軟X線）を利用する。

マンモグラフィでは乳房の圧迫が必須である。撮影体位には，内外斜位方向（MLO）と頭尾方向（CC）の2つの標準撮影法がある。

MLOでは乳腺後方に大胸筋が描出され，乳頭が正接像として描出されなければならない。乳腺上部および乳腺下部組織がみえなければならない。限局性皮膚肥厚は病変を示唆することがあるため，皮膚厚は均一でなければならない。乳管は通常はマンモグラフィで描出されないが，拡張し石灰化を伴い，脂肪に取り囲まれている場合には特定できる（図8.9）。

血管は乳腺内を波打って走行する線状構造として認められるが，Cooper靭帯は血管よりも線状かつ鮮明にみえる。乳房内リンパ節は通常，axillary tail にあり，小さく卵形または円形で，脂肪を含むリンパ門を持つ（図8.15）。

乳腺密度は多様であり，しばしば女性の年齢に関連する。若年女性は密度の高い乳腺組織を持つため，解剖学的詳細を識別するのが困難であるが，加齢に伴い，線維腺組織が放射線透過性の高い脂肪組織に置換されるため，病変とのコントラストが明瞭につくようになる（図8.16〜図8.18）。高年齢になっても引き続き高密度の線維腺組織を持つ女性は，乳癌のリスクが高まる。マンモグラフィは女性化乳房と乳癌を鑑別するために，男性でも撮影されることがある。女性化乳房では，乳輪下で正常の脂肪織内に未発達の乳管または腺構造を認める（図8.19）。

超音波

超音波は，通常，若年女性における第1選択またはマンモグラフィに続く第2選択の検査になる。高周波数プローブ（少なくとも12 MHz，最近は15 MHz，18 MHzとさらに高くなる傾向がある）を用いることで，異なる解剖学的層構造（皮膚，皮下組織，小葉間脂肪織，線維腺組織，胸壁）を詳細に描出することができる（図8.20，図8.21）。小葉内の脂肪組織は低エコーを示し，乳管は乳頭から放射状に広がる管状構造として描出される。線維腺組織は通常高エコーを示すが，高密度の領域では音響陰影を生じることがある。大胸筋より深部では肋骨による音響陰影がみられ，胸膜は反

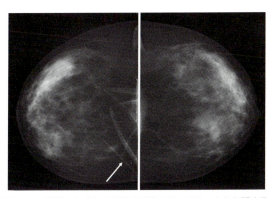

図8.11　毛髪。右CCで複数の線状のアーチファクトを認める（矢印）。乳腺領域の上に重なった毛髪をみており，病変と混同してはならない

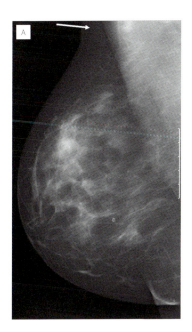

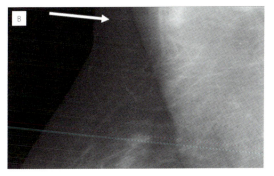

図8.12　消臭剤による細粉。A：右腋窩尾部に大胸筋に重なって散在する微細点状陰影を認める。B：拡大像。消臭剤による細粉であり，微細石灰化と混同してはならない。疑わしい場合は腋窩を綺麗に拭き取り，マンモグラフィを再撮する

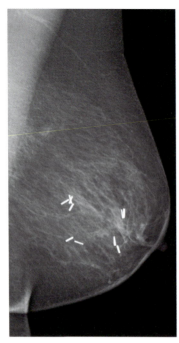

図 8.13 金属片。乳房内に複数の金属片を認める。乳癌切除後の外科クリップであり，術後放射線治療の照射野の目印となる。これらの外科クリップは永続的に置かれたままになるので，乳癌術後の既往のある患者のマンモグラフィで認める機会が増えている

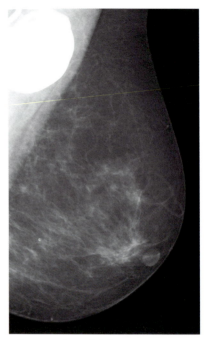

図 8.14 ペースメーカー。大胸筋に重なってペースメーカーが写っている。乳腺領域にも重なることがある。通常，MRI は禁忌である

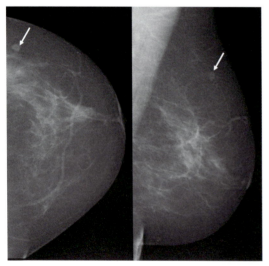

図 8.15 乳房内リンパ節。左 MLO と CC で外上方領域に陰影（矢印）を認める。形状は分葉状，中心に低濃度域を含んでいる。典型的な乳房内リンパ節であり，病変と混同してはならない

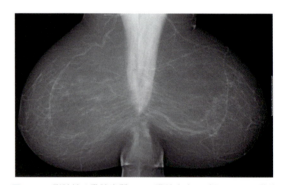

図 8.16 脂肪性の乳腺実質。この乳腺密度のパターンでは乳腺実質が退縮しており，全体が脂肪濃度を示している。病変と正常乳腺組織を区別するのは容易であり，マンモグラフィの感度は優れている

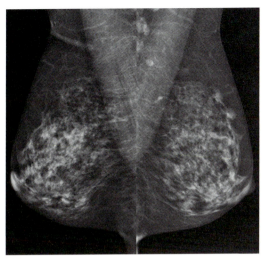

図8.17 不均一高濃度の乳腺実質。この乳腺密度のパターンでは病変と正常な乳腺組織を区別することが困難になるため、マンモグラフィの感度は低下する

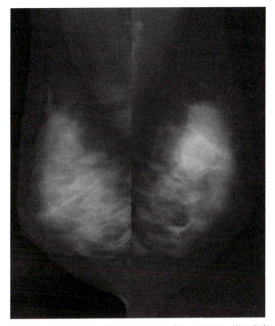

図8.18 高濃度乳腺。この乳腺密度のパターンでは一様に密度の高い乳腺実質を示している。病変と正常乳腺組織を区別することが非常に難しくなり、マンモグラフィの感度はかなり低くなる

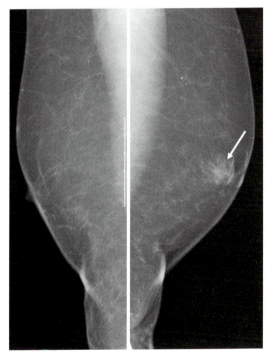

図8.19 高齢の男性のMLO。左側に少量の痕跡的な乳腺組織（矢印）が存在するが、悪性病変を示唆する所見はない

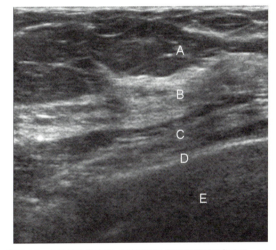

図8.20 左乳腺の超音波。乳腺実質と脂肪組織が混在する。A：皮下脂肪、B：乳腺実質、C：大胸筋、D：胸膜、E：肺

射の強い線として描出される。リンパ節は通常卵形を示し、中心部にリンパ門の脂肪組織を反映した高エコー域を認める。

MRI

MRIは発展途上の技術であるが、乳腺の第2または第3選択の検査法として多くの役割を担い、ますます重要視される傾向にある。

MRIは患者をうつ伏せの体位とし、乳房専用の受信コイルに乳房を下垂して撮像する。乳腺と同様に、腋窩、胸壁、場合によっては縦隔と脊椎を含め、一連の撮像で行われる。検査目的が豊胸術のインプラント破裂の評価でない限り、造影剤（ガドリニウム）の静脈内投与を必要とする。背景の正常乳腺の濃染が最小とな

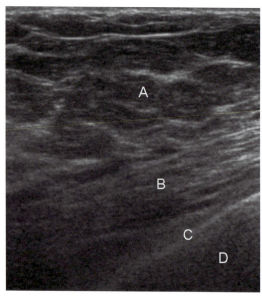

図 8.21　退縮した左乳腺の超音波。A：皮下脂肪，B：大胸筋，C：胸膜，D：肺

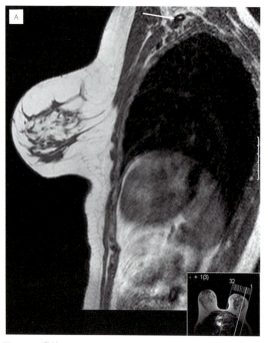
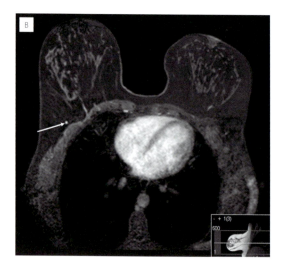

図 8.22　乳腺の MRI。A：矢状断像（非造影）で，中等度に退縮した乳腺実質を示す。マンモグラフィや超音波よりも乳腺外の広い範囲が観察可能であり，胸郭全体の断面像も一定の範囲で含めることができる。上部腋窩領域もしばしば観察可能であり，腋窩の脈管を確認できる（矢印）。B：ダイナミックスタディ（脂肪抑制像）では，それぞれの組織に特徴的な造影パターンがあるため，病変と正常乳腺組織の区別が可能となる。造影されている小結節は良性のリンパ節を示す（矢印）

るように，理想的には月経周期の初期に検査を行う。MRI は多方向の断面を表示できることと病変部の造影効果が強いことから，背景乳腺密度の高い領域でも正常の乳腺実質と病変部を区別することができる（図 8.22）。

【Steven D. Allen】

9章 前腹壁と腹膜

単純 X 線写真

前腹壁
単純 X 線写真（図 9.1）は前腹壁を評価する目的には用いない。

腹膜
単純 X 線写真（図 9.1）は CT/MRI などの断層撮影技術に置き換えられている。ヘルニオグラフィのように腹腔内に造影剤を注入しなければ腹膜腔を確認することはできない（図 9.2）。

断層解剖

断層画像は前腹壁と腹膜を評価する際に最適な方法である。

前腹壁
超音波
超音波は前腹壁の限局性腫瘤を評価するのに有用であるが，CT/MRI と同等の解剖学的情報を示すものではない。
CT／MRI
CT と MRI は横断像として前腹壁の詳細な解剖学的構造を示すことができる。

MRI は軟部組織のコントラスト分解能に優れているが，呼吸によるアーチファクトのため画像が劣化する。

腹膜
超音波
超音波は，腹腔内液貯留を検出するために広く利用されているが，消化管ガスの存在と被検者の体型により描出に限界がある。
CT／MRI
造影 CT（経口造影剤投与の有無にかかわらず）は，腹膜腔，腹膜反転およびその内部の構造を評価するうえで第一選択となる。MRI は腹膜腔と腹膜反転を良好に描出することができるが，腸蠕動と呼吸による画像の劣化がある。

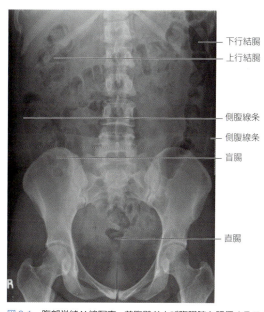

図 9.1　腹部単純 X 線写真。前腹壁および腹膜腔を評価することはできない

前腹壁の解剖

前腹壁は，剣状突起と第 7～第 12 肋軟骨から骨盤骨の前面まで及ぶ。皮膚，浅筋膜，皮下脂肪，筋肉，横筋筋膜，腹膜外脂肪，腹膜というように複数の層構造で構成されている。

浅筋膜
前腹壁の上方および中心部では単層となる脂肪組織が下方では 2 層に分かれ，その間を動脈・静脈，神経およびリンパ管が走行する。
【浅層（Camper 筋膜）】
- 厚い疎性結合組織で，様々な量の脂肪を含む。
- 鼠径靱帯の上を通る。
- 大腿の浅筋膜と連続する。

【深層（Scarpa 筋膜）】
- 弾性線維を含む膜様層。
- 外側で外腹斜筋の腱膜，内側で白線と恥骨結合に連続する。

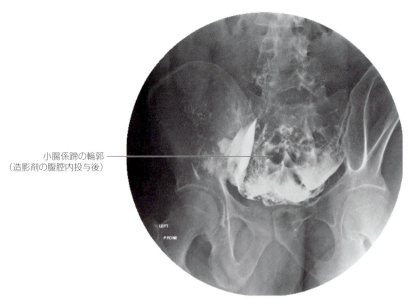

図9.2 ヘルニオグラフィ。造影剤が腹膜腔に注入され，骨盤部の小腸係蹄の輪郭を確認できる。本症例ではヘルニアを認めない。現在ではヘルニアの診断には行わない検査法

- 躯幹の上方で浅層と連続する。
- 下外側で鼠径靭帯の上を通過し，下層の大腿筋膜（Lata筋膜）と癒合する。
- 下内側で浅会陰筋膜（Colles筋膜）を形成し，男性では陰茎と陰嚢，女性では大陰唇へと連続する。

筋肉

腹直筋（図9.3〜図9.6，図9.8）
- 1対の傍正中にある帯状の筋肉で，下方にある2つの腱が起始になる。
  - 外側の腱（より大きい）の起始は恥骨稜で，恥骨結節を越えて恥骨櫛に広がる。
  - 内側の腱は対側の腱と交錯する。
  - 恥骨結合の前面を覆っている靭帯線維と連続する。
- 腹直筋の上部は第5〜第7肋軟骨に広がり，時に肋剣靭帯および剣状突起に停止する。
- 筋線維は腱画と呼ばれる3つの線維帯で中断される。
  - 臍の高さ。
  - 剣状突起の自由端。
  - 上記の中間点。
- 腹直筋鞘（後述）によって包まれている。

外腹斜筋（図9.3〜図9.9，図9.16）
- 3つの前外側腹壁筋のうち，最大かつ最も浅層にある。
- 起始は第5〜第12肋骨の外面および下縁である。前鋸筋と広背筋の起始と組み合わさる。
- 後方の筋線維は垂直に走行し，腸骨稜の前半分に停止する。
- 中間の筋線維は下内側へ向かい筋肉腱膜で終わる。腱膜は内側で腹直筋鞘を構成し，白線は下方で恥骨結合に結合する。
- 鼠径靭帯。
  - 外腹斜筋腱膜の厚い自由縁で，上前腸骨棘と恥骨結節の間にかかる（成人で長さ12〜14 cm）。
  - 大腿を覆うLata筋膜と連続する。
  - 鼠径靭帯の裂孔靭帯（内側部）は，大腿輪の内側縁を形成する。
  - 浅鼠径輪（外鼠径輪）は外腹斜筋腱膜の裂孔であり，恥骨稜の上外側にある。
  - 精索（男性），子宮円索（女性），腸骨鼠径神経の経路になる。

内腹斜筋（図9.3〜図9.9，図9.16）
- 外腹斜筋より深層にある。
- 起始。
  - 鼠径靭帯の外側2/3。
  - 腸骨稜の前方2/3。
  - 胸腰筋膜。
- 後方の筋線維は上方に向かい，第10〜第12肋骨下縁の外側で肋間筋と連続する。
- 残りの筋線維は放射状に広がり，上方は第7〜第9肋軟骨に付着する腱膜に終わる。下方は腹直筋の前面を通過し，内側方で白線の形成にかかわる。
- 内腹斜筋腱膜。
  - 筋膜の上部2/3は腹直筋鞘の前葉および後葉の一部を形成する。
  - 臍の下方では腱膜は直筋の前方を通過する。

腹横筋（図9.3〜図9.9，図9.16）
- 前外側腹壁の最も深層の筋肉。

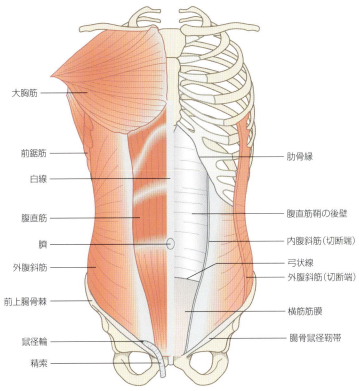

図9.3 前腹壁（冠状面方向）。深層の構造を示す。図の右半では外腹斜筋を切り取り，内腹斜筋が現れている。腹直筋が取り除かれ，腹直筋鞘後壁がみえる

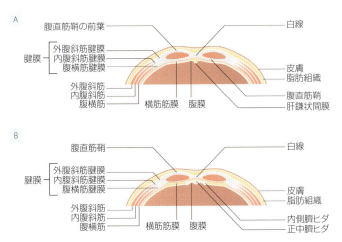

図9.4 腹直筋鞘（横断像）。A：臍より上方で内腹斜筋腱膜は2層に分かれ，腹直筋鞘の前葉・後葉を形成する。この高さでは外腹斜筋腱膜は腹直筋鞘の前葉，横筋筋膜は後葉に関与する。B：臍の下方では3つの前外側腹壁筋の腱膜が腹直筋の前方を通過する。腹直筋の後面は横筋腱膜のみによって覆われる

- 起始。
  - 鼠径靱帯の外側 1/3。
  - 腸骨稜の内側 2/3。
  - 胸腰筋膜（腸骨稜と第12肋骨の間）。
  - 第6～第12肋軟骨の内側面（横隔膜の停止と組み合わさる）。

- 腱膜。
  - 下方の筋線維は内腹斜筋腱膜とともに下内側に向かい，恥骨櫛に停止する（結合腱）。
  - 残りの筋線維は内側に向かい，白線の形成に関与する。
  - 臍の上方では腹直筋の後方，臍の下方では腹直筋

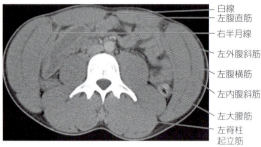

図9.5　臍より上方の前外側腹壁筋系のCT（横断像）

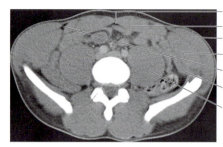

図9.6　臍より下方の前外側腹壁筋系のCT（横断像）

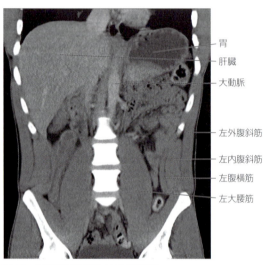

図9.7　外側腹壁筋系のCT（冠状断像）

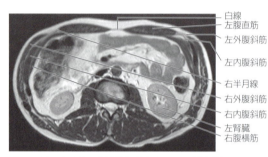

図9.8　臍より上方の前外側腹壁筋系のMRI（横断像）

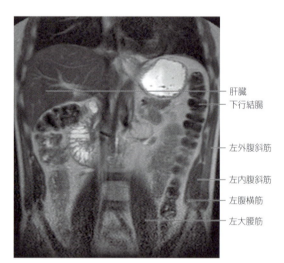

図9.9　外側腹壁筋系のMRI（冠状断像）

の前方を通過する。

腹直筋鞘（図9.4）
- 臍（弓状線）より上方。
  - 前葉：外腹斜筋腱膜と内腹斜筋腱膜の浅葉。
  - 後葉：腹横筋腱膜と内腹斜筋腱膜の深葉。
- 臍（弓状線）より下方。
  - 3つの前外側腹壁筋の腱膜すべてが腹直筋の前方を覆う。
  - 腹直筋後方は横筋筋膜のみによって覆われる。
- 白線（図9.3～図9.6，図9.8）。
  - 内側方で腹直筋鞘を結合する。
  - 前外側腹壁筋の腱膜線維から形成される腹直筋鞘の間の複雑な腱性の縫線。
  - 剣状突起から恥骨結合（浅層線維）と恥骨稜（深層線維）に広がる。
- 半月線（図9.3～図9.6，図9.8）。
  - 外側方で腹直筋鞘を結合する。
  - 前外側腹壁筋の腱膜の癒合によって形成される。
  - 第9肋軟骨の先端から恥骨結節に至る。
- 上腹壁動脈，下腹壁動脈，関係するリンパ管と胸腹神経の末端は，腹直筋鞘内を走行する。
- 下腹壁動脈は，深鼠径輪（内鼠径輪）の内側縁の境界を定める。

横筋筋膜（図9.4）
- 腹横筋と腹膜外脂肪の間に存在する薄い筋膜。
- 上方は横隔膜筋膜で，下方は腸骨稜および骨盤筋膜と連続する。
- 後方は胸腰筋膜と癒合する。
- 深鼠径輪で精索（男性）と子宮円索（女性）が貫通する。

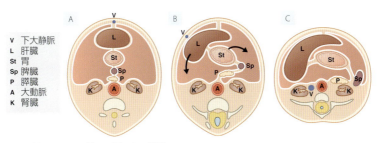

図9.10 腹膜腔の発生。A：第5週。B：第10週。C：満期

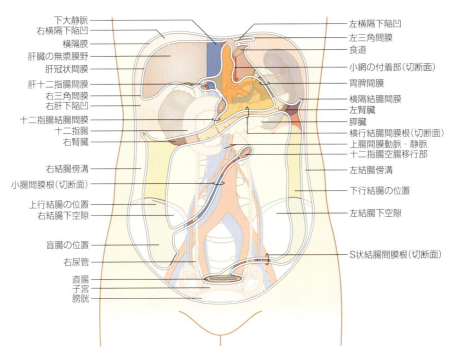

図9.11 後腹壁の腹膜付着部（冠状面方向）。後腹膜腔の位置を示す

腹膜外結合組織

腹膜と腹筋筋膜の内側表面の間に存在する。

腹膜の解剖

- 胎生初期に腹腔は2つの主要な区画（後腹膜腔と腹膜腔）に分かれる（図9.10）。
- 腹膜は漿膜で，単層扁平上皮である中皮で裏打ちされている。壁側腹膜（腹壁および骨盤壁の内側を覆う）と臓側腹膜（大部分の腹部臓器の外面を覆う）に分けられる。
- 腹膜腔は壁側腹膜と臓側腹膜の間にある潜在的間隙で，複数の交通する腔で構成されている。
- 大囊は腹膜腔の中心的な空隙であり，網囊孔（Winslow孔）を経て，小囊（網囊）と交通する（図9.11）。
- 腹膜ヒダ，腸間膜および網は壁側腹膜の反転によって形成される。

腹膜腔

腹膜腔は横行結腸間膜によって大きく2分割される。横行結腸間膜根は十二指腸球部の下方および膵頭部を通過し，膵体尾部の下端に沿って広がる（図9.11）。

結腸上区画

結腸上区画を左右に分けるが，さらに交通のある亜区域に分割される。

右結腸上区画

【3つの陥凹】

- 右横隔下陥凹（図9.11, 図9.12A, 図9.13, 図9.14A, C, D, 図9.15A〜D）。
  - 肝右葉の横隔膜面において，後下方は右肝冠状間膜，内方は肝鎌状間膜にかけて広がる。肝鎌状間膜で左横隔下陥凹と分けられる。

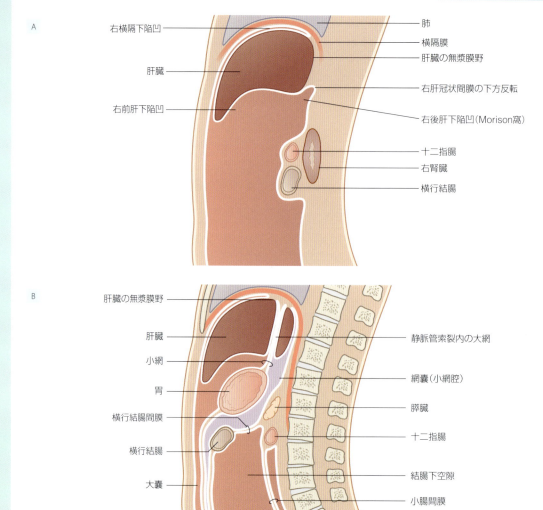

図9.12 腹部（矢状断像）。A：肝右葉と右腎臓を通る断面。B：右側傍正中断面

- 右肝下陥凹（subhepatic space）（図9.11, 図9.12A〜C, 図9.14B, 図9.15A）。
  - 右肝下陥凹の前方は横行結腸と横行結腸間膜が境界となる（図9.12A, 図9.13）。
  - 右肝下陥凹の後方への広がりは肝腎陥凹（Morisons窩）と呼ばれ、右腎を覆う腹膜に沿って広がる（図9.12A, 図9.13, 図9.14B〜D, 図9.15D）。
  - 上方は肝右葉の下面（臓側面）が境界になる。
  - 右横隔下陥凹および右結腸傍溝と自由に交通する。

【小囊（網囊）】（図9.11, 図9.12B, C, 図9.14B, 図9.15C, D）

- 小囊の前壁側に小網、胃、十二指腸球部と胃結腸間膜があり、後壁には膵臓がある。
- 小囊と大囊は、下大静脈と肝十二指腸間膜の自由縁の間にある網囊孔（Winslow孔）を通して交通する。
- 膵胃間膜（左胃動脈を覆う腹膜ヒダ）によって、2つの陥凹に分ける。
  - 上陥凹の方が小さい。完全に肝臓の尾状葉を囲み、肝門で門脈の後方に位置する。上方では静脈管索裂に入り込み、後方は右横隔膜脚に隣接する。
  - 下陥凹は大きく、胃と膵臓の間に広がる。下陥凹は下方で横行結腸および横行結腸間膜に結合するが、大網との距離は一定ではない。左側は胃脾間膜および脾腎ヒダに結合する。

左結腸上区画（図9.11, 図9.12）

4つの陥凹に区分するが、自由な交通がある。

【左前肝周囲空隙】（図9.12D）

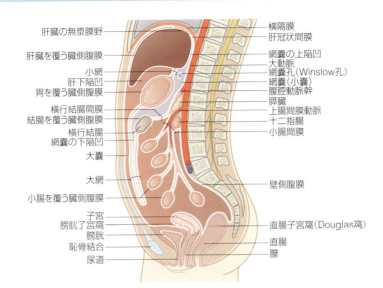

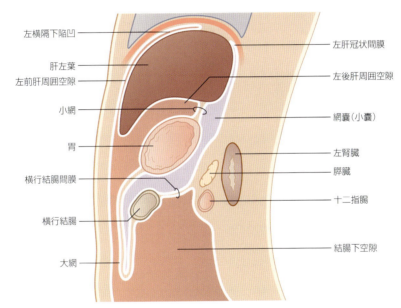

図9.12 続き。C：腹部・骨盤部全体の正中断面。D：左側傍正中断面

- 内方は肝鎌状間膜，後方は肝表面と左肝冠状間膜，前方は横隔膜が境界になる。
- 上方および左方で左前横隔下陥凹，下方で横行結腸間膜の上面で大嚢と交通する。

【左後肝周囲空隙（胃肝陥凹）】（図 9.12D，図 9.14B）

- 肝左葉外側区域を囲み，門脈の右前枝〜本幹で静脈管索に向かって左矢状裂に入り込む。
- 後方で，下陥凹は小網によって小嚢の上陥凹と隔てられる。
- 左方は胃小弯が境界になる。
- 前下方で，前左前肝下陥凹と連絡する。

【左前横隔下陥凹】（図 9.12D, E，図 9.15A〜C）

- 胃と左の半横隔膜の間に存在する。

- 右方は左前肝下陥凹，後方は後横隔下陥凹（脾周囲）と連絡する。

【左後横隔下陥凹（脾周囲）】（図 9.12E，図 9.14A, B，図 9.15D）

- 胃底部と脾臓より上方にある。
- 脾臓の上面および下外側面を覆う。
- 下方は脾腎ヒダおよび横隔結腸間膜，その上方では胃脾間膜が境界になる。
- 左結腸曲から横隔膜に広がる横隔結腸間膜によって，部分的に他の腹膜腔から隔てられる。

結腸下区画（図9.12）

小腸腸間膜根によって，後方で2つの不同な空間に

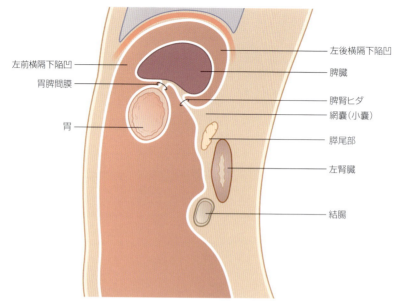

図 9.12　続き。E：脾臓と左腎臓を通る断面

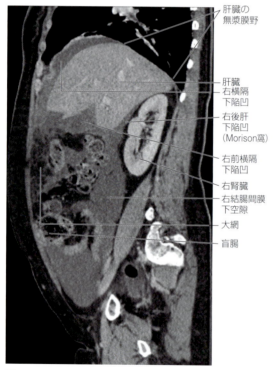

図 9.13　肝右葉と右腎臓を通る断面の CT（矢状断像）

- 右側よりも大きい区画。
- 正中の右方まで骨盤と自由に交通する。
- S 状結腸間膜は正中の左方まで部分的なバリアとなる。

【結腸傍溝】（図 9.11，図 9.14D～F，図 9.15B，C）。
- 上行結腸および下行結腸の外側にある後腹壁の腹膜陥凹。
- 右結腸傍溝：上方で右肝下陥凹および横隔下陥凹と連続する。左より大きい。
- 左結腸傍溝：横隔結腸間膜によって左横隔下陥凹から部分的に切り離される。
- 両側の結腸傍陥凹は，骨盤腹膜腔と連続している。

骨盤部腹膜腔

- 女性の骨盤腔では，膀胱の上面，子宮の前・後面，腟上部後方，直腸の中央と下 1/3 の移行部の直腸の前面で腹膜が反転する。
- 骨盤は膀胱により左右の膀胱傍陥凹に分けられる。
- 男性骨盤では，膀胱後方（直腸膀胱窩）だけが液体貯留する潜在的陥凹となる。
- 女性骨盤には 2 つの潜在的陥凹があり，膀胱の後方を膀胱子宮窩（図 9.12C），子宮の後方を直腸子宮窩（Douglas 窩）（図 9.12C，図 9.14G）という。
- 子宮の前・後面を覆う腹膜は骨盤壁に向かって外方に反転し，子宮広間膜となって卵管を含む。

腹膜反転（表 9.1）

上腹部にある腹膜反転には，以下のものがある。

区分される。

【右結腸下区画】（図 9.11，図 9.13，図 9.14D～F，図 9.15C）。
- 上方および右方で横行結腸間膜，下方および左方で小腸間膜根に連続する。

【左下結腸下区画】（図 9.11，図 9.14E，F，図 9.15C）。

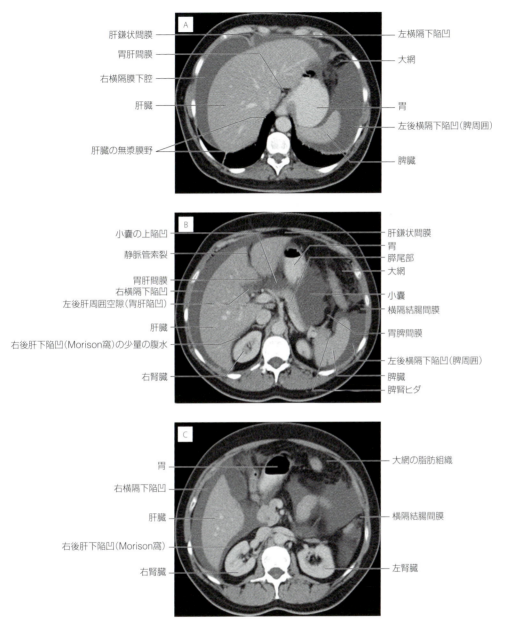

図 9.14 腹部・骨盤部の腹水の CT(卵巣悪性腫瘍,横断像)。腹水が腹膜腔の潜在的空間に広がり,腹膜腔と腹膜の翻転を示す

【8つの間膜,腹膜ヒダ】
- 右肝冠状間膜。
- 左肝冠状間膜。
- 胃脾間膜。
- 肝鎌状間膜。
- 横隔結腸ヒダ。
- 脾腎ヒダ。
- 肝十二指腸間膜。
- 十二指腸結腸間膜。

【2つの網】
- 小網(胃肝間膜)。
- 大網(胃結腸間膜)。

【4つの腸間膜】
- 小腸腸間膜。
- 横行結腸間膜。
- S状結腸間膜。
- 虫垂間膜。

　腹膜の反転により,後腹膜腔から腹膜臓器まで疎性結合組織,血管,神経とリンパ管が連絡することになり,後腹膜腔と腹膜の間の自然な接続がなされる。

　腹膜の反転は,典型的な位置と臓器との関係,走行する主要な血管を指標として,断層画像では脂肪を含む構造として認識できる。

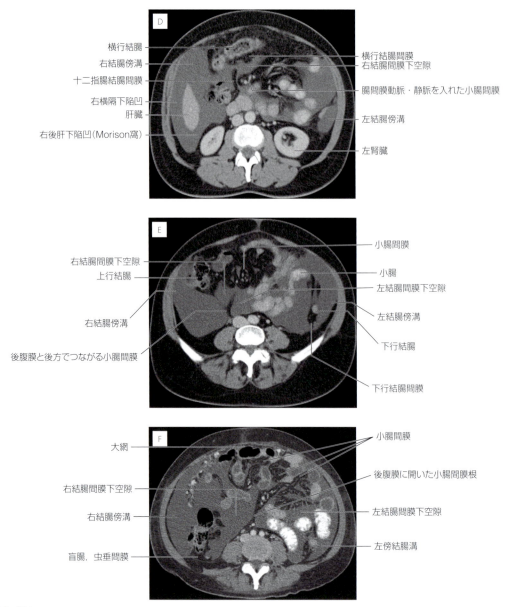

図 9.14 続き

間膜・腹膜ヒダ

【右肝冠状間膜（右三角間膜）】（図 9.12A，C）
- 横隔膜から肝右葉の後面にかけて腹膜の反転によって形成される。
- これらの層が囲む肝臓の三角部は腹膜を欠く無漿膜野であり，前腎傍腔と連続している。

【左肝冠状間膜（左三角間膜）】（図 9.11，図 9.12D）
- 肝左葉と横隔膜の間に腹膜の反転で形成される脆弱な構造で，臨床的意義は乏しい。

【胃脾間膜】（図 9.11，図 9.12E，図 9.14B，図 9.15A〜D）
- 胃の大弯から脾臓に広がる構造で，大網に連続する。左胃大網動脈・静脈および短胃動脈・静脈が走行する。

【肝鎌状間膜】（図 9.11，図 9.14B）
- 肝臓の前上面から横隔膜と前腹壁に広がり，自由端に肝円索（左臍静脈の遺残）がある。
- 静脈管索裂と肝冠状間膜に連なる。

【横隔結腸間膜】（図 9.11，図 9.14B，C，図 9.15A，C，D）
- 第 11 肋骨の高さで，左結腸曲から横隔膜に広がる。
- 横行結腸間膜と脾腎ヒダと連続する。
- 脾臓を支える。
- 骨盤と左結腸傍溝から左横隔下陥凹へ感染性の液体

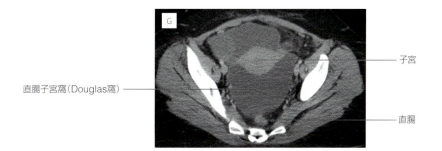

図 9.14 続き

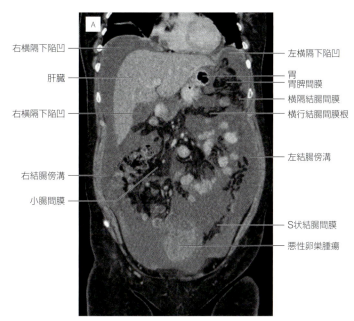

図 9.15 腹部・骨盤部の腹水の CT（卵巣悪性腫瘍，冠状断再構成画像）。腹水が腹膜腔の潜在的空間に広がり，腹膜腔と腹膜反転部を示す

が伝播する際には潜在的障壁となる。

【脾腎ヒダ】（図 9.12E，図 9.14B）
- 膵尾部先端から脾門に広がり，脾動脈・静脈が走行する。
- 胃脾間膜と連続し，小嚢の左側境界となる。

【肝十二指腸間膜】（図 9.11）
- 小網（胃肝間膜）の肥厚した右側自由端にあたる。
- 十二指腸の第一部と第二部の間の曲部から肝門に及ぶ。
- 門脈三つ組（肝動脈，門脈と総胆管）が走行する。
- 網嚢孔（Winslow 孔）の前縁。

【十二指腸結腸間膜】（図 9.11，図 9.14D）
- 右結腸曲から十二指腸下行部に広がる。
- 横行結腸間膜と連続する。
- 右側結腸のリンパ液を中心上腸間膜リンパ節へ伝達する流出経路を含む。

網

【大網（胃結腸間膜）】（図 9.12B～D，図 9.13，図 9.14A～C，F）
- 最大の腹膜ヒダで，それ自体が 2 重に折りたたまれているため，4 層からなる。
- 2 層の腹膜は胃大弯と十二指腸近位から下方へ，小腸前面では様々な距離を開けて下行したのち，再び上方に反転し横行結腸の前上面に停止する。
- 左縁は胃脾間膜と連続する。
- 右縁は十二指腸上部に広がる。
- 脂肪組織を含むため，CT で容易に大網を特定できる。上方で横行結腸の前面，下方で小腸係蹄の前面に描出される。

【小網（胃肝間膜）】（図 9.12B～D，図 9.14B）
- 胃小弯と十二指腸の近位 2 cm から肝臓（肝門と静脈管索裂に続く）に広がる。
- 小嚢の前面を形成する。
- 自由縁は肝十二指腸間膜を形成する。

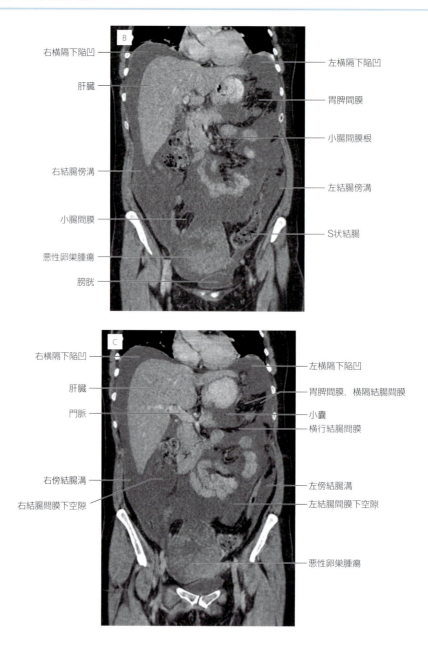

図 9.15 続き

- 通常は楔型を示し，内部に脂肪組織，胃動脈，冠状静脈と左胃リンパ節鎖を含む。
- 横断像では，胃食道接合部の直下に静脈管索裂を見つけることで同定される。

腸間膜

【小腸腸間膜】（図 9.11，図 9.12B，C，図 9.14D～F，図 9.15A，B，図 9.16）
- 脂肪組織，上腸間膜動脈の空腸および回腸枝，それらと伴走する静脈，神経とリンパ管を含む。
- 6～7.5 m の空腸および回腸につながっている。
- 十二指腸空腸曲から回盲弁に向かって斜走する 15 cm の腸間膜根によって後腹壁に固定されている。
- 小腸間膜根は無漿膜野にあたり，上方は左前腎傍腔，下方は右前腎傍腔と連続する。
- 左から右方向に進むにつれて，十二指腸水平部の前（上腸間膜動脈・静脈が腸間膜に入る部位），腹部大動脈，下大静脈，右尿管と右大腰筋の前方を通過する。

【横行結腸間膜】（図 9.11，図 9.12B，D，図 9.15A，B）
- 横行結腸を後腹壁につなげる。
- 膵頭部の前面および膵体の前面から横行結腸の後面に至る 2 層によって形成される。2 層は分離して腸

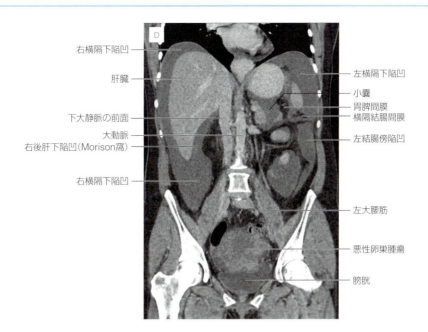

図9.15 続き

表9.1 腹膜反転の命名	
用語	定義
間膜，腹膜ヒダ	2葉の腹膜によって形成され，腹膜腔内にある構造を包み込んで支える。部位にしたがって名称がつけられる
網	胃間膜に属し，胃を他の構造に取りつける
腸間膜	腸係蹄を後腹膜腔に取りつける2葉の腹膜

を取り囲む。
- 上層は大網に癒着しているが，剥離可能である。
- 横行結腸に至る中結腸動脈・静脈，自律神経とリンパ管が通る。
- 膵頭鉤状突起付近で小腸腸間膜根に癒合する。

【S状結腸間膜】（図9.11，図9.15A）
- S状結腸間膜根は逆V字型にS状結腸を骨盤壁に取りつけている。逆V字型の尖部は左総腸骨動脈分岐と左尿管前方にある。左肢は左大腰筋の内側を下行する。右肢は骨盤を下行し，S3の正中前面に終わる。
- S状結腸動脈・静脈および上直腸動脈・静脈が走行する。

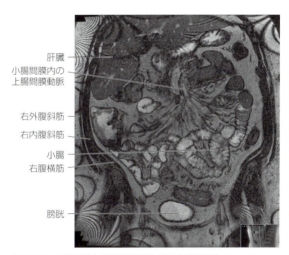

図9.16 小腸間膜と外側腹壁筋のMRI（冠状断像）

【虫垂間膜】（図9.14F）
- 虫垂を取り囲み，回盲部に接する小腸間膜の末端に付着する。
- 通常は虫垂の先端へ広がるが，時に盲腸にもかかる。

【Nishat Bharwani, Rodney H. Reznek】

10章 腹部と後腹膜腔

単純X線写真

腹部臓器と後腹膜腔に関連した解剖を評価するうえで，単純X線写真の役割はきわめて限定されている。観察可能な構造として，肝臓（図10.1），脾臓（特に腫大した場合），腎臓（図10.1）がある。膵臓（図10.2），脾臓，副腎，大動脈，リンパ節と胆嚢に石灰化を認める場合がある。

断層解剖

肝臓

- 人体で最大かつ最重量(1.5 kg)の実質臓器である。
- 解剖学的位置と他臓器との関係は，図10.3～図10.8参照。
- 表10.1は，MRIのT1強調像とT2強調像における肝臓と比較した腹部臓器の信号強度の一覧を示しており，図10.3～図10.8はCT/MRI/超音波における画像解剖を図示している。
- 肝臓の区域解剖(図10.9～図10.12)。
  - かつて肝臓は右葉，左葉，方形葉および尾状葉に区分していた。
  - 現在は肝臓の機能および肉眼的解剖学を反映した区域解剖（Couinaud分類）に取って代わられている（訳注：Couinaud分類のSⅠ～SⅧは原発性肝癌取扱い規約の定める亜区域〈S1～S8〉に対応しているが，左葉の区域〈SⅡ～SⅣ〉と亜区域〈S2～S4〉は境界が異なる）。
  - 9区域（区域Ⅰ～Ⅲ，ⅣaとⅣb，Ⅴ～Ⅷ）。
  - 尾状葉（区域Ⅰ，S1）。
  - 尾状葉を除いて，肝臓全体を門脈および肝静脈を指標として8区域に分ける。
  - 3本の肝静脈（左肝静脈，中肝静脈，右肝静脈）は，肝臓を4区域に分ける。

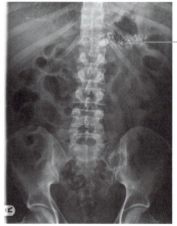

図10.2 慢性膵炎による膵石

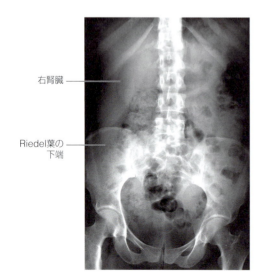

図10.1 Riedel葉（肝右葉が下方に拡大する正常変異）

表10.1 MRIのT1強調像・T2強調像における腹部臓器の信号強度（肝臓と比較）

構造	T1強調像	T2強調像
肝臓	等信号	等信号
脾臓	低信号	高信号
膵臓	より高信号（タンパク質含量）	等～低信号
腎臓	低信号	高信号
副腎	等～低信号	等～低信号
筋肉	低信号	低信号

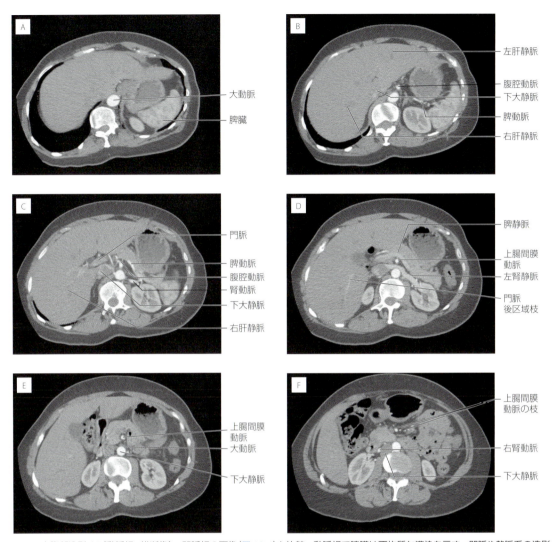

図10.3 上腹部造影CT(動脈相，横断像)。門脈相の画像(図10.4)と比較。動脈相で脾臓は不均質な濃染を示す。門脈や静脈系の造影効果は弱い

―門脈はそれぞれを上・下区域に分け，合計8区域に分割する。
・Riedel葉(図10.1)は正常変異であり，肝右葉(S6周囲)の下方への拡大である。病的肝腫大と間違えられることがある。女性の5〜10％でみられるが，男性ではまれである。
・腹膜ヒダ(図10.13)。
　・肝鎌状間膜：臍から肝臓へ向かう腹膜の2重のヒダで，肝円索および臍静脈の遺残(門脈左枝に連続)を含む。
　　―胎児では，臍静脈は酸素化された血液を臍帯から門脈左枝および静脈管を経由して下大静脈まで運搬する。
　　―臍静脈は，門脈圧亢進症で再開通することがある。

・肝鎌状靭帯は肝冠状間膜(右三角間膜になる)と左三角間膜に続き，両者の間に無漿膜野がある。これらの間膜により肝臓は横隔膜に固定される。
・血液供給(図10.14〜図10.23)。
　・肝臓には肝動脈と門脈という2重の血液供給がある。
　・肝動脈(図10.14〜図10.19)。
　　―肝臓の血液供給の15％を占める。
　　―腹腔動脈の分枝。
　　―総肝動脈は膵頭部の上方を通過したのち右胃動脈を分岐，次いで網嚢孔で胃十二指腸動脈を分岐した後，固有肝動脈になる。
　　―肝動脈は小網の自由縁に連続し，門脈の前方，総胆管の左側に位置する。
　　―肝門で固有肝動脈は左枝と右枝に分岐する。

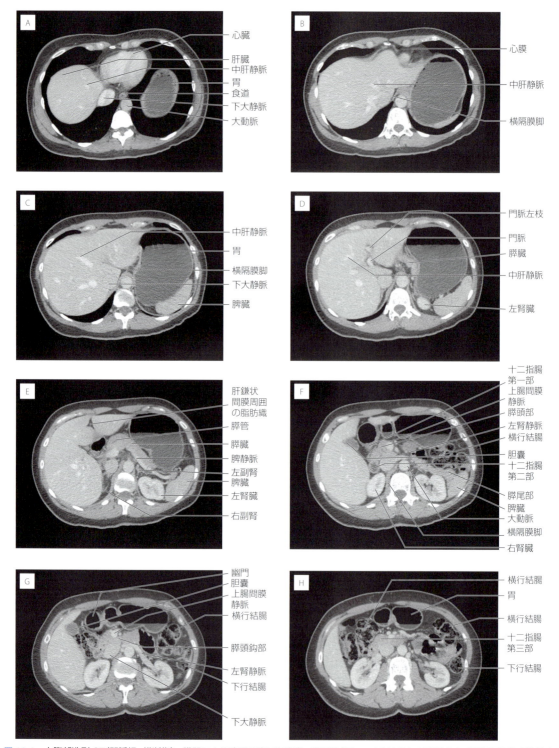

図 10.4　上腹部造影 CT（門脈相，横断像）。臓器による造影の違いに注意。動脈相（図 10.3）と比較して門脈および静脈系は強く造影されており，脾臓の内部も均質になる

10章 腹部と後腹膜腔　141

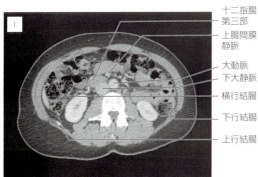
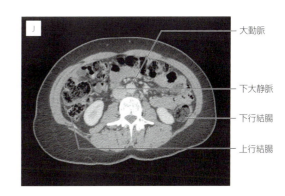

図10.4　続き

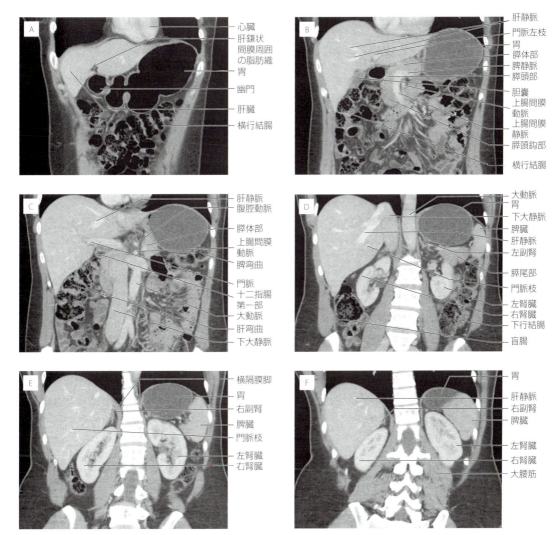

図10.5　上腹部造影CT（門脈相，冠状断像）。臓器の位置関係に注意

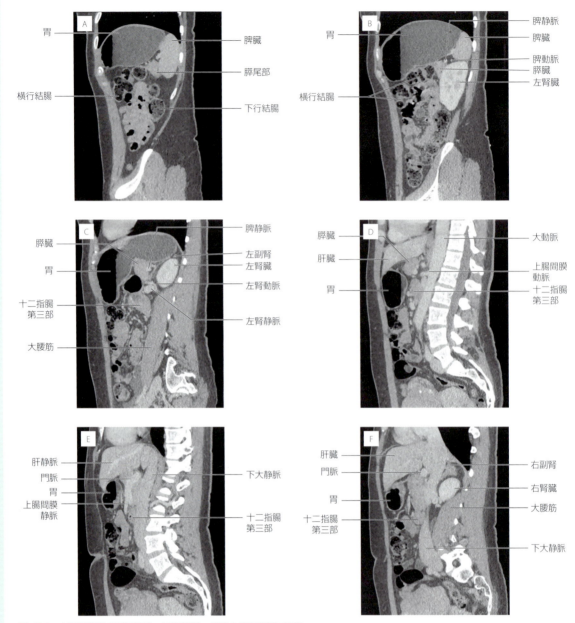

図10.6　上腹部造影CT（門脈相，矢状断像）。臓器の位置関係に注意

　―肝動脈の解剖学的変異：比較的一般的な正常変異。90％で右肝動脈は門脈の前方を通過する。
- 正常の肝動脈に加え，副肝動脈（accessory artery）が存在する。通常の肝動脈が欠損する場合，代替肝動脈（replaced artery）が存在する（図10.19）。
  ・成人の18.5％で肝動脈が上腸間膜動脈（superior mesenteric artery：SMA）から起始する。このうち10％が右肝動脈の代替動脈，6％が右副肝動脈，2.5％が総肝動脈の代替動脈である。
  ・成人の25％で左肝動脈が左胃動脈から起始する。このうち，13％が左副肝動脈，12％が左肝動脈の代替動脈である。
- 門脈（図10.15，図10.16，図10.18，図10.20）。
  ―肝臓への血液供給の85％を占める。
  ―第1，第2腰椎の高さで膵頸部の後方で脾静脈と上腸間膜静脈が合流し門脈になる。
  ―小網の自由縁の後面で肝門に向かって走行する。肝動脈と総胆管の後方に位置する。
  ―門脈血が優位であることにより，肝実質は造影の動脈相で造影効果が乏しく，門脈相で最大濃染を示す（図10.3，図10.4）。

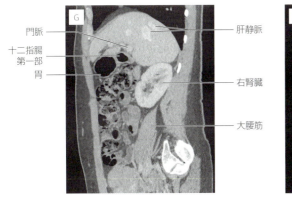
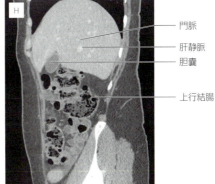

図 10.6 続き

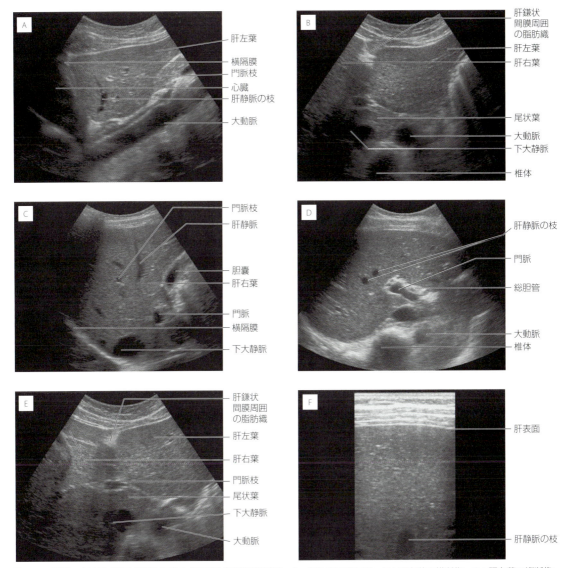

図 10.7　肝臓の超音波（米国超音波医学会〈AIUM〉推奨の断面像）。A：肝左葉の縦断像。B：肝左葉の横断像。C：肝右葉の縦断像。D：肝右葉の横断像。E：尾状葉の横断像。F：高周波数リニアプローブによる肝表面の画像

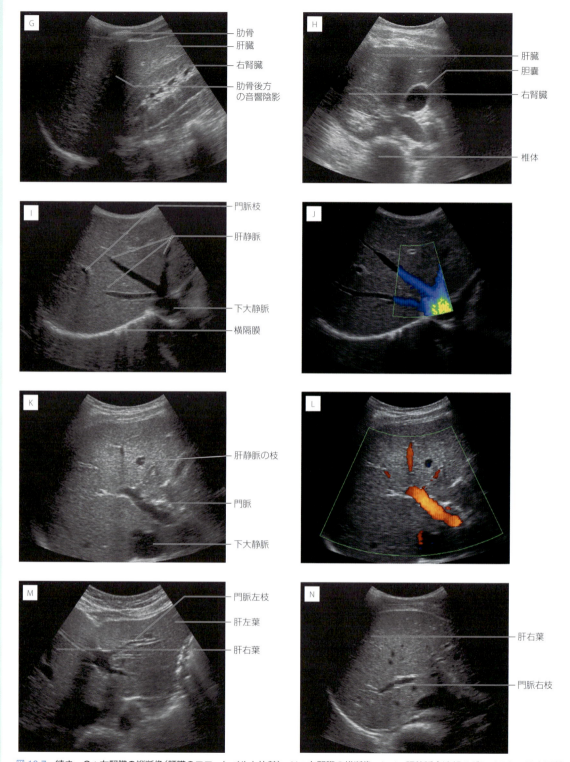

図 10.7 続き。G：右腎臓の縦断像（肝臓のエコーレベルと比較）。H：右腎臓の横断像。I, J：肝静脈合流部のグレイスケール表示（I）とカラードプラ法（J）。K, L：門脈本幹のグレイスケール表示（K）とカラードプラ法（L）。M：門脈左枝。N：門脈右枝

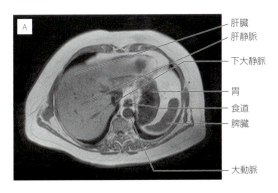
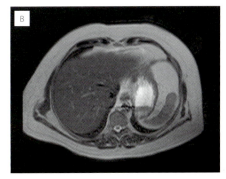
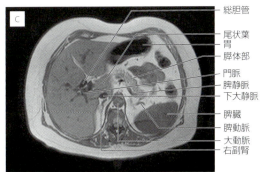
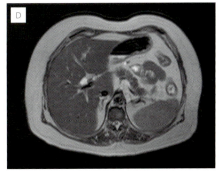

図10.8　上腹部MRI（左：T1強調像，右：T2強調像，横断像）．撮像法による相違を示す．動きによる影響があり，両者の断面が完全に一致するものではない．画像解剖は主にT1強調像に記載してあるが，腹腔動脈根はT2強調像で良好に描出されており，Fに記載してある

- 肝臓の静脈流出経路は大部分が肝静脈を経る．
  - 横隔膜の大静脈孔に近接して第9胸椎の高さで肝静脈が合流し，下大静脈へ流出する．
  - 尾状葉からは直接下大静脈に流出する．したがって，肝静脈血栓症でも影響を受けない場合がある．
- 血管系（肝動脈，肝静脈，門脈とそれらの分枝）はドプラ波形分析で各々に特徴的なパターンを示す（図10.21）．
- 門脈大静脈吻合（短絡路）（図10.22，図10.23）．
  - 門脈圧亢進症では，小さな側副血行路が門脈と全身の静脈系の間に発達する．短絡路が発達する一般的部位に以下の4つがある．
    ―食道胃接合部で胃左静脈と奇静脈の間の短絡路．
    ―直腸で上直腸静脈と下直腸静脈の間の短絡路．
    ―臍で臍傍静脈と前腹壁静脈の間の短絡路．
    ―腹腔の静脈と後腹膜静脈，腎静脈，腰静脈および横隔静脈の間の短絡路．

胆嚢，胆道系

- 胆嚢．
  - 長さ10cm，径3cmまでの洋ナシ形の囊状器官．
  - 肝臓の下面に吊り下がる．胆囊底は通常，胆囊体と胆囊頸より前下方にある．
  ―N. B. Hartmann窩（胆嚢漏斗）は，胆囊頸の胆石陥頓に続いて胆囊頸周囲の腹側が拡張した状態をいう．正常な胆嚢にはない特徴である．
  - 胆嚢壁の厚さ＜4mm．
  - 胆嚢管は胆嚢頸から生じ，肝表面に沿って肝門に向かって走行する．
  - 胆嚢頸から胆嚢管に連なる部位はラセン状の外観を持つ．内面の粘膜ヒダ（Heisterのラセン弁）によって胆汁の流れを調整している．超音波は強い高エコーを示し，胆石と間違えられる場合がある．
  - 胆嚢底と下面は肝臓とともに腹膜に覆われている．
- 他臓器との関係は，図10.16，図10.24，図10.25参照．
- 血液供給（図10.14）．
  - 胆嚢動脈は通常右肝動脈の分枝である．10%では左肝動脈，まれに総肝動脈または上腸間膜動脈から分岐する．
  - 胆嚢静脈は，肝臓または門脈に流入する．
- 胆道系（図10.26～図10.28）．
  - 各区域の肝内胆管が合流し，左右の肝管をつくる．左右の肝管は肝門で合流し，総肝管（common hepatic duct：CHD）となる．成人の2/3で，総肝管は右肝動脈の前方を通過する．

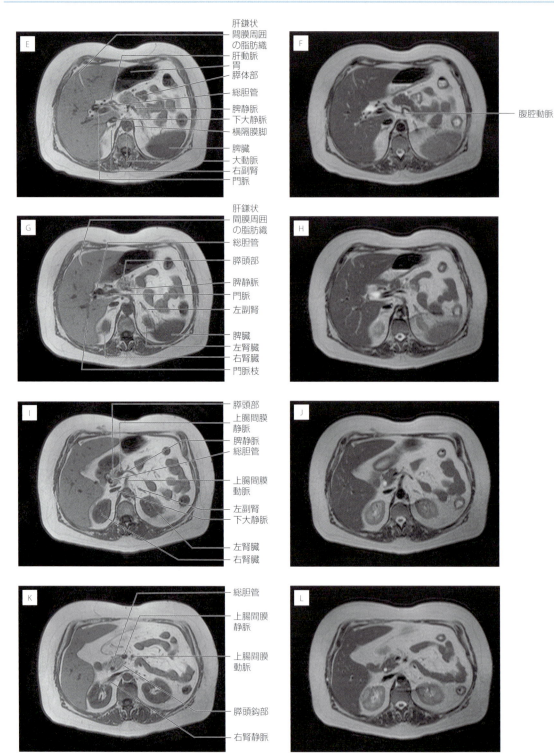

図 10.8 続き

10章 腹部と後腹膜腔　147

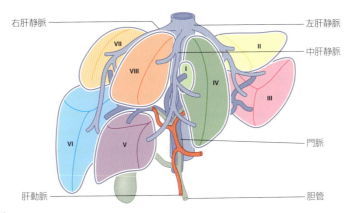

図 10.9　肝臓の区域解剖

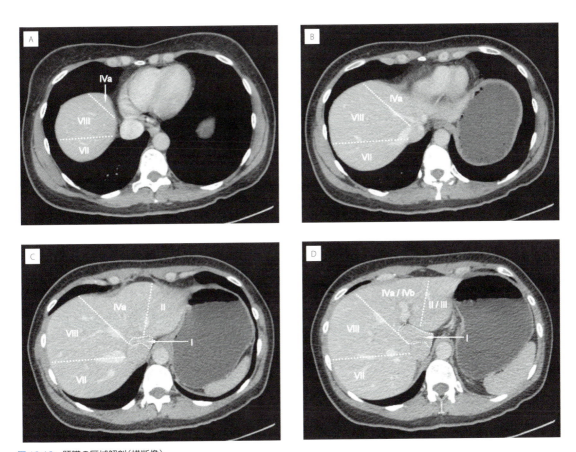

図 10.10　肝臓の区域解剖（横断像）

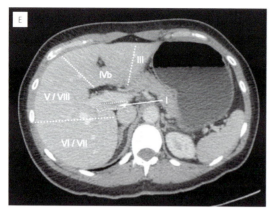
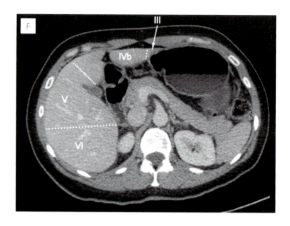
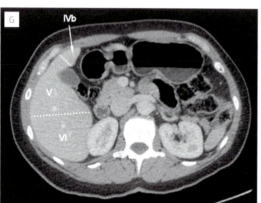
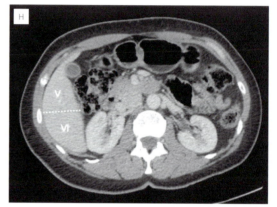

図 10.10　続き

- 総肝管は通常長さ 3.5 cm であるが,様々な位置で胆嚢管と合流し,総胆管(common bile duct：CBD)となる。
- 総胆管の区分と周囲との関係。
  ―上部：小網の中で十二指腸の上方,門脈の前方,肝動脈の右方を通過する。
  ―中部：胃十二指腸動脈とともに十二指腸第一部の後方,門脈から離れて斜走,下大静脈のすぐ前方を通過する。
  ―下部：右腎静脈の前方,膵頭部の後面にある溝を通過する。主膵管と合流し Vater 膨大部(胆膵管膨大部)となり,十二指腸第二部の後内側壁に開口する。
- 総胆管径は様々である。
  ―50 歳までは 5 mm まで。それ以降の年齢では 10 年ごとに +1 mm まで。
  ―胆嚢摘出後の患者では最大 10 mm まで拡大することがある。
- 肝内胆管の解剖学的変異はきわめて一般的で,40%にみられるが,臨床的に重要なものはまれである。肝外胆管の変異はまれであるが,あらかじめ知っていないと腹腔鏡下手術における術中の損傷につながることがある。

【解剖学的変異の例】
―5〜10%に副管がある。副管は,胆嚢を含め,肝外胆管のいかなる位置にでも合流する可能性がある。
―左右の肝管が合流しない。
―胆嚢管は肝管のどの位置にでもつながりうる。胆嚢管が欠如し,胆嚢が肝管に直接つながることがある。
―気道への瘻孔。
―Vater 膨大部は胃から十二指腸第三部までの様々な位置にみられる。
―総胆管と主膵管が独立して開口する。開口部は 40%で隣接しているが,4%ではかなり隔たった部位にある。

膵臓

- 横に長い(約 15 cm)上腹部臓器で,十二指腸係蹄から脾門に及ぶ。
  ・CT では肝臓と同程度の density を示すが,加齢と

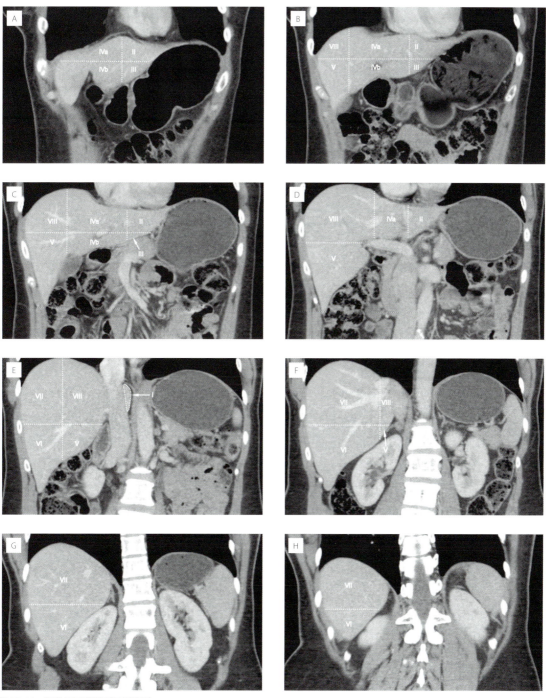

図 10.11　肝臓の区域解剖（冠状断像）

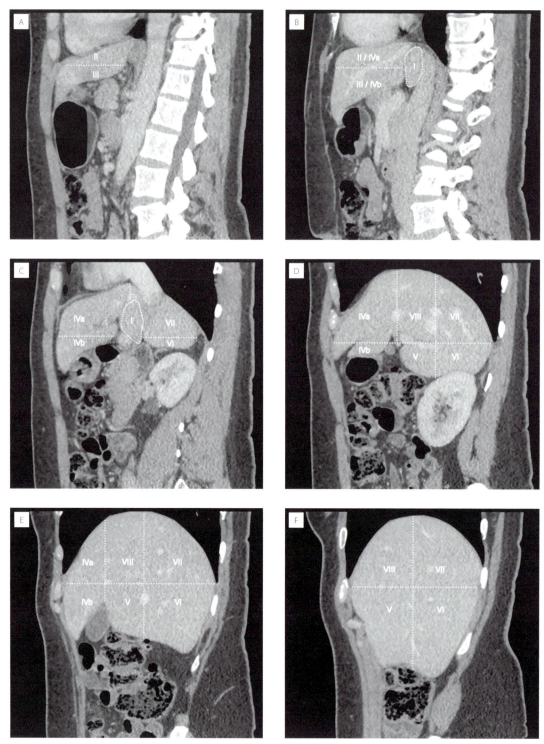

図 10.12　肝臓の区域解剖（矢状断像）

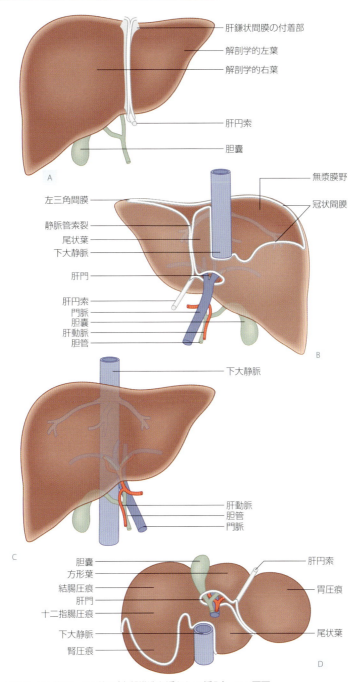

図 10.13 腹膜ヒダ。A：前面。B：後面。C：前面（内部構造を透かして挿入）。D：下面

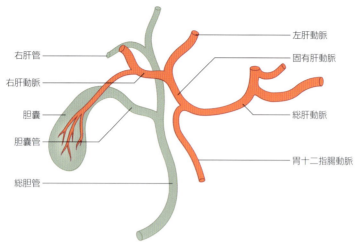

図 10.14　肝動脈系の位置関係

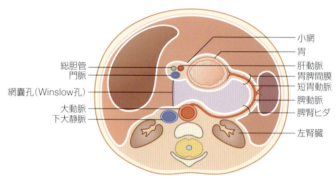

図 10.15　小網内の肝動脈

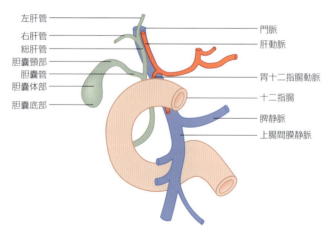

図 10.16　門脈の位置関係

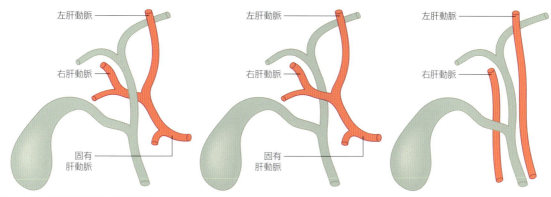

図 10.17　胆管と肝動脈の位置関係

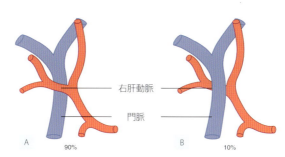

図 10.18　肝動脈と門脈の位置関係の変異

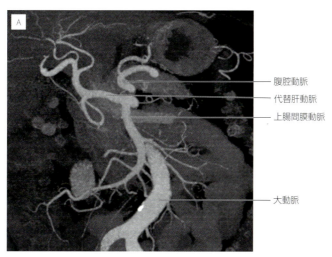

図 10.19　肝動脈が上腸間膜動脈から起始する正常変異の造影 CT（動脈相，MIP，冠状断像）。A：肝動脈が腹腔動脈から起始しない場合，代替肝動脈と称される

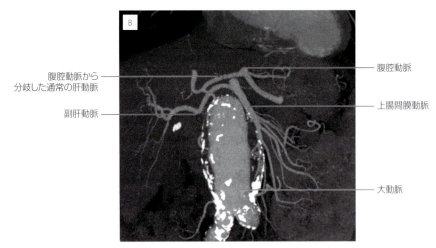

図 10.19 続き。B：腹腔動脈から起始する正常な肝動脈が 1 本あれば，副肝動脈とされる

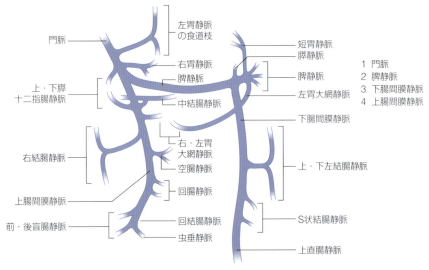

図 10.20 門脈系

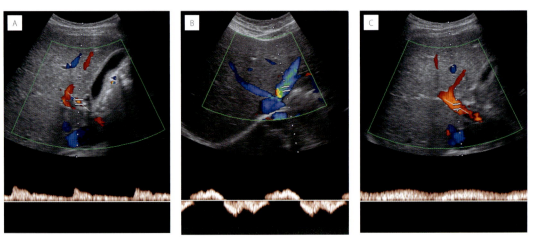

図 10.21 典型的なドプラ波形。A：肝動脈。B：肝静脈。C：門脈

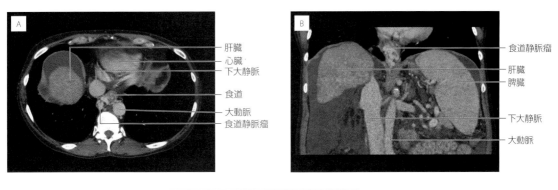

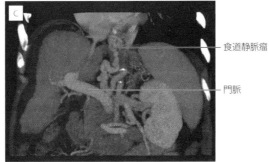

図 10.22　肝硬変による門脈圧亢進症（脾腫と食道静脈瘤の形成）。A：横断像。B：冠状断像。C：MIP，冠状断像

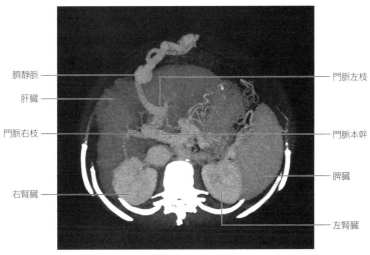

図 10.23　門脈圧亢進症の CT（MIP）。門脈左枝から肝鎌状間膜に沿って臍に向かう臍静脈の再開通を認める

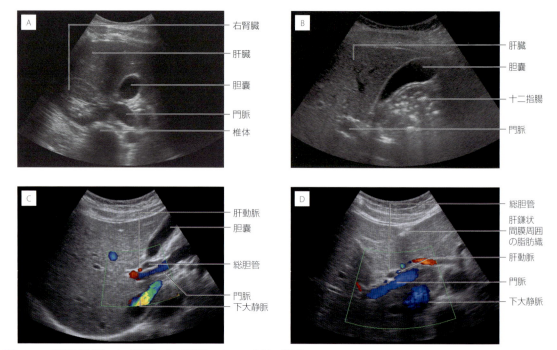

図10.24　胆嚢の超音波。A：横断像。B：縦断像。C，D：肝門の総胆管

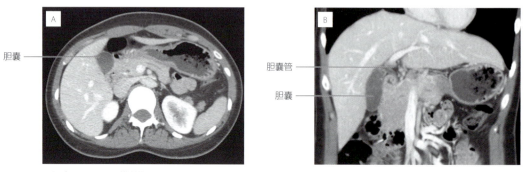

図10.25　胆嚢のCT。A：横断像。B：冠状断像

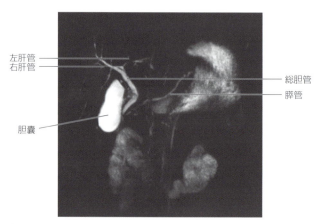

図10.26　MRCP（正常像）。強いT2強調像により，膵管・胆道内の液体を描出する

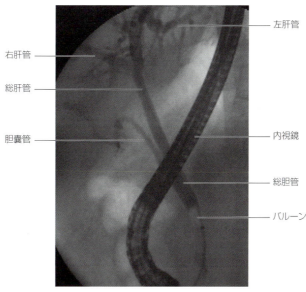

図 10.27　ERCP（正常像）。内視鏡の側孔を通じて Vater 膨大部にカテーテルを挿入する。バルーンを拡張したのち造影剤を注入し，胆管系を造影する

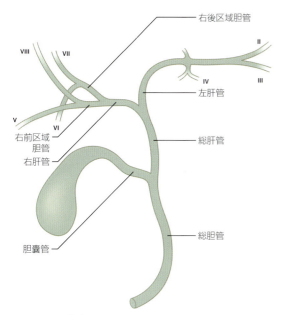

図 10.28　胆道系

ともに萎縮し脂肪置換される。
- 膵頭部（鉤状突起を含む），頸部，体部と尾部で構成されている。
- 他臓器との関係は，図 10.3〜図 10.8，図 10.29，図 10.30 参照。
- 膵管。
  - 尾部に始まり頭部に向かって径を増しながら膵臓内を走行する。
  - Vater 膨大部で総胆管と合流する。
  - 副膵管（Santorini 管）は，Vater 膨大部より 2 cm 近位にある小十二指腸乳頭で十二指腸に開いている。
    ―通常，主膵管と交通している。
    ―副膵管が存在しない場合もある
- 血液供給。
  - 膵頭部への動脈供給は，上膵十二指腸動脈（胃十二指腸動脈の枝）と下膵十二指腸動脈（上腸間膜動脈の枝）から受ける。これらの動脈間には多数の吻合がある。
  - 膵臓の残りの部分は脾動脈から供給されており，複数の直接的な小分枝（膵枝）と大膵動脈が分布している。他の動脈供給には背側膵動脈あり，腹腔動脈または近位脾動脈から分岐する。
  - 膵頭部からの静脈流出路は上腸間膜静脈と門脈になる。膵臓の残りの部分は脾静脈が流出経路になる。
- 解剖学的変異（図 10.31）。
  - 膵管癒合不全（分葉膵）：腹側膵芽と背側膵芽の癒合不全。副膵管（Santorini 管）は背側膵芽（膵頭上部〜体尾部）の導管である。主膵管（Wirsung 管）は腹側膵芽（膵頭部の下部〜膵頭鉤部）の導管であり，Vater 膨大部に開口する。腹側膵芽と背側膵芽の癒合不全により，副膵管と主膵管は吻合しない。剖検の 7％で認められる。
  - 輪状膵：腹側膵芽が回転せず，膵組織が十二指腸第二部を取り囲む。

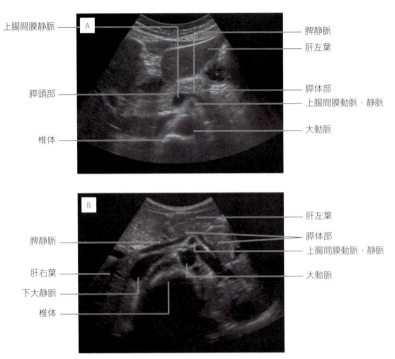

図 10.29　膵臓の超音波。A：膵頭部。B：膵体部。膵臓の観察は，はじめは難しいが，脾静脈がすぐ前面にあるので同定しやすい。少なくとも肝臓と同程度のエコーレベルを示すが，加齢と体脂肪の増加に伴いエコーレベルが高くなる

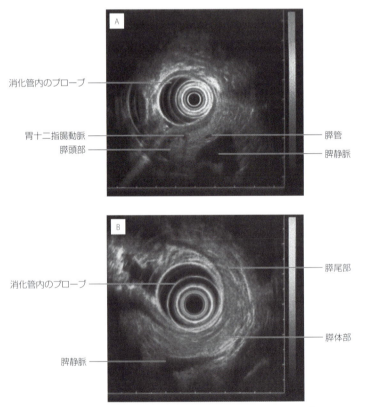

図 10.30　膵臓の超音波内視鏡（EUS）（提供：Dr Z. Amin, University College Hospital, London）

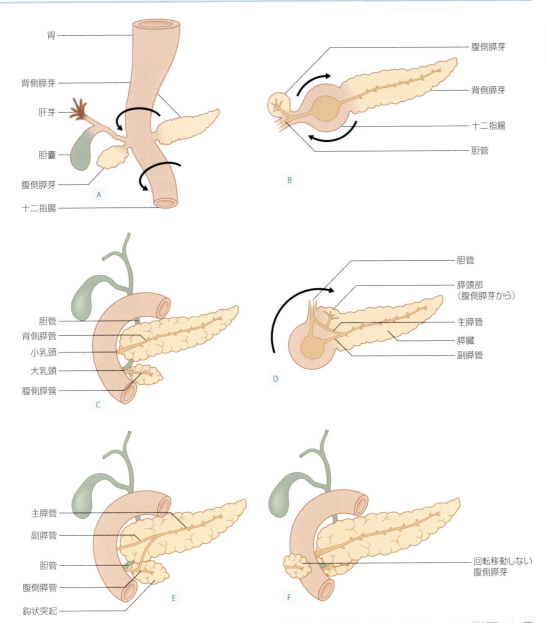

図 10.31　膵臓の発生。A：膵芽の発生（前面）。B：Aの横断面。C：腹側膵芽の回転移動後の最終的な位置。D：Cの横断面。E：膵管癒合後（前面）。F：輪状膵（前面）

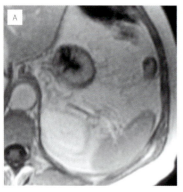
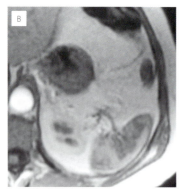
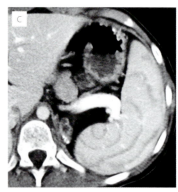

図 10.32　CT，MRI の動脈相で正常の脾臓でみられる異なる造影パターン。A：門脈相で均一に造影された脾臓(比較のために示す)。B：楔型の濃染(MRI)。C：リング状の濃染(CT)

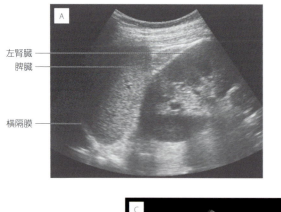
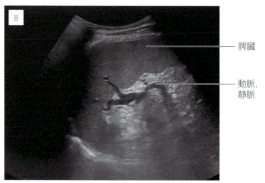
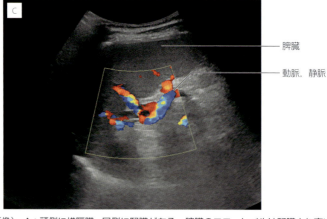

図 10.33　脾臓の超音波(縦断像)。A：頭側に横隔膜，尾側に腎臓がある。脾臓のエコーレベルは腎臓より高い。B，C：脾門に入る動脈，静脈を示す(B：グレイスケール，C：カラードプラ法)

脾臓

- 体内最大のリンパ器官で，造血組織を含む。
  - 単純 CT において，脾臓は均一で，35〜55 HU の CT 値を持つ(肝臓より 5〜10 HU 低い)。
  - 脾臓は CT と MRI で造影剤の急速静注直後には不均質に造影される。1 分以上経過すると，脾実質が均一な濃染を示すようになる(図 10.32)。この所見は脾臓の異なる区画における多様な血流を反映したものと考えられる。
- 成人の脾臓は，長さ約 12〜15 cm，前後径 4〜8 cm，厚さ 3〜4 cm である。
- 脾臓は左上腹部で第 9〜第 11 肋骨に隣接して存在し，横隔面および臓側面を持つ。
- 他臓器との関係は，図 10.3〜図 10.8，図 10.33 参照。
- 腹膜に覆われている。
  - 前方は胃脾間膜により胃大弯につながる。短胃動脈・静脈と左胃大網動脈・静脈を含む。
  - 後方は脾腎ヒダにより左腎臓につながる。膵尾部

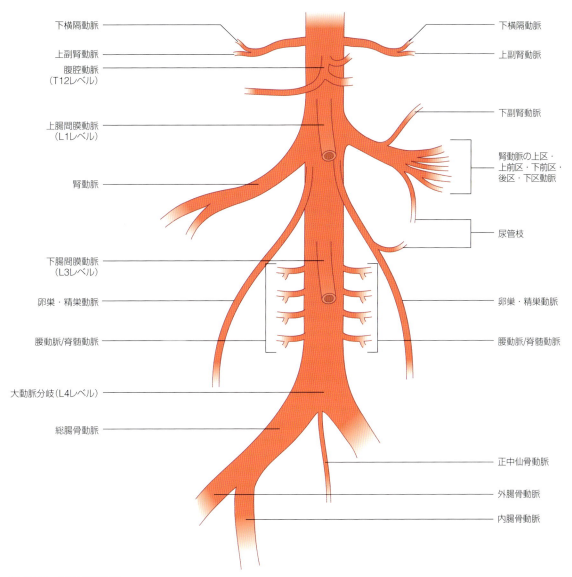

図 10.34　腹部大動脈の枝

と脾動脈・静脈を含む。
- 血液供給。
  - 脾動脈から血液供給される。脾門で4〜6本の分枝に分かれる。脾静脈は膵臓後方を走行し膵頸部で上腸間膜静脈と合流し，門脈となる。
- 正常変異。
  - 正常な脾臓の形状と位置はかなり変化しうる。
  - 発生学的に複数の小さな副脾の癒合で構成される。
  - 副脾あるいは非癒合脾は成人の10%でみられる。

後腹膜腔
【大動脈】（図 10.34〜図 10.36）
- 第12胸椎の高さで横隔膜の大動脈裂孔を通して，腹部に入る。
- 分枝。
  - 消化管に分布する不対の臓側枝。
    ― 腹腔動脈（第12胸椎/第1腰椎レベル）。
    ― 上腸間膜動脈（第1腰椎レベル）。
    ― 下腸間膜動脈（第3腰椎レベル）。
  - 尿生殖路に分布する対の臓側枝。
    ― 中副腎動脈（第1腰椎レベル）。
    ― 腎動脈（第2腰椎レベル）。
    ― 精巣動脈/卵巣動脈（第2腰椎レベル）。
  - 横隔膜と腹壁に分布する壁側枝。
    ― 1対の下横隔動脈（第12胸椎レベル）。
    ― 4対の腰動脈（第1〜第4腰椎レベル）。

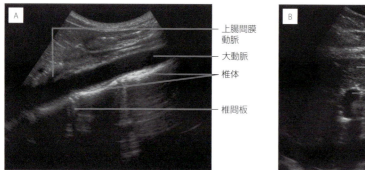
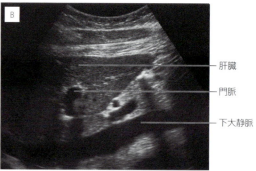
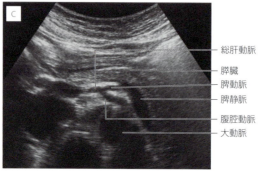

図 10.35　腹部の脈管の超音波。A：大動脈の縦断像（上腸間膜動脈根を含む）。B：下大静脈の縦断像。C：腹腔動脈の横断像

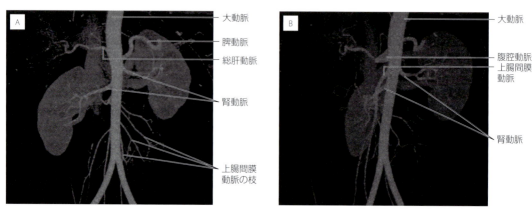

図 10.36　大動脈とその分枝の造影 CT（動脈相）。A：3D 冠状面方向。B：左斜冠状面

　　―不対の正中仙骨動脈（第 4 腰椎レベル）。
・終末分岐。
　　―総腸骨動脈（第 4 腰椎レベル）。

【下大静脈】（図 10.37，図 10.38）
・第 8 胸椎の高さで横隔膜の大静脈孔を通して，腹部から胸部に入る。
・下大静脈に合流する静脈。
　・3 本の肝静脈（第 9 胸椎レベル）。
　・尿生殖器系の静脈。
　　―右副腎静脈（第 1 腰椎レベル）。
　　―腎静脈（第 1 腰椎レベル）。左副腎静脈および左精巣静脈/卵巣静脈は左腎静脈へ流出する。

　　―右精巣静脈/卵巣静脈（第 2 腰椎レベル）。
・腹壁。
　　―下横隔静脈（第 8 腰椎レベル）。
　　―2 対の腰静脈（第 3，第 4 腰椎レベル）。
　　―正中仙骨静脈（第 5 腰椎レベル）。
・起始。
　　―総腸骨動脈（第 5 腰椎レベル）。

【後壁の静脈系】（図 10.39）
・腰静脈，仙骨静脈および肋間静脈の間，下大静脈，奇静脈と半奇静脈の間に静脈吻合がある。
・上行腰静脈は腰静脈（分節静脈）と互いに交通する。
・1 本の正中仙骨静脈と 2 本の外側仙骨静脈は分節静

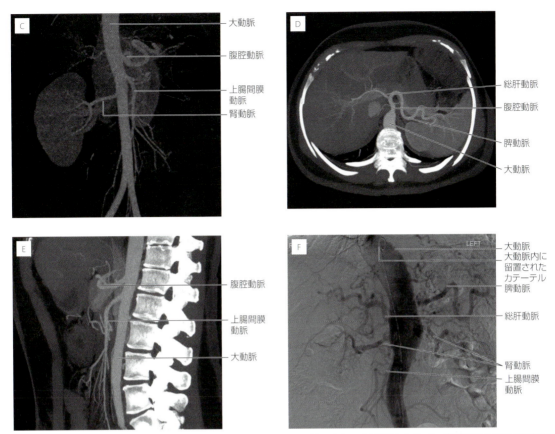

図 10.36 続き。C：右斜冠状面。腹腔動脈と上腸間膜動脈の起始は通常冠状面方向では不明瞭になる。D：腹腔動脈の MIP（横断面方向）。E：腹腔動脈・上腸間膜動脈の MIP（矢状面方向）。F：DSA による大動脈造影

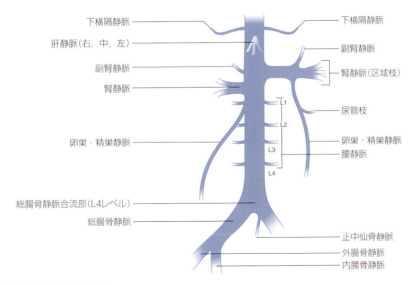

図 10.37 下大静脈に流入する静脈

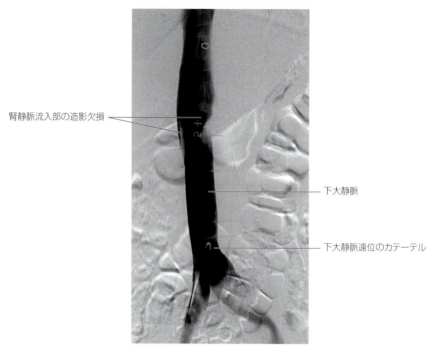

図 10.38 正常の大静脈造影（DSA）。遠位下大静脈に留置したカテーテルから造影剤を注入した DSA。血流が逆方向になるため下大静脈に合流する静脈は造影されない。実際，腎静脈の流入部は造影欠損として同定される

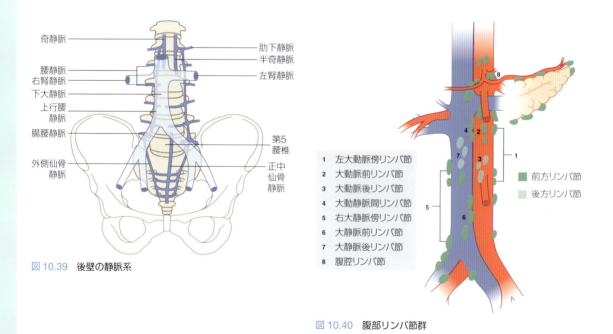

図 10.39 後壁の静脈系

図 10.40 腹部リンパ節群

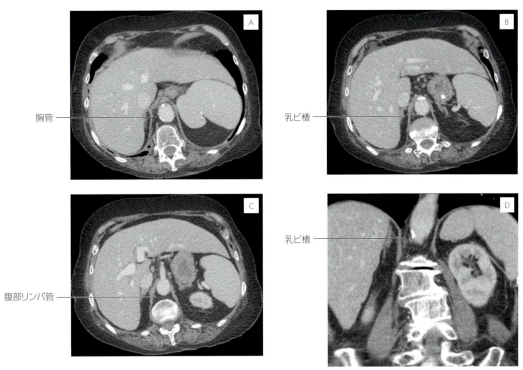

図 10.41 乳ビ槽。A〜C：乳ビ槽に至る腹部リンパ管の CT（横断像，上から下の順）。乳ビ槽は胸管に連続する拡張部として大動脈と右横隔膜脚の間に描出される。D：同一症例の CT（冠状断像）

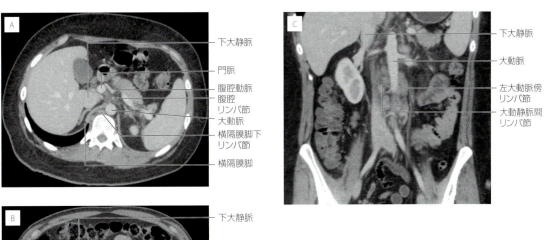

図 10.42 後腹膜リンパ節腫大の CT。A, B：横断像，C：冠状断像。リンパ節群の位置を示す

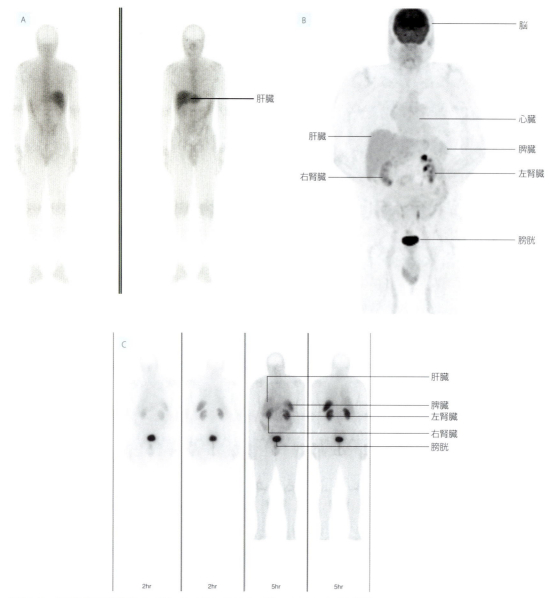

図10.43　腹部臓器の正常集積。A：^{67}Ga。B：FDG-PET。C：^{111}In-オクトレオチド（提供：Dr Sue Chau, Royal Marsden Hospital）

脈と交通する。
- 奇静脈（右）と半奇静脈（左）は，上行腰静脈または肋下静脈の連続であるが，腎静脈または下大静脈から生じることがある。
  - 半奇静脈は第9胸椎の高さで奇静脈に合流する。
  - 奇静脈は右肺門上を越えて上大静脈に流入する（奇静脈弓）。
- 下大静脈が閉塞するか，欠損している場合，上行腰静脈-奇静脈系が発達し，血液を上大静脈に還流する。

【リンパ系】（図10.40〜図10.42）
- 後腹膜リンパ節は，隣接臓器の名をとって名づけられる。
- すべてのリンパ液は胸管の拡張近位端である乳ビ槽へ流出する。乳ビ槽は第1，第2腰椎の高さで大動脈と右横隔膜脚の間にある。

核医学検査

- 核医学検査は腹部臓器の機能的な情報を提供する。核医学画像のみでは不足する解剖学的情報を補うために，他の断層画像（CT，MRI）が同時併用されている。
- FDG-PET検査で肝臓は均一な集積を示す（図10.43）。FDGはブドウ糖と同じように細胞内に輸

送されて，解糖系の代謝に比例した細胞内集積を示す。
- ^{99m}Tc-IDA 系化合物による肝胆道シンチグラフィでは，胆管および胆嚢から小腸に至る胆汁排泄を示す。
- ^{67}Ga シンチグラフィでは，肝臓，骨髄および脾臓（様々な程度で）に正常な集積がみられる（図10.43）。大部分は消化管，一部は腎臓を経て排泄される。^{67}Ga は炎症部位と非特異的にいくつかの腫瘍に集積する。
- ^{111}In-オクトレオチドまたはランレオチド（ソマトスタチン・アナログ）はソマトスタチン受容体と結合するため，神経内分泌腫瘍の画像診断で使われている。甲状腺，肝臓，脾臓，腎臓と細網内皮系には正常に集積する。消化管と腎臓を経て排出される（図10.43）。
- ^{99m}Tc-熱障害赤血球シンチグラフィを，例えば手術後に脾組織を特定する際に用いる場合がある。

【Navin Ramachandran, Aslam Sohaib】

11章 消化管

概要

断層画像の主要な役割は解剖学的構造を示すことにあるが，特に消化管領域ではその関係性を示すことが重要である．消化管と他の構造との関係を示すことで，局所的な病態，病変の局所伸展や遠隔転移の経路を理解することができる．

特にCTとMRIは小腸・大腸の全範囲を画像化する手段として広く利用されている．

一方，超音波は消化管については限定的な検査に位置づけられるようになった．例えば，小児では経腹的超音波検査で高周波数プローブ（10 MHzと13.5 MHz）を用いて，幽門狭窄における幽門部，虫垂，Crohn病における回腸末端，腸重積の診断などで小腸・大腸を検索する場合がある．超音波内視鏡（EUS）および腔内超音波は，近位消化管の腫瘍の病期診断，肛門管の括約筋裂傷と瘻孔の評価などに用いられる．

バリウムを用いた消化管造影は，診断用検査やCT・MRIと併用した問題解決手段として従前どおり行われている．したがって管腔解剖とその異型に関する知識が依然として重要になる．

胎生学と発生

消化管は口から肛門まで及ぶ管腔器官であるが，原始消化管（前腸，中腸，後腸）から生じる（図11.1）．

前腸

前腸は，咽頭，食道，胃，十二指腸の第一部および第二部を形成する．これらの構造への血液供給は食道中央を除いて主として腹腔動脈である．食道中部は直接胸部大動脈から血液供給を受け，食道の近位1/3は下甲状腺動脈から血液供給を受ける．

発達の段階で，十二指腸第二部において膵臓と肝臓が前腸の膵芽および肝芽から発生する．ここから胆管，門脈，肝動脈，静脈の間に緊密な関係ができる．

中腸

中腸は，十二指腸第三部および第四部，空腸，回腸，盲腸，虫垂，上行結腸，横行結腸の近位2/3を形成する．血液供給は，主に上腸間膜動脈とその分岐である．

子宮内での成長に伴い，第5週に中腸は一過性に生理的な臍帯ヘルニアを起こし，第10週に腹膜腔に再び還納される．

中腸は270度反時計回りに回転して戻るため，十二指腸第四部と空腸が正中よりも左方へ，結腸近位が右方に位置するようになる．中腸の回転に失敗すると，右側に十二指腸空腸曲と空腸，左側に結腸が位置することになる（回転異常）．この状況になると小腸間膜は短く捻じれる傾向となり（腸軸捻転），潜在的に十二指腸閉塞と虚血へ陥る．

中腸が腹腔に戻らない病態は出生時の臍帯ヘルニアとして知られており，腹壁から小腸および大腸が脱出した状態で出生してくる．

後腸

後腸は，遠位横行結腸，下行結腸，S状結腸，直腸と肛門を形成する．血液供給は直腸を除き，主に下腸間膜動脈からである．直腸は内腸骨動脈から血液供給を得る．

咽頭

- 頭蓋底から第6頸椎レベル（頸部食道移行部）に至る筋性の管腔．
- 3層構造：粘膜，線維性粘膜下層，筋層（3つの咽頭収縮筋からなる）．
- 食物塊は反転した喉頭蓋の上を通過し，梨状陥凹を

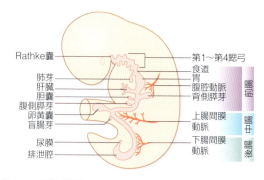

図11.1　原始消化管

抜けて頸部食道に至る。

断層解剖

咽頭鼻部(上咽頭)，咽頭口部(中咽頭)，咽頭喉頭部(下咽頭)は連続的な構造である。
- 上方：軟口蓋。
- 下方：喉頭蓋(嚥下時に喉頭を保護する)。
- 前方：舌根と喉頭蓋がある。咽頭喉頭部は喉頭の後面を覆い，両外側に陥凹(梨状陥凹)をつくる(図11.2)。
- 後方：椎前筋。

単純X線撮影と造影検査の画像解剖

- 単純X線撮影の役割は限定されているが，嚥下した異物の存在を確認するために側面撮影が行われる場合がある。
- バリウム嚥下時の正面撮影では，舌根と喉頭蓋の充盈欠損となり，梨状陥凹と喉頭蓋谷を描出することができる(図11.3A)。側面像の第5，第6頸椎の高さで，輪状咽頭筋の収縮による後方への狭い弯入がみられることがある。収縮が持続的で激しい場合には嚥下障害をきたす可能性がある。前面にある，より幅広く浅い弯入は粘膜下静脈叢に起因する(図11.3C)。

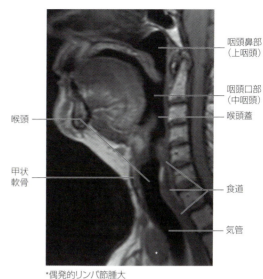

*偶発的リンパ節腫大

図11.2 咽頭・頸部食道のMRI(T1強調像，矢状断像)

食道

- 長い筋性の管腔器官で，長さは約25 cmある。
- 第6頸椎レベルに始まり，頸部と後縦隔を通過したのち，第10胸椎レベルで食道裂孔を通って腹腔に入る手前で前方に向きを変える。腹部食道は腹膜後腔にあり，2～3 cmと短く，第11胸椎レベルで胃噴

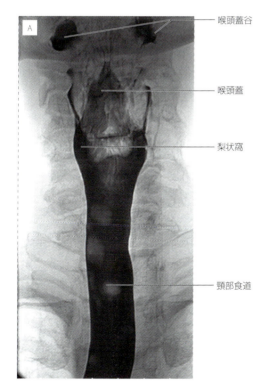

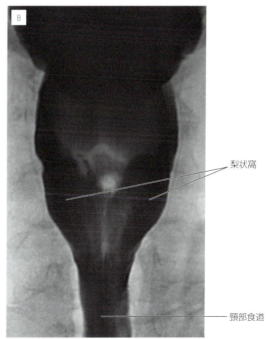

図11.3 バリウム嚥下時の咽頭・頸部食道。A，B：正面像

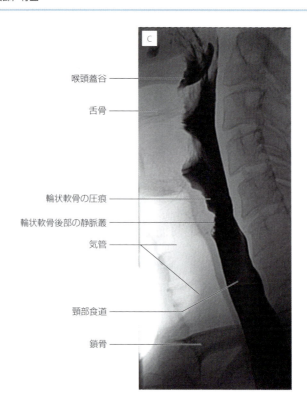

図11.3 続き。C：側面像

門に終わる（食道胃接合部）。

断層解剖
頸部食道
- 輪状咽頭筋の下端に始まり、頸椎椎体の前方正中、気管および甲状腺の後方を走行する（図11.4A, B）。甲状腺の高さで正中よりもやや左方に寄る。縦隔内に入ると、第5胸椎レベルで再び正中側に戻る（図11.4C, D）。
- 食道の両側方に総頸動脈がある。

胸部食道（図11.5）
- 前方の構造：縦隔上部から後縦隔を下行するにしたがい、気管、左主気管支、左心房、左心室（上部）の後方を通過する。
- 後方の構造：胸管、椎骨、奇静脈、後肋間動脈（下行大動脈の分枝）がある。
- 側方の構造：上部食道の左側面に大動脈弓がある。左中部～下部食道は左側方で下行大動脈に接する。奇静脈は食道の右側方にあるが、第4胸椎レベルで弧を描いて右肺門を乗り越えて上大静脈に合流する。食道壁はEUS（図11.6）では5層からなり、内腔表面から粘膜上皮（高エコー）、粘膜固有層（低エコー）、粘膜筋板と粘膜下組織（高エコー）、固有筋層（低エコー）と外膜（高エコー）として識別できる。これらの層構造はCTでは確認困難であるが、MRIではある程度識別可能である（図11.4C, D）。

単純X線撮影と造影検査の画像解剖
胸部単純X線撮影
- 病的拡張や液体貯留がないと、食道を確認するのは困難である。
- 第4胸椎（右肺門の高さ）以下で、奇静脈と食道は右肺に接しているため、奇静脈食道線がみえることがある。
- 第4胸椎レベルより上方で、食道が左肺に接する部位に胸膜食道線をみることができる。

消化管造影検査（バリウム検査）
- 生理的狭窄部位として、上狭窄部（食道入口部）、中狭窄部（気管分岐部の高さ）、下狭窄部（食道裂孔）がある。
- 図11.7Aでは、3カ所（大動脈弓、左主気管支、左心房）に外部からの生理的な圧排を認める。
- 食道遠位部は生理的な括約筋機構を有し、軽度の紡錘状拡張を認める。
- 拡張部の上方をAリング、下方をBリング（Schatzki輪）という（図11.7B）。
- これらは軽度の一過性の筋収縮である。持続的な収縮をきたす例では、嚥下障害をきたし内視鏡による拡張術を必要とする場合がある。
- 二重造影では雛壁は5つ未満である。ヒダは薄く、

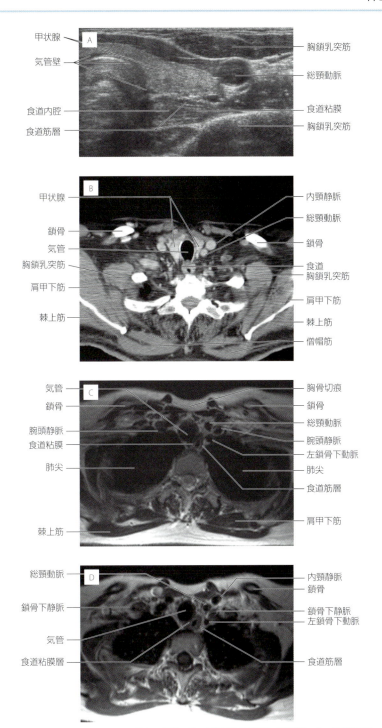

図 11.4　頸部食道。A：超音波。B：甲状腺レベルの CT（横断像）。C：MRI（T2 強調像，横断像）。D：胸郭入口レベルの造影 MRI（FS 法，T1 強調像，横断像）。超音波と MRI で，食道の層構造が明瞭に描写されている

幅 3 mm 未満である。
- 5 つ以上のヒダがあると，食道裂孔ヘルニアが示唆される。

神経血管系とリンパ流の解剖
血液供給と静脈流出経路
- 上 1/3：下甲状腺動脈（←甲状頸動脈←鎖骨下動脈）。流出経路は下甲状腺静脈。
- 中 1/3：下行大動脈の食道枝。流出経路は奇静脈。
- 下 1/3：左胃動脈の食道枝（図 11.13B 参照）。左胃

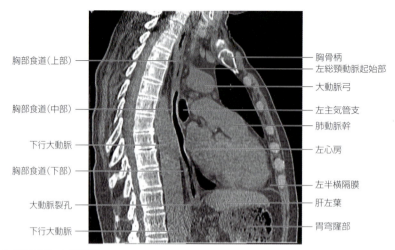

図 11.5 胸部食道の CT（MPR, 矢状断像）

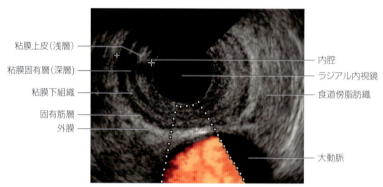

図 11.6 食道の EUS

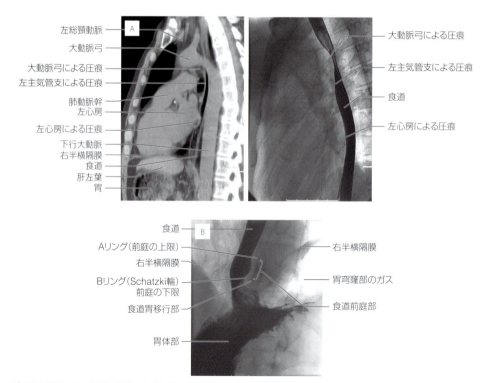

図 11.7 バリウム嚥下。A：食道に正常にみられる 3 カ所の圧痕（左：斜位像, 右：MPR, 矢状断像）。B：胃食道接合部と前庭部

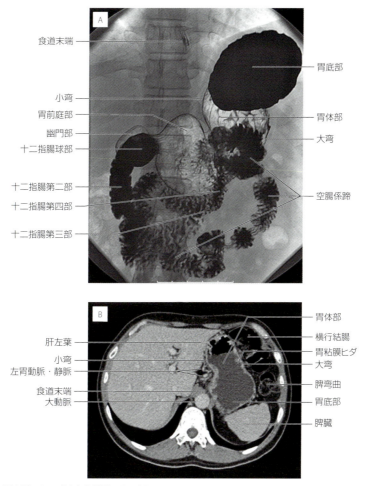

図 11.8　胃粘膜ヒダと胃小区。A：バリウム造影。B：CT

静脈の食道枝の流出経路は門脈。

リンパ液の流出経路

食道傍リンパ管叢の流出経路。

- 縦隔後部リンパ節を経て上方に向かい，鎖骨上リンパ節へ注ぐ。
- 左胃リンパ節を経て下方に向かい，腹腔リンパ節に注ぐ。

これらが食道腫瘍のリンパ行性転移の経路になる。

神経支配

- 上部食道：反回神経の分枝。
- 下部食道：食道神経叢。下部食道を取り囲む神経叢で，迷走神経（第 X 脳神経）の副交感神経線維と第 4～第 6 胸髄に由来する血管運動性の交感神経線維で構成される。

胃

- 胃は J 字型をした厚い筋性の袋で，出入口である噴門口と幽門口で固定されている。
- 2 つの表面。
  - 前上面：小弯。
  - 後下面：大弯。胃の大部分は可動性があるため，胃の充満により大弯が前下方に拡大する。
- 胃の表面は腹膜によって覆われており，小網および大網の腹膜付着部によって分ける。
- 胃の容量は成人 1,500 mL，思春期で 1,000 mL である。3 つの筋層があり，内層の斜筋層，中層の輪筋層および外層の縦筋層からなる。輪筋層は胃を取り囲むように走行しているが，特に幽門管で発達し，幽門括約筋をつくる。斜筋層は噴門口周辺を U 字型に取り囲み，食道への逆流防止に役立つ。縦筋層は小弯および大弯に沿って発達している。

単純 X 線撮影と造影検査の画像解剖

胃が液体で充満しているか，空虚である場合には，単純 X 線撮影で胃をみることはできない。ただし，立位単純 X 線撮影では胃泡が描出される。

胃は以下に区分される（図 11.8）。

- 胃底部（fundus）：左半横隔膜に接して噴門口のある

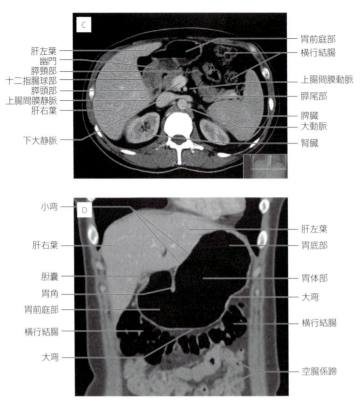

図11.8 続き。C：CT。D：MRI

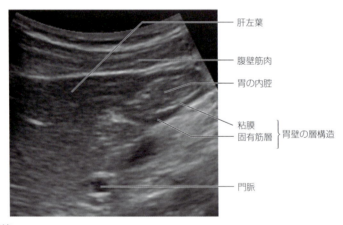

図11.9 胃の経腹的超音波

水平面より上方にある。
- 胃体部（body）：噴門から胃角（小弯の角切痕）の範囲。
- 幽門洞（antrum）：正中線を横切る位置にある。胃角から中間溝までの範囲。壁は薄い。
- 幽門管（canal）：中間溝から幽門口に至る範囲で，内腔が狭い。長さは1～2 cm，壁の厚い筋性管で生理的および解剖学的括約筋として働く。L1の高さで正中線より2.5 cm右方の位置にある。

バリウム造影で，胃粘膜ヒダは，3～5 mmの胃粘膜の厚い線状の隆起または皺として描出される。大部分は胃の長軸方向に沿って走行し，幽門管では細い線となる。幽門洞では胃小区と呼ばれる2～3 mmの小さな結節状粘膜隆起を認める。

断層解剖

胃壁は解剖学的に粘膜，粘膜下組織，固有筋層，漿膜からなる。粘膜は粘膜上皮，さらに粘膜固有層，粘膜筋板の3層，筋層は前述したように外層，中層，内層の3層からなる。胃壁の層構造の描出は超音波（特にEUS）が優れている（図11.9）。

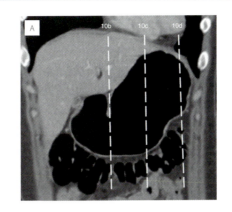
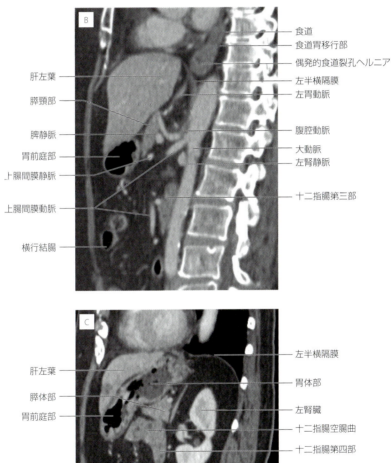

図 11.10　胃と他臓器との関係。A：冠状断像。B, C：矢状断像（B：幽門洞, C：胃体部）

周囲臓器との関係（図 11.8, 図 11.10）
- 前方：内側に肝左葉, 外側に前腹壁, 上方に左半横隔膜。
- 後方：上方に小網の腹膜, 下方に胃床。

胃床（図 11.11）
　胃床とは仰臥位で胃がのる場所を意味し, 網嚢の後壁を構成する構造からなる。

- 外側：脾臓, 左腎, 左副腎の胃に面する部位。
- 中心：膵臓の全長。
- 内側：大動脈, 腹腔動脈。
- 下方（尾側）：横行結腸間膜（膵臓の前面に横行結腸を取りつける）。

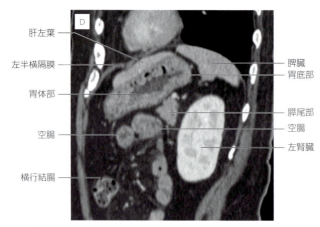

図 11.10　続き。D：矢状断像（胃底部を通る位置）

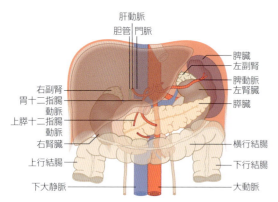

図 11.11　胃床

　超音波は通常胃内のガスのため使用しないが，乳児の肥厚性幽門狭窄症の検索では，幽門管を調べる目的で使用する（図 11.12）。粘膜は高エコー，筋層は低エコーとして描出される。正常では幽門管の長さは 15 mm 未満，全体の壁の厚さは 8 mm 未満である。
　CT は胃内が空虚になると壁が厚くみえ，腫瘍と紛らわしい所見を示すため，通常は胃の検索に使わない。CT を用いるのは，胃癌の進行期診断，内視鏡検査で出口部の閉塞や外部からの圧迫があるときなどである。MRI は CT よりも胃壁の層構造を確認できる。

血液供給（図 11.13）

- 小弯と食道胃移行部：左胃動脈（腹腔動脈から起始，右胃動脈と吻合）。総肝動脈または左肝動脈から起始する変異がある。
- 大弯：右胃大網動脈（胃十二指腸動脈から起始），総肝動脈の分岐，左胃大網動脈（脾動脈から起始）。
- 胃底部：短胃動脈（脾動脈から起始，大弯への血液供給にも関与する）。

静脈流出経路

　胃静脈は動脈に伴走しており，動脈と同じ分布をとる。

- 右・左胃静脈は，門脈に入る。
- 短胃静脈と左胃大網静脈は脾静脈に入る。
- 右胃大網静脈は上腸間膜静脈に入る。

リンパ液の流出経路

　すべてのリンパ流は，それぞれの動脈に沿ったリンパ管を経由して腹腔リンパ節に流れる。

- 小弯：左胃リンパ節から直接腹腔リンパ節に流れる。右胃リンパ節は後十二指腸リンパ節に流れる。
- 胃底部と大弯：短胃リンパ節および左胃大網リンパ節は，脾門リンパ節および後方にある膵周囲リンパ節に流れる。右胃大網リンパ節は後十二指腸リンパ節を経由して流れる。

神経支配

　左右の迷走神経（第Ⅹ脳神経）からの副交感神経。

- 前迷走神経幹。
  ・小弯，噴門と幽門を支配する。
  ・左迷走神経からの神経線維。
- 後迷走神経幹。
  ・大部分の胃（胃体の前壁および後壁）を支配する。
  ・右迷走神経の神経線維で，膵臓，小腸と近位の大腸（盲腸〜横行結腸の中央）までを支配する。
- 大内臓神経から腹腔神経叢を通じて分布する交感神経線維。

十二指腸

　十二指腸は長さ 25 cm の C 字型をした筋性の管腔器官である。膵頭部と鈎状突起に沿って曲って走行したのち，十二指腸空腸曲に至るまで膵体部の下方を走行する。
　十二指腸は幽門から空腸に至るまで 4 つに区分される（図 11.10B，C，図 11.14）。
　最初の 2.5 cm は間膜を持つが，それ以降は後腹膜腔

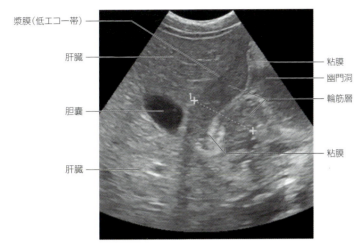

図 11.12　幽門の正常な層構造の経腹超音波

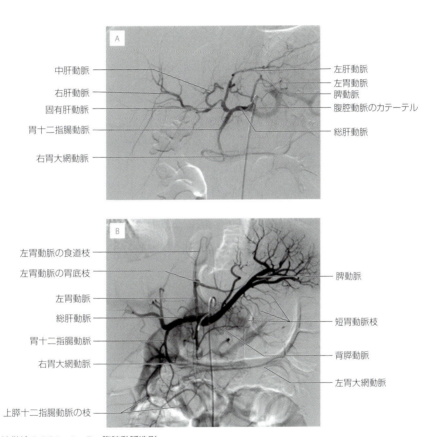

図 11.13　胃の血液供給の DSA。A，B：腹腔動脈造影

にある。

断層解剖

【十二指腸第一部（上部）】

長さ 5 cm で，第 1 腰椎の高さで幽門から上後方へ向かう。第一部の初部はバリウム検査で球状に膨らむため，十二指腸球部と呼ばれる。

他臓器との関係

- 前方：胆嚢，肝臓。
- 後方：総胆管，門脈，胃十二指腸動脈。第一部は下大静脈と離れている。
- 上方：網嚢孔。

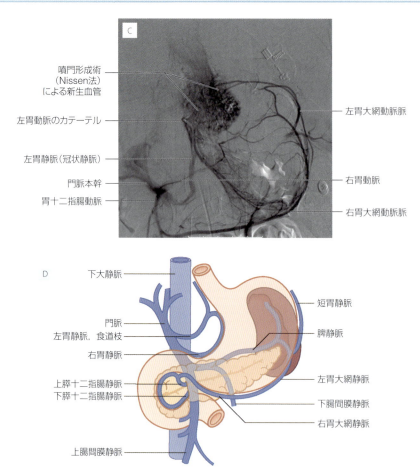

図11.13 続き。C：選択的左胃動脈造影（右胃大網動脈，胃十二指腸動脈への逆流を含む）。D：胃の静脈流出路

- 下方：膵頭部。

【十二指腸第二部（下行部）】

　長さ8cmで，第2腰椎の高さで下方に走行する。中間点に大十二指腸乳頭（Vater乳頭）があり，総胆管と膵管が開口する部位を内側括約筋（Oddi括約筋）が囲む。Vater乳頭より2cm近位側に小十二指腸乳頭があり，副膵管が開口する。

他臓器との関係

- 前方：横行結腸間膜根が横走する。上方（頭側）に肝臓と胆嚢がある（胆嚢の位置は可変であり，胆嚢がみられない場合もある）。下方（尾側）には空腸係蹄がある。
- 後方：右腎，尿管，副腎。
- 外側：上行結腸/右結腸曲，右腎。
- 内側：膵頭部。

【十二指腸第三部（水平部）】

　長さ8cmで，第3腰椎の高さで膵体部の下縁に沿って走行する。

他臓器との関係

- 前方：小腸間膜根，上腸間膜動脈・静脈。
- 後方：右大腰筋，右尿管，性腺動脈・静脈，大動脈，下大静脈。
- 上方：膵頭部。
- 下方：空腸係蹄。

【十二指腸第四部（上行部）】

　長さ4cmで，第2腰椎の高さにある。大動脈に隣接して十二指腸空腸曲まで上方（頭側）に走行する。十二指腸空腸曲はTreitz靱帯（横隔膜右脚に連続する腹膜ヒダ）で固定される。発生の段階で回転異常が起こるとTreitz靱帯を形成せず，空腸や大腸の配置が変わる。Treitz靱帯より外側に下腸間膜静脈を含む腹膜ヒダがあり，2つの腹膜ヒダの間に十二指腸傍陥凹をつくる。

他臓器との関係

- 前方：上方に胃，下方に空腸係蹄。
- 後方：左大腰筋，大動脈の外側面。

単純X線撮影と造影検査の画像解剖

バリウム検査（経口法による経時的充盈像）

- 十二指腸第一部は斜方向に走行しており，右前斜位

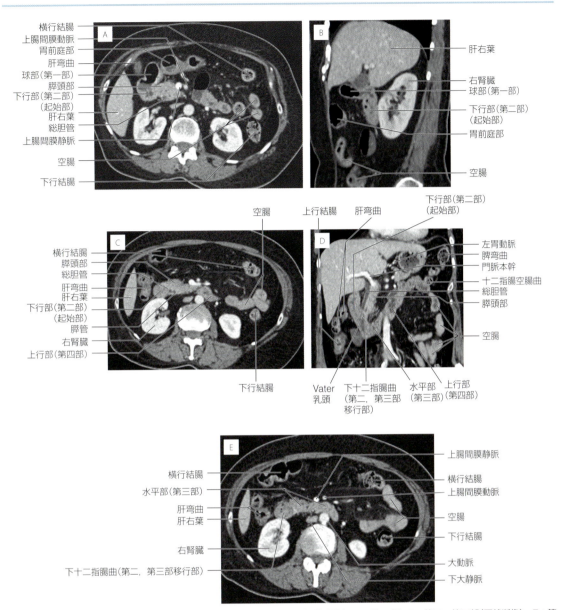

図 11.14　十二指腸の CT。A：第一部。B：第一部と胆嚢との位置関係（矢状断像）。C：第二部。D：第二〜第四部（冠状断像）。E：第三部

（RAO）で最もよく観察できる。上方には胆嚢による陥入があり，螺旋状の薄いヒダがみえる。

- 輪状ヒダは第二部からみられるようになり，第四部で有意に顕著となる。十二指腸膨大に続いて下方に縦走するヒダ（十二指腸縦ヒダ）が後内側の陰影欠損として描出される（全検査の 2/3, 1/4 には副膵管開口部も確認できる）。
- 十二指腸第三部は上腸間膜動脈・静脈と大動脈の間を通過するため，これらによる圧痕をみる。

神経血管系とリンパ系の解剖
血液供給（図 11.15A, B）
- 右胃動脈と右胃大網動脈：十二指腸の最初の 2.5 cm に供給する。
- 上膵十二指腸動脈（胃十二指腸動脈の分枝）：第一部の遠位〜第二部中央に供給する。
- 下膵十二指腸動脈（上腸間膜動脈の分枝）：第二部中央〜十二指腸空腸曲に供給する。

静脈流出経路（図 11.22 参照）
- 十二指腸の最初の 2.5 cm は幽門前静脈に流出し，門脈へと流れる。
- 残りの部分は，上・下膵十二指腸静脈から流出し，

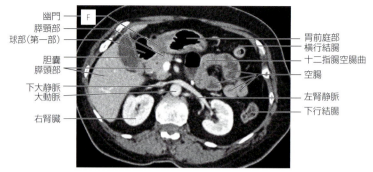

図 11.14 続き。F：十二指腸空腸曲

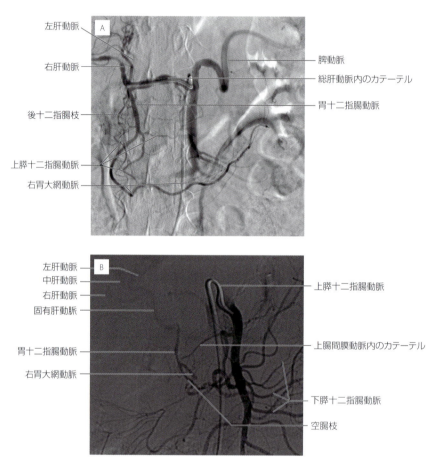

図 11.15 十二指腸の血液供給の DSA。A：腹腔動脈（胃十二指腸動脈の選択的造影）。B：上腸間膜動脈造影

それぞれ門脈と上腸間膜静脈に流れる。

リンパ液の流出経路

動脈に沿って膵十二指腸リンパ節に集まり，以下に流れる。
- 下方に向かうリンパ管は上腸間膜リンパ節に注ぐ。
- 上方に向かうリンパ管は幽門リンパ節および胃十二指腸リンパ節に流れたのち，腹腔リンパ節群に注ぐ。

神経支配
- 小腸に関しては下記参照。

小腸

小腸は，十二指腸空腸曲（第 2 腰椎の高さ）から回盲弁（右仙腸関節の上面）に広がる。小腸間膜根はこれらの 2 点を結ぶよう後腹壁に固着しており，約 15 cm の長さがある。

Meckel 憩室
- 卵黄腸管の閉鎖不全による遺残で，2 % の頻度で現

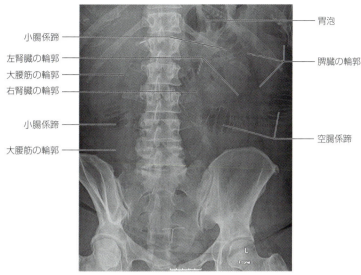

図 11.16　腹部単純X線写真。小腸ガスは比較的少ない

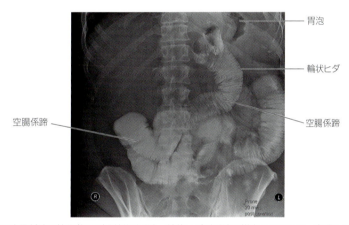

図 11.17　小腸閉塞による空腸係蹄の拡張（経口造影剤投与後）。輪状ヒダが明瞭に描出されており，大腸と区別できる

れる。
- 回盲弁から約60 cm近位側の回腸で腸間膜付着部の反対側に突出する。
- 長さは約5 cmで，胃または膵組織を含む場合がある。出血を繰り返すことがある。
- 憩室の尖端が臍まで直接達したり，線維束により付着していることがある。

単純X線撮影と造影検査の画像解剖
単純X線撮影（図11.16）
- 腹部立位正面像の異常所見として空気液面像（air/fluid level）があるが，最大5カ所までは健常者でみられる場合がある。
- 空腸係蹄は主として腹部の左上方1/4区画を占め，回腸係蹄は下腹部中央〜右下方1/4区画を占める。
- 輪状ヒダは小腸閉塞と大腸閉塞と鑑別するのに役立つ（図11.17）。
- 最大径は空腸 3.5 cm，回腸 2.5 cm である。

バリウムの経時的充盈像（経口法，無管法）
- 粘膜面を観察するのに優れている。
- 空腸は輪状ヒダが発達しているが，近位部から末端に向かうにしたがい，徐々に減少する（図11.18A, B）。
- 末端回腸の描出を改善するには，直腸から空気を注入し二重造影法を行う。回盲弁に機能不全があると空気が回腸に入り込む。

小腸造影（ゾンデ法，有管法）
- 小腸の優れた二重造影像を得ることができる。
- 経鼻管を介して近位空腸内へバリウムを圧注入する（患者には不快である）。
- 最大径は，回腸4 cm，空腸3 cm である。

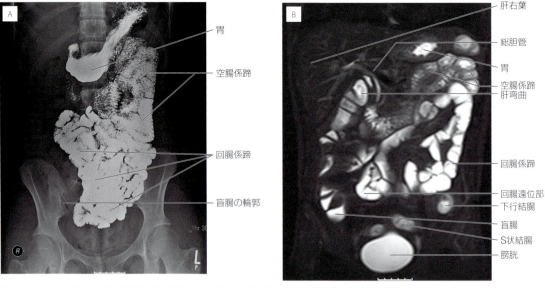

図 11.18　空腸/回腸の位置と粘膜ヒダの描出。A：バリウム経口法による経時的充盈像。B：MRI

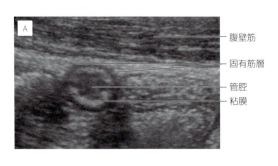
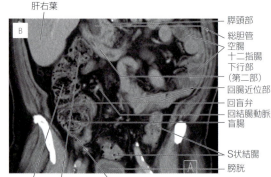

図 11.19　回腸末端。A：超音波。B：CT（MPR，冠状断像）

断層解剖
他臓器との関係
- 前方：前腹壁。
- 後方：横行結腸。胃が充満するにつれて，下方に押し下げられる。胃自体は空腸係蹄上部より後上方に位置する。
- 末端回腸は内容物に液体があれば超音波検査の対象になる（特にCrohn病）（図11.19）。

CTE／MRE（図11.20A，B）
- 小腸の適切な拡張が得られるかに依存する。経口腸管洗浄剤として，ポリエチレングリコール，メチルセルロース，ローカストビーンガムなどを使用する。
- 小腸を拡張させることで腸管壁が薄くなり，ヒダの分離がよくなり，ポリープや限局性またはびまん性の壁肥厚を検出しやすくする。
- MRE（MRエンテログラフィ）は炎症性腸疾患の多くの症例で初期診断と経過観察に使われる。CTE（CTエンテログラフィ）はしばしばカプセル内視鏡のような他の検査法で検出されるような，小さな消化管病変を対象に行われる。
- 特に小さい腫瘍またはポリープを検索する場合，経鼻空腸管を通して経口薬剤をポンプ圧注入すると優れた拡張を得ることができる。

神経血管系とリンパ系の解剖
血液供給と静脈流出経路（図11.21，図11.22）
- 上腸間膜動脈から分岐する空腸動脈および回腸動脈からアーケードがつくられる。動脈は空腸では1～2列，回腸では4～5列のループをつくって吻合し，アーケードの末梢は腸管壁に直行する直動脈となる。直動脈は機能的終動脈である。
- 回腸末端は，回結腸動脈の太い回腸枝，上腸間膜動脈の細い回腸動脈が分布する。
- 空腸と回腸は，動脈供給に対応している静脈を通じて上腸間膜静脈に流出する。

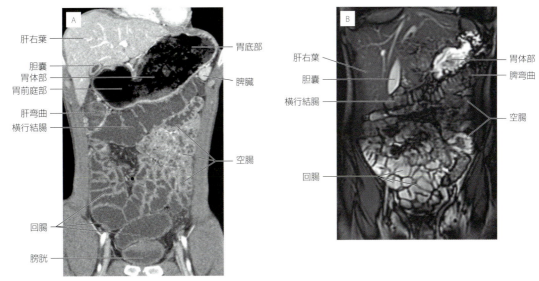

図 11.20　CT/MR エンテログラフィ。A：CT（MPR，冠状断像）。B：MRI（TruFIS，冠状断像）

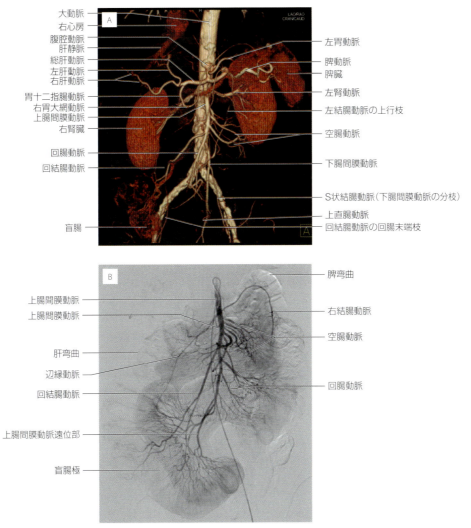

図 11.21　腸間膜の血液供給。A：CT アンギオグラフィ（VR）。B：DSA

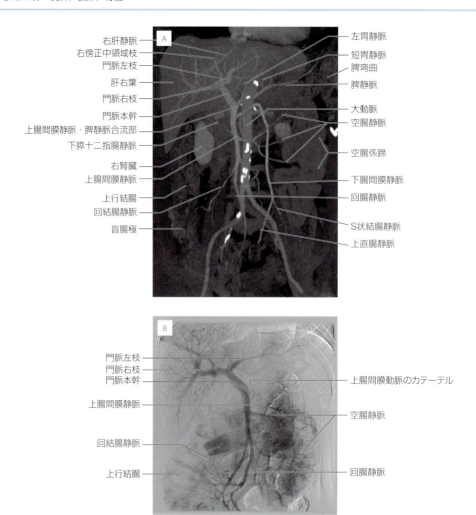

図 11.22　腸間膜静脈の流出経路。A：CT。B：DSA（経 SMA 造影）

リンパ液の流出経路
- 回腸，空腸のリンパ管は腸間膜内をきわめて多くのリンパ節を経由しつつ，動脈に沿って走行する。
- すべてのリンパ管は最終的に上腸間膜動脈の根部付近にある上腸間膜リンパ節に入る。

神経支配
- 上腸間膜動脈神経叢（上腸間膜動脈の根部付近）は，腹腔神経叢の下方への連続になる。
- 右迷走神経からの副交感神経の節前線維。
- 第 8～第 10 胸髄の交感神経線維＝大内臓神経，小内臓神経。
- 上腸間膜動脈神経節（上腸間膜動脈の根部の前方）でシナプスをつくり，接後線維は小腸間膜内を上腸間膜動脈の分岐に沿って走行する。

回盲弁
- 盲腸と上行結腸移行部で，結腸の後内側壁にある。
- 輪状筋が存在するが，括約筋としての機能は弱く，末端回腸は注腸検査で造影剤が逆流して描出される（図 11.23A）。
- 注腸造影検査では陰影欠損として描出される。回盲弁（ileocaecal valve）を通過する際，回腸末端は短い範囲で軽度の先細りを示す（図 11.23A，B）。
- CT では脂肪の density を示し，脂肪腫と紛らわしい。回盲弁に隣接した脂肪腫を見落とす可能性がある（図 11.23C）。
- 仮想大腸内視鏡検査では，2 つの水平方向のヒダまたは単一の厚いヒダが描出される（図 11.23D）。

大腸

　大腸は盲腸から直腸に至る長い筋性の管腔器官で，長さは約 1.5 m である。
　結腸壁には 3 つの縦走する筋層（結腸ヒモ）がある。結腸ヒモは虫垂の基部から 3 本に分かれ，遠位側は直腸移行部で直腸を取り巻く筋層になる。結腸ヒモは 30 cm ほど結腸より短いため，ヒモの間が嚢状に膨出す

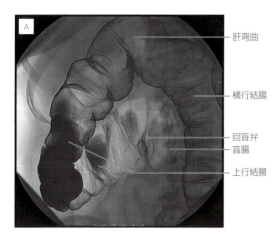
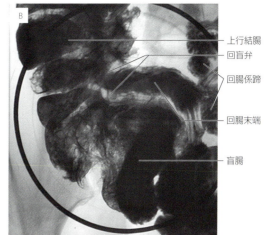
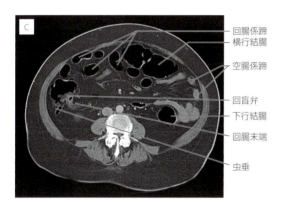
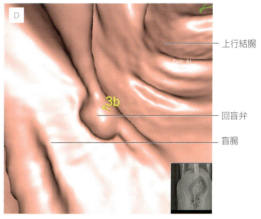

図11.23 回盲弁。A：バリウム経口投与後の経時的充盈像（回腸末端の圧痕による狭窄像）。B：注腸造影（充盈欠損像）。C：CT。D：仮想内視鏡像

るため不完全なリングとなる（結腸膨起：ハウストラ）。

虫垂

- 虫垂は盲腸の後内側壁から突出する。
- 虫垂自身の間膜を持ち、内部を血管とリンパ管が走行する。
- 非常に可動性に富んでおり、75％は盲腸の後方にあるが、20％は下方の右骨盤壁側に向かう。
- 内腔は若年者では広く、高齢者では通常消失している。
- 10％には単純X線写真で石灰化を認める（虫垂結石）。これらのうち、90％は将来的に虫垂炎を引き起こす。
- バリウム注腸検査では、通常はバリウムの充盈像として虫垂がみえる。
- 超音波検査では、小児とやせた成人の60％で正常な虫垂がみえる（図11.24A）。
- 超音波では壁が以下の5層にみえる。
1）最内側の高エコー層：粘膜上皮。

2）低エコー層：粘膜筋板。
3）中間の高エコー層：粘膜下組織。
4）外側の低エコー層：固有筋層。
5）最外部の高エコー層：漿膜。
- MDCTであれば、少なくとも80％で虫垂を確認できる（図11.23C、図11.24B）。

断層解剖（図11.28 参照）
超音波
- 結腸前壁と盲腸極は観察できるが、壁が著しく肥厚するなどなんらかの異常がない限り、視認性は低い（図11.25）。EUSは肛門直腸壁と括約筋の評価に優れた検査法である。

CT
- CTによる仮想内視鏡として知られているように、結腸は特に空気が注入されている場合、良好に観察できる（図11.26）。
- CTは結腸そのものの診断だけではなく、同時に周囲の構造と病変の伸展の評価が可能である点で、バ

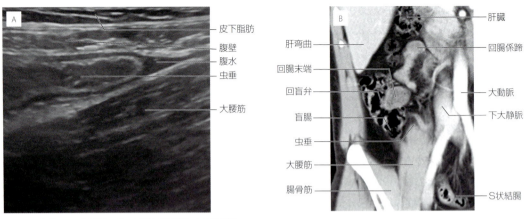

図11.24　虫垂。A：超音波。B：CT（右腸骨窩，冠状断像）

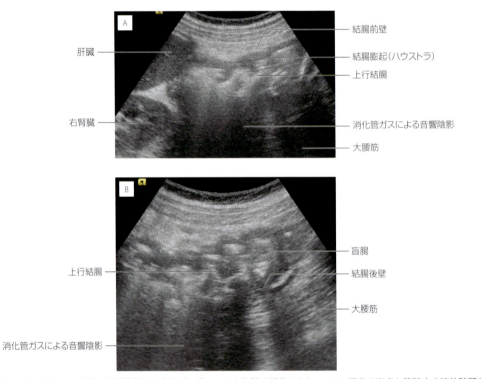

図11.25　大腸の超音波。A：前壁と結腸膨起はみえるが，ガスのため後壁は観察できない。B：軽度の炎症と管腔内の液体貯留があると後壁側もみえるようになる

リウム検査より優れている。

MRIによる肛門直腸の評価
- 癌の進行期診断。
- 瘻孔形成の評価。
- 直腸膣中隔の機能，骨盤底の脆弱性/下垂を評価する。直腸膣中隔は脆弱な構造であるため，直腸壁が膣後壁へと前方に膨隆し，直腸瘤（直腸膣壁弛緩症）を生じることがある（図11.27）。

盲腸

- 大腸の起始部にある構造で，回盲弁の下にある。長さは6cm以下で，盲端に終わる（図11.28A）。
- 後方を除き，ほぼ完全に腹膜に覆われている。腹膜を欠く後面に盲腸を右腸骨窩底に固定する疎性結合組織がある。盲腸は間膜を持つが，長い場合は回転して腸捻転をきたし，closed-loop obstructionに至る場合がある。
- 後方：大腰筋，腸骨筋，外側大腿皮神経，大腿神経，

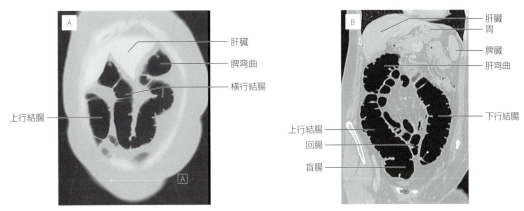

図 11.26　CT コロノグラフィ（冠状断像）

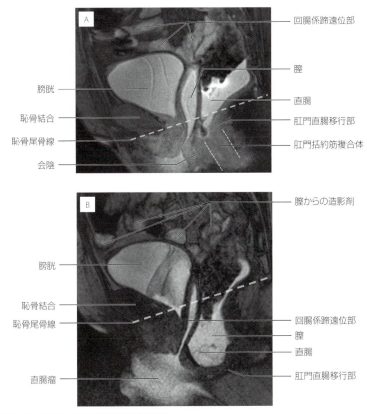

図 11.27　MR 直腸造影。A：正常像。B：骨盤底の異常な降下

虫垂。
- 前方：前腹壁，回腸係蹄。
- 内側：回腸末端。

下行結腸，上行結腸

下行結腸（25 cm）と上行結腸（15 cm）は腹膜後腔の器官で，前面および側面は腹膜で覆われ，後腹壁に固定されている（図 11.28A）。

- 後方：後腹壁（腰方形筋，腸骨筋，外側大腿皮神経，腸骨稜，腸骨鼠径神経，腸骨下腹神経がある）。下行結腸遠位部は外腸骨動脈・静脈，性腺動脈と交叉する。
- 前方：前腹壁，大網，小腸係蹄。
- 外側：結腸傍溝。
- 内側：右下結腸空隙。

上行結腸の遠位部で前内側に曲がり，右結腸曲を形成する。

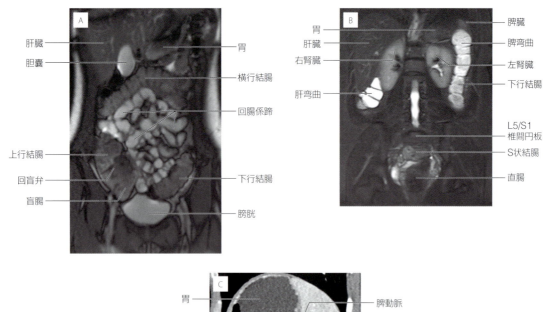

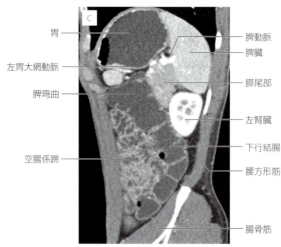

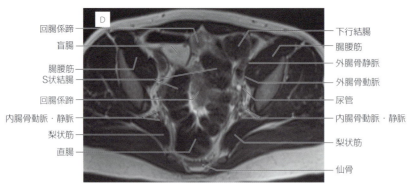

図 11.28　大腸。A：上行・下行結腸および盲腸の MRI（冠状断像）。B：肝弯曲・脾弯曲の MRI（HASTE, 冠状断像）。C：下行結腸の CT（矢状断像）。D：盲腸・遠位下行結腸・S状結腸の MRI（横断像）

右結腸曲（肝弯曲）

結腸は肝臓下面に圧痕を与えて，結合組織によって腎筋膜前葉，十二指腸第二部と膵頭部に固定される（図 11.14A，図 11.26A）。

- 上方および前外側：肝右葉。
- 後方：右腎臓（下極）。
- 内側：十二指腸第二部と胆嚢（前内側で）。

横行結腸

横行結腸（45 cm）は肝弯曲および脾弯曲の間に垂れ下がり，腹膜（横行結腸間膜）で完全に覆われている。横行結腸間膜は膵体部の前面に付着しているが，外側

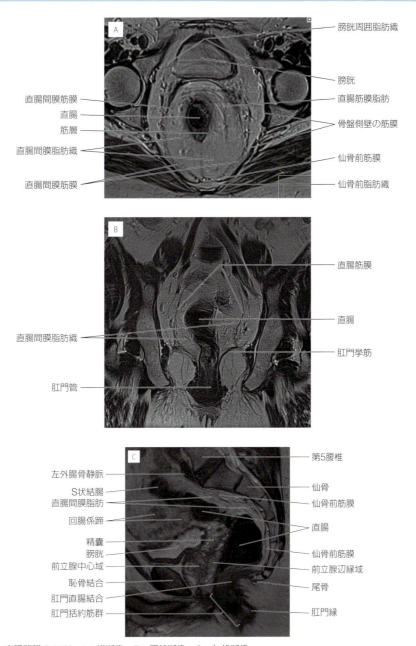

図 11.29 直腸・直腸間膜の MRI。A：横断像。B：冠状断像。C：矢状断像

の付着部は両側の腎臓の下極，十二指腸第二部に達する。横行結腸は胃結腸間膜（大網と連続している）を通じて胃にも付着する。大網は横行結腸の上から下方に垂れ下がる。脾臓の下方で外側部は後内側に曲がり，脾弯曲を形成する（図 11.8B～D）。
- 上方：胃（中央），胆嚢，肝臓（内側），脾臓（外側）。
- 直下および下方：十二指腸第二部，膵頭部，小腸間膜の近位部，十二指腸空腸曲，小腸係蹄。
- 前方：腹壁。

左結腸曲（脾弯曲）
- 横行結腸と下行結腸の移行部によって形成される。
- 右結腸曲より高い位置にある。
- 横隔結腸間膜によって，左半横隔膜に固定される（図 11.10D）。
- 上方：脾臓。
- 後方：左腎臓。

S 状結腸

下行結腸の遠位部は左腸骨窩で内側へ曲がり，S 状結腸に移行する。S 状結腸は様々な程度で S 字状の

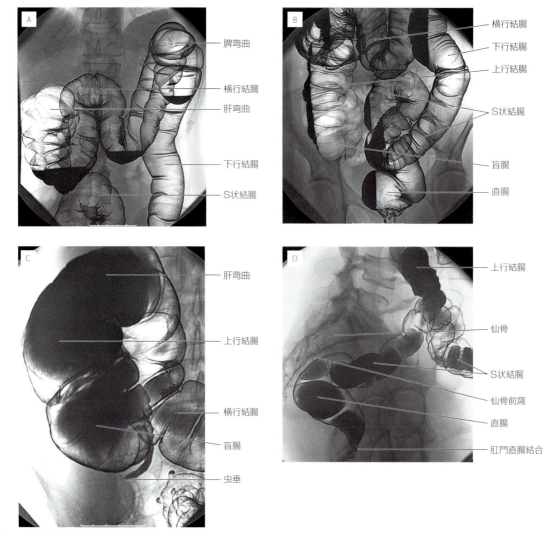

図 11.30　注腸造影。A，B：結腸膨起(ハウストラ)。C：盲腸および造影剤で満たされた虫垂。D：直腸

ループを描きながら下行し，第3仙椎の高さで直腸に移行する。S状結腸の長さによって，尖部は臍あるいはそれ以上に達することがある。S状結腸は腹膜(S状結腸間膜)に完全に覆われている。S状結腸間膜根は逆位V字型をしており，尖部は正中線の左側(左総腸骨動脈分岐と左尿管前方)にある。内側肢は仙腸関節/仙骨を横切り，外側肢は総腸骨動脈・静脈の内側に位置する。

- 前方：膀胱(男性)，膀胱と子宮(女性)。
- 上方および右方：回腸係蹄。
- 後方：左内腸骨動脈・静脈，尿管，梨状筋，仙骨，仙骨神経叢。
- 左外側：骨盤側壁，卵巣または精管。

直腸

直腸は長さ約 15 cm で，第3仙椎と尾骨尖の間にある。直腸の下部はやや拡張しており，直腸膨大部を形成している。直腸の中間点はやや鋭角となっており，3条の直腸横ヒダ(左2条，右1条)がある(Houston弁)。

直腸の上部 1/3 は，前方と側方が腹膜に覆われるが，中 1/3 は前方のみ覆われる。直腸の下部 1/3 は腹膜が欠けており，直腸間膜脂肪によって囲まれている。

他臓器との関係(図 11.29)

- 前方：膀胱，尿管，膣/直腸膣中隔(女性)，前立腺/精嚢(男性)。
- 後方：仙骨前筋膜，第3～第5仙椎，尾骨，正中仙骨神経，仙骨神経叢。
- 外側：梨状筋(下方)，S状結腸。

直腸間膜

直腸間膜には直腸とそれを取り囲む脂肪層が含まれ

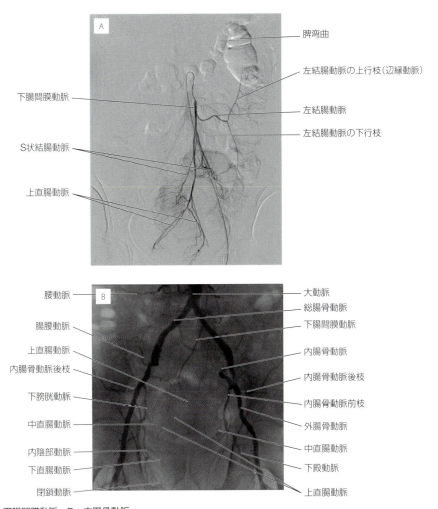

図 11.31 DSA。A：下腸間膜動脈。B：内腸骨動脈

る。直腸癌の進行度と予後を判断するうえで重要な構造であり，上直腸動脈（下腸間膜動脈の分枝），上直腸静脈とその支流，リンパ管，リンパ節，下腸間膜動脈神経叢の神経線維を含む。

直腸間膜筋膜は直腸間膜を取り囲み，上方で直腸間膜を腹膜から分離する。直腸間膜筋膜は直腸上部から肛門直腸移行部（恥骨直腸筋が囲む）まで広がっている。

単純 X 線撮影と造影検査の画像解剖
単純 X 線撮影
- 結腸はガスまたは糞便を含む構造として描出される。
- 大腸は結腸膨起の存在によって識別できるが，結腸膨起は横行結腸の中央を越えるとみえにくくなる（図 11.17）。直腸には結腸膨起がない。
- 盲腸を除いて，結腸の最大径は 5.5 cm である。盲腸の最大径は 9 cm になる。

バリウム注腸検査
- 直腸から盲腸まで良好な二重造影像を得ることができる。虫垂と回腸末端は造影剤で充盈されて，二重造影にならない可能性がある。適度の充盈像となるように，患者は異なる体位に回転し，結腸全体をバリウムで覆う必要がある（図 11.30）。
- リンパ濾胞は主に直腸で，1〜4 mm の小さい隆起としてみえる（成人の 12％）。
- 自由ヒモと大網ヒモに沿って小さな脂肪を含んだ突出物（腹膜垂）が認められる。特に S 状結腸で多い。栄養血管が貫く部位は壁が脆弱で結腸粘膜が外側に膨出しやすく，憩室の好発部位となる。

神経血管系とリンパ系の解剖
血液供給（図 11.21，図 11.31）

上腸間膜動脈：盲腸から横行結腸の近位 2/3 の血流を支配する。
- 結腸動脈（回結腸動脈の分岐）：前・後盲腸枝，虫垂枝，上行結腸の近位部を供給する上行結腸枝を出す。
- 右結腸動脈：上行結腸の遠位部の血流を支配する。

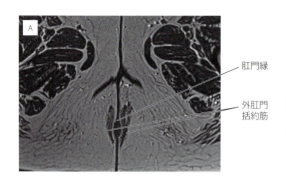
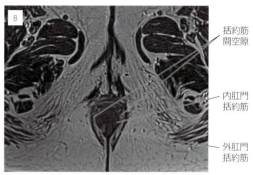
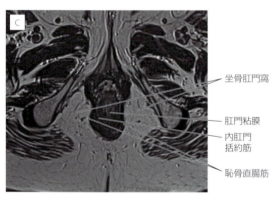
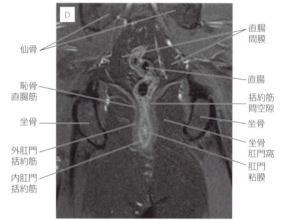

図11.32　A〜C：肛門括約筋群のMRI（A：下部，B：中央，C：上部，T2強調像，横断像）。D：肛門管のMRI（STIR，冠状断像）

右結腸曲で中結腸動脈の右枝と吻合する。
- 中結腸動脈：横行結腸の近位2/3，右枝は左結腸動脈（下腸間膜動脈の分岐）と吻合する。

下腸間膜動脈は横行結腸の遠位1/3〜直腸の中部1/3に血液供給する。
- 左結腸動脈の上行枝（辺縁動脈）：横行結腸の遠位1/3。
- 左結腸動脈の下行枝：下行結腸近位部の血流を支配し，左結腸曲で辺縁動脈と吻合する。
- S状結腸動脈：下行結腸遠位部〜S状結腸。
- 上直腸動脈：下腸間膜動脈の終末枝で，直腸の上部2/3を供給する。

内腸骨動脈（前部）は直腸の中部〜下部に血液供給する。
- 中直腸動脈。
- 内陰部動脈の終末岐。

静脈流出経路

静脈への流出路は同名の動脈に沿う。
- 上腸間膜静脈の支流は，門脈に流出する。
- 下腸間膜静脈の支流は，脾静脈に流出する。
- 中部・下部直腸は，中直腸静脈および内陰部静脈を経て内腸骨静脈に流れる。

リンパ液の流出経路

- 上行結腸および盲腸：大網リンパ節（上行結腸に沿って存在する），上腸間膜リンパ節（上腸間膜動脈に沿った結腸傍リンパ節経由）へ流れる。
- 虫垂：虫垂間膜リンパ節を経由して結腸傍リンパ節へ流れる。
- 横行結腸：中結腸動脈・静脈および左結腸動脈・静脈に沿って，それぞれ上腸間膜リンパ節，下腸間膜リンパ節に至る。後者は下腸間膜動脈根部周辺に存在する。
- 下行結腸：左結腸動脈・静脈とS状結腸動脈・静脈に沿って走行し，下腸間膜リンパ節に注ぐ。
- 直腸：直腸間膜リンパ節を経て流れる。
  - 直腸上部1/3は下腸間膜静脈に沿ったリンパ節に流れる。
  - 直腸中部1/3と下部1/3は内腸骨リンパ節に流れる。

神経支配

- 上腸間膜動脈神経叢：盲腸〜横行結腸の近位2/3。
- 下腸間膜動脈神経叢：横行結腸の遠位1/3〜上部直腸。
- 上下腹神経叢および下下腹神経叢：中部〜下部直腸。
- S2〜S4に由来する骨盤内臓神経からの副交感神経

支配。

肛門管

- 肛門管は消化管の終末部であり，尾骨尖から2～3 cm，長さ3 cmある。
- 恥骨直腸筋が直腸肛門管移行部をU字型に取り囲むことで前方に凸な屈曲が生じ，肛門直腸角（会陰屈曲）をつくる（図11.27）。
- 上部2/3は表面が粘膜，下部1/3は皮膚で覆われる。接合部は櫛状線（歯状線）と呼ばれる。動静脈およびリンパ液流出路の境界になり，腫瘍の重要な進展経路となる。
- 内肛門括約筋：不随意的な平滑筋からなる。肛門管の上部2/3にあり，正常厚は1.5～3.5 mmである。
- 外肛門括約筋：随意的な横紋筋からなる。内肛門括約筋の外側にあり，肛門管の下部2/3にある。

断層解剖

- MRIは肛門管の瘻孔，括約筋裂傷，腫瘍などの評価に優れている。全身用コイルよりも腔内コイルが使

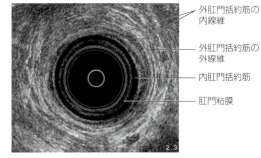

図11.33 肛門括約筋群のEUS（横断像）

用されるが，このコイルではその他の骨盤部の構造を表示できない（図11.32）。
- EUSは，主に分娩や外傷後の括約筋裂傷を評価する際に用いる（図11.33）。

MRI（T2強調像）/EUSで肛門管は以下の5層にみえる。

- 肛門粘膜下筋：低信号（MRI），低エコー（超音波）。
- 粘膜：高信号（MRI），高エコー（超音波）。
- 内肛門括約筋：中等度（MRI），低エコー（超音波）。

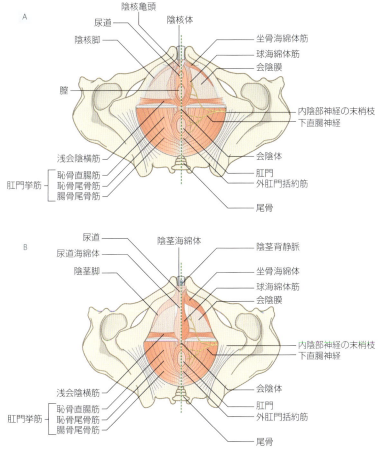

図11.34 骨盤底の前方三角（尿生殖三角），後方三角（肛門三角）

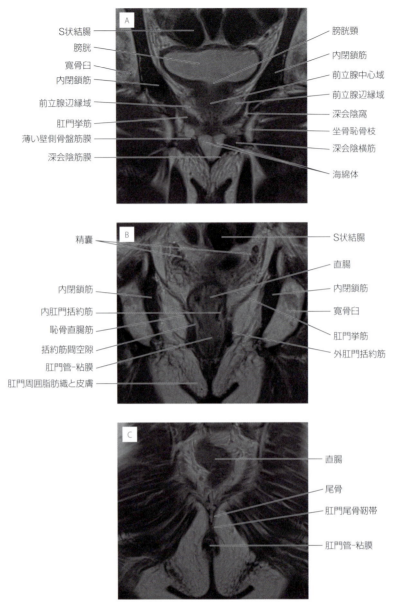

図11.35 MRIの骨盤底のMRI。冠状断像（A：尿生殖三角，B：肛門三角，C：肛門管後壁）

- 縦走筋層：軽度の高信号（MRI），高エコー（超音波）。
- 外肛門括約筋：MRIでは3層を示し，浅層および深層は低信号，皮下部は高信号。超音波は中等度のエコーレベル。

血液供給と静脈流出経路

重要な門脈体静脈吻合の部位（図11.21，図11.31）。
- 上直腸動脈：肛門管の上部。
- 下直腸動脈（内陰部動脈の枝），正中仙骨動脈（大動脈の分岐）：肛門管の下部。

静脈は同名動脈に伴走する。肛門管の上・下部および肛門管の境界は，門脈体静脈側副血行路（肝硬変の静脈瘤など）の重要な部位である。

リンパ液の流出経路

- 肛門管の上部：直腸間膜リンパ節を経由して，下腸間膜静脈または内腸骨リンパ節に注ぐ。
- 肛門管の下部：鼠径リンパ節。

神経支配

- 内肛門括約筋：下下腹壁神経叢。
- 外肛門括約筋：下直腸神経（内陰部神経の下枝）。

骨盤底

骨盤底は密接に関連した筋肉と筋膜からなる複雑な環で形成されており，骨盤臓器を支えるとともに括約筋としての役割を持っている。

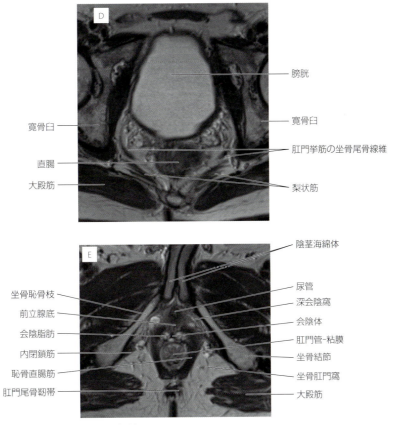

図11.35 続き。横断像(D：肛門直腸移行部，E：会陰)

【機能】(図11.34, 図11.35)

骨盤底は基本的に以下のように分割される。
- 骨盤隔膜：肛門挙筋と尾骨筋でつくられ，骨盤臓器を支える。
- 会陰（骨盤隔膜の下方）：左右の坐骨棘間に線を引き，会陰体（会陰腱中心）を二分割し，前方を尿生殖三角（尿生殖部），後方を肛門三角（肛門部）という。

尿生殖三角

恥骨結合，側方は坐骨枝，後方は会陰腱中心に付着する。
- 下尿生殖隔膜筋膜（会陰膜）は厚く，強靭である。尿道（女性では膣も）で貫かれる。
- 浅会陰隙は会陰浅筋膜と下尿生殖隔膜筋膜との間にある空隙をいう。会陰浅筋膜の浅層は脂肪層，深層は膜性層（Colles筋膜）からなる。Colles筋膜は腹壁の筋膜（Scarpa筋膜）との連続になる。

浅会陰隙の内容は，13章，14章でさらに詳細に述べる。

肛門挙筋

肛門挙筋の前部は恥骨尾骨筋で，恥骨の内面に始まり尾骨に停止する。後部の腸骨尾骨筋は腸骨の内面から起こる。尾骨筋は肛門挙筋の後方にあり，坐骨棘から生じて尾骨に停止する。

- 前方線維は膣/前立腺の周囲をループ状に囲み，会陰腱中心に停止する。
- 中間線維は直腸肛門管移行部を囲み，外肛門括約筋線維（恥骨直腸筋）となる。
- 後方線維は肛門と尾骨の間に張る肛門尾骨靭帯へ停止する。

肛門三角

- 両側の坐骨結節と尾骨の間にある。
- 中心に肛門管と肛門尾骨靭帯がある。
- 肛門管の両側にある坐骨肛門窩は骨盤隔膜（肛門挙筋）の直下にある空隙で，外後方で仙結節靭帯と大殿筋に結合する。

血液供給と静脈流出経路
- 内陰部動脈・静脈。

神経支配
- 第2～第4仙髄神経根に由来する骨盤内臓神経。

【Nasir Khan】

12章 腎臓と副腎

放射線医学と腎臓の解剖

単純X線撮影

- 周囲を脂肪組織が取り囲んでいることで腎臓の輪郭がみえる場合があるが，内部構造をみることはできない(図12.1)。同様に膀胱も周囲の脂肪組織によって輪郭がみえる場合があるが，造影後でないと尿管はみえない。
- 腎臓の大きさは長軸方向で椎体の高さの約3.5倍(11～15 cm)である(腎臓は単純X写真上で15％拡大される)。しかし，腎臓が下垂して軸が後方に傾くと，見かけ上短くみえる場合がある。

経静脈性尿路造影

経静脈性尿路造影(intravenous urography：IVU)の早期相または腎実質相で腎実質と輪郭，排泄相で腎盂腎杯～尿管を評価することができる。

断層解剖

超音波

超音波は腎臓を多方向から観察することが可能で，腎臓の大きさ，腎実質，腎盂腎杯などの異常，腫瘤や結石をすみやかに評価できる。右腎臓は肝臓の後下方に位置するため，右腎臓を評価するうえで肝臓を音響窓として利用する。左腎臓は脾臓の下内側に位置しているため，右腎臓よりも後方からのアプローチを必要とする。

CT／MRI

CT/MRIは，経静脈性尿路造影に取って代わりつつある。単純CTで大部分の尿路結石を同定できる。腎実質相の造影CTとMRIで腎腫瘤の性状を評価できる。CTによる尿路造影は血尿の原因を同定するために尿路系全体の観察に用いられている。一方，MRによる尿路造影は妊婦と小児の検査で必要不可欠である。

CT/MRAは腎血管系の評価に用いられるが，腎動脈末梢の描出は依然としてカテーテルを用いた選択的血管造影には及ばない。

CTとMRIはそれぞれが高い診断能を持っているが，補完的な検査になる。例えば，CTは腎結石の描出に優れ，MRIは腎嚢胞の性状評価に優れている。しかし，等方向性ボクセルデータによる多断面再構成が可能であることから，解剖学的情報はCTの方が正確である。

核医学検査

核医学検査では形態的情報が限定されるが，腎疾患の機能的評価が可能である。表12.1に様々な画像診断法における腎臓の画像解剖上の特徴を示す。

腎臓と尿管の発生学

第5～第12週に体腔の背外側壁にある，中間中胚葉から発生する(図12.2)。

【3つの主要な構成要素】
- 前腎。

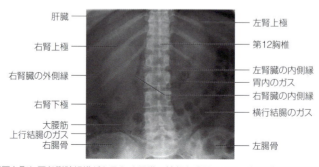

図12.1 単純X線撮影。周囲を取り囲む脂肪組織があるため腎臓の輪郭を確認できる。左腎臓は右腎臓より高位にあり，成人の80％は右腎臓よりも長い

12章 腎臓と副腎

表12.1 腎臓と尿管の画像解剖上の特徴

	単純X線写真	経静脈性尿路造影(IVU)	超音波	CT	MRI
腎臓	腎臓の輪郭がみえるのみ	腎実質(腎実質相)。腎盂腎杯(排泄相)	肝実質と比較して低エコー。腎盂腎杯の拡大があれば無エコー、虚脱していれば高エコー域	単純CTでは肝実質と等吸収。造影後は高吸収(皮髄30〜90秒後、腎盂腎杯120秒以後)	水分含量に依存する。T1強調像で皮質は髄質よりも高信号を示し、皮髄の境界がみえる。T2強調像で肝臓より高信号
尿管	みえない		拡張がなければみえない	造影前は等吸収。造影後120秒以後にみえる	T2強調像で高信号

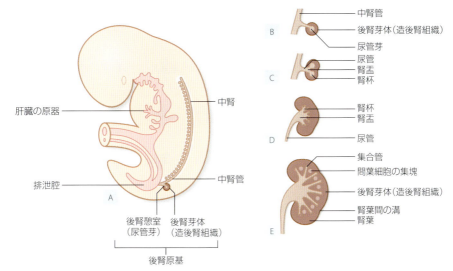

図12.2 腎臓の胚形成。A：第5週の胚と後腎の原基。B〜E：第5〜第8週にかけて後腎管から尿管、腎盂腎杯へと段階的に発達する様子を示す。胎生期には腎葉間の溝が存在する。通常は生後1年の間に消失するが、成人まで残る場合があり、胎児性分葉と呼ばれる

- 前腎はヒトでは完全に退縮する。
- 中腎。
  - 中腎管(Wolff管)の尾側端から尿管芽が発生する。
  - 上昇し、以下がつくられる。
    ―集合管系：尿管、腎盂、腎杯。
- 後腎(永久腎)。
  - 後腎芽体(造後腎組織)から生じる。発達する尿管芽の周囲でそれ自体を形成する。
  - 上昇し、以下がつくられる。
    ―ネフロン(腎単位)または腎機能単位：糸球体、糸球体嚢(Bowman嚢)、集合管。

腎臓の上昇と回転

発達に伴い、腎臓は腹膜の背方を上昇し、回転する。
- 腎臓は後腹壁と大腰筋に沿って上昇する。
- 上昇するにつれて腎臓は回転し、腎盂が前内側を向くようになる。
- 上昇に伴い、腎臓の血液供給は上方の新しい動脈に置き換わるため、下方の分枝は退縮する。腎動脈は最初に腸骨動脈、後に大動脈の分枝になる。

「上昇移動と回転」により以下を説明することができる。
- 腎臓の位置と後腹膜腔の形態(以下参照)。
- 先天異常。
  - 腎臓の上昇と回転異常。
  - 腎動脈と腎静脈。

腎臓および尿管の変異は多数認められる。一般的によくみられる先天異常を図12.3および図12.4、表12.2に示す。

腎臓と尿管の解剖

腎臓
肉眼解剖

腎臓は第12胸椎〜第4腰椎レベルの後腹膜腔を占めている(図12.5)。右腎臓は肝臓によって下方に位置がずれているため、約75%の症例で左腎臓より低位にある。残りの25%で右腎臓は左腎臓よりも高位か、同じ高さにある。
- 平均の長さ9〜12 cm。
- 平均の幅5〜7.5 cm、厚さ2.5 cm。

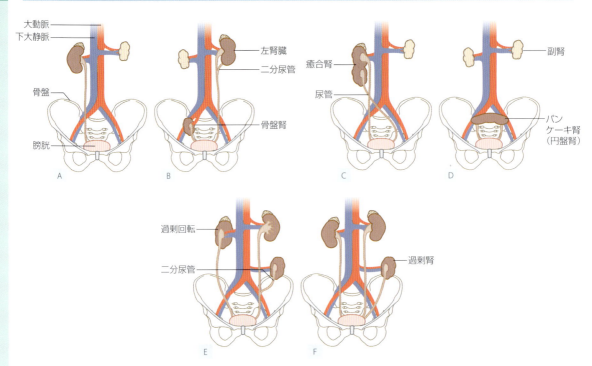

図 12.3　尿路系の先天異常。A：腎無形成。尿管芽の欠損により，腎臓が形成されない。B：骨盤腎/二分尿管。右は上昇が停止し，骨盤に留まった状態。左は尿管芽が不完全な形で分かれたため，尿管が二股となったもの。C：癒合腎。片腎が反対側に交叉することで生じる（交叉性腎偏位）。D：癒合骨盤腎。両腎とも上昇移動が起こらず，骨盤に留まる。通常の位置に腎臓が存在しない。E：過剰回転/重複腎。右は過剰回転により腎盂が前外側を向いた状態を示す。左の重複腎は尿管芽が完全に分割されることで生じる。F：過剰腎。2つの尿管芽が発達することで，過剰な腎および尿管が形成される

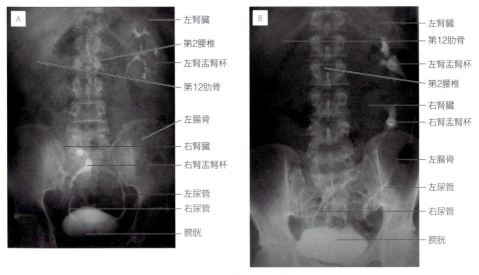

図 12.4　尿路系の先天異常。A：骨盤腎（IVU）。右腎臓は上昇不全により骨盤に位置している。1：900～1：1,200の発生率で性差はない。B：交叉性癒合腎（IVU）。右腎臓の交叉性偏位により，左腎下極と右腎上極が癒合している。尿管は正常側（通常の右尿管口の位置）に向かって走行している。これらの腎臓には常に異常な血液供給を伴う

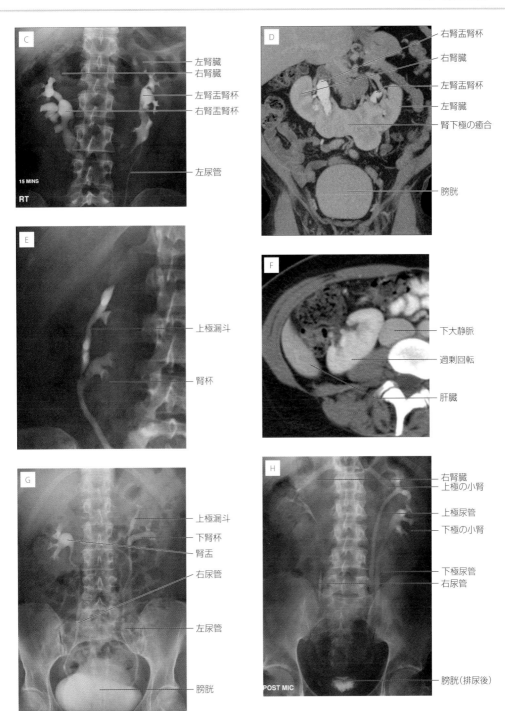

図12.4 続き。C, D：馬蹄腎。C：IVU。D：造影 CT(MIP，冠状断像)。両腎下極が正中で癒合している。癒合組織は機能を持たない線維組織の場合がある。馬蹄腎は外傷性損傷を受けやすい。最も一般的な癒合異常であり，Turner 症候群と 18 トリソミーとも関連する。E, F：過剰回転腎。C：IVU。D：造影 CT。正常では胎生期の間，腎臓が上昇するにつれて，腎盂は内内側を向くように回転する。しかし，回転が不十分であったり，回転が起きなかったり，歪んだ回転になる場合がある。この症例で腎盂は前内側を向いているが過剰回転となっている。対応する CT 像でも確認できる。G：二分腎盂(IVU)。左腎臓は二分腎盂となっている。尿管の分離のうち，最も軽度の異常になる。H：部分重複尿管(IVU)。左腎臓の部分的な集合管系の重複を認める。遠位 1/3 に尿管の合流点がある。完全重複腎盂尿管では，通常，下腎盂からの尿管が膀胱の正常位置に開口し，上腎盂の尿管は膀胱，尿道またはそのほかの部位に異所性開口する(Weigert-Meyer の法則)

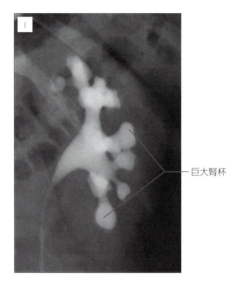

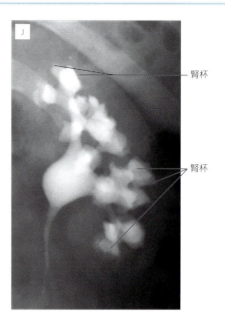

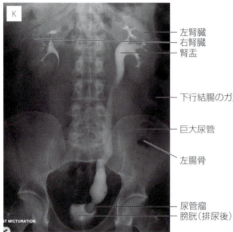

図 12.4　続き。I：巨大腎杯症（IVU）。巨大腎杯に対応して腎乳頭は巨大で平坦化している。腎盂は正常である。巨大尿管症を伴う場合がある。正常の腎盂であることで水腎症と区別できる。J：多腎杯症（IVU）。正常な腎盂に開いている複数の腎杯（>20）を認める。この画像と巨大腎杯症（I）との類似性に注意すべきである。両方の症例で腎杯は大きく平坦化した腎乳頭を示すが，腎杯の数が異なっている。K：巨大尿管症（IVU）。拡大した左尿管を示す。巨大尿管に付随して尿管瘤（膀胱内尿管の嚢状拡張）も認められる。尿管瘤は 1/3 の症例で両側性である。重複尿管で上半部からの尿管に生じることがある。IVU では尿管瘤の外観からコブラヘッドサインと呼ばれる

は窪みを指し，血管および神経が出入りする部位になる。前方から後方にかけて以下の構造を含む。
- 腎静脈。
- 腎動脈。
- 尿管。
- リンパおよび交感神経線維。
- 脂肪（腎洞脂肪織）。

内部の解剖

　腎臓は強固な線維性弾性被膜（画像でみえない）で保持され，外側の皮質，内側の髄質で構成されている。髄質は最大 12 の腎錐体からなるが，各錐体は，発生学的に別々の単位として生じる。隣接した腎錐体は後に癒合するが，機能的には明瞭に分かれたままである。腎錐体の底は皮質側を向き，尖端は小腎杯に突出している。尖端は集合管の開口端になり，腎乳頭と呼ばれる。隣接した腎錐体が癒合する部位は腎柱（Bertin 柱）と呼ばれ，皮質が中心部へ向かって髄質内に入り込む部分となる。発達した腎柱は腎腫瘍と間違われることがある。

腎臓の集合管系

　尿は，腎臓の機能的単位（ネフロン）から集合管（Bellini 管）を通じて腎杯へ輸送される。集合管は腎乳頭で終わり，乳頭管から腎杯に尿を排出する（図 12.6～図 12.10）。
- 10～20 本の集合管が，それぞれの腎乳頭から腎杯へ排泄する。
- 通常，腎臓は 7 対の腎杯（7 つの腹側と 7 つの背側の腎杯）を持つが，その数と方向は一定でなく，腎錐体の癒合の程度に依存する。

- 80% で左腎臓は右腎臓よりも長い（最大 1.5 cm）。
- 重量は男性 125～170 g，女性 115～155 g。
- 両腎とも斜方向に存在する。
  - 冠状断では腎上極が内側を向いている。
  - 矢状断で上極は後方を向いている。
  - 横断面で，内側面（または腎盂）は前内側を向いている。

　表 12.3 に両腎の解剖学的位置関係を示す。
　最も内側は腎門である。「門」とは臓器の陥凹部また

表12.2　腎臓と尿管の一般的な正常変異

異常	発生頻度	
無形成	1：1,000〜1,500	左でより一般的。精嚢嚢胞などの他の異常がみられる場合がある
骨盤腎	1：600	上昇の失敗。内腸骨動脈から血液供給を受ける
馬蹄腎	1：1,000	両腎下極の癒合
パンケーキ（円盤状）腎	きわめてまれ	両腎が骨盤で癒合
交叉性腎偏位	1：1,000	片腎が正中を越えて対側に偏位する。異所性腎の上極は正常腎の下極と癒合する。尿管口は膀胱の正常の位置にある
重複腎, 重複尿管	1：160 男女比1：2 20%両側	2つの尿管芽が発達した場合,それぞれが尿管口を持った完全に独立した2つの尿管がつくられ,完全重複腎となる（上記の発生学を参照）。1つの尿管が早期に二叉となった場合,部分的重複腎となる ・1等親血縁者でより一般的で,20%が両側性にみられる ・影響を受けた腎臓の方が大きい ・上極の小腎からの尿管開口部は異所性となり,通常より尾側に開口する（Weigert-Meyerの法則）。さらに尾側の尿道または膣に開口することがある ・上極の小腎からの尿管は閉塞したり,尿管瘤（膀胱壁内尿管の嚢状拡張）を持つことがある ・下極の小腎からの尿管は,膀胱壁を貫通する際に通常より斜走せず,括約筋機能が弱くなり,尿が逆流する傾向がある（IVUで「drooping flower」の形態を示す）

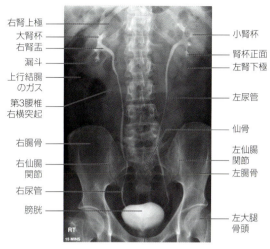

図12.5　尿路の全体像（IVU）。尿管は大腰筋のため中間部分で内側に偏位することがある

表12.3　腎臓の位置関係

後方		上極	横隔膜肋骨（右第12肋骨,左第11〜第12肋骨）
		下極	大腰筋,腰方形筋,腹横筋筋膜（内側から外側へ）
前方	右腎臓	内側	十二指腸,副腎
		外側	肝右葉,右結腸曲,小腸（上方から下方へ）
	左腎臓	内側	副腎,胃,膵臓,脾臓の血管と空腸（上方から下方へ）
		側面	脾臓,左結腸曲

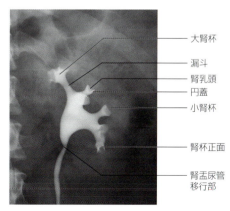

図12.6　左腎集合管系（IVU）。大腎杯は複数の腎円錐を受けるが,小腎杯は1つの腎錐体に対応している

- 尿は腎杯から漏斗へ流出する。それらが合流し腎盂を形成する。
- 腎杯には,小/大または単純/複合という区別がある。小腎杯はサイズが小さく,単一の腎錐体に対応している。大腎杯は隣接した小腎杯の合流したものであり,複数の腎錐体から多くの尿の流出を受ける。大腎杯はいずれの極でもみられる。
- 漏斗も様々であるが,通常は少なくとも上極と下極に1つずつある。時に大腎杯と漏斗という用語は同義的に使われる点に注意を要する。
- 成人では,腎盂の大きさは一定ではない。腎盂は通常腎臓内にあるが,腎筋膜によって制限されていないので,腎外に出ていることもある。

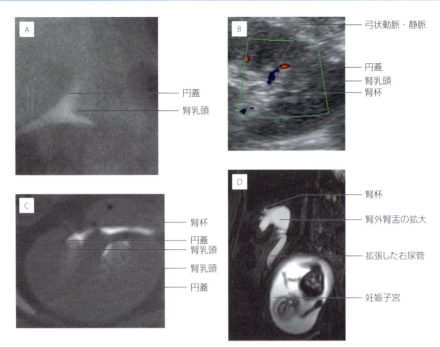

図 12.7　正常の腎杯。A：経静脈性尿路造影。B：カラードプラ法。C：造影 CT。D：MR ウログラフィ(強い T2 強調像)。D：水腎症を伴う妊婦症例であるが，このように排泄経路の拡大がなければ，MRI は腎盂腎杯の描出に最適とはいえない

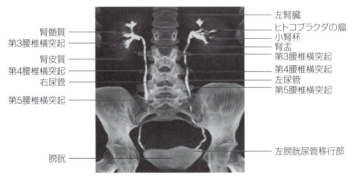

図 12.8　尿路系の造影 CT(MIP，冠状面)。尿管は第 3～第 5 腰椎の横突起先端の上面を下行し，骨盤入口の分界線と交叉する部位で狭くなる。膀胱へは斜方向から入る。ヒトコブラクダの瘤とは，脾臓による左腎上部の圧排により，左腎中部が外側に突出し腫瘤様にみえる変形

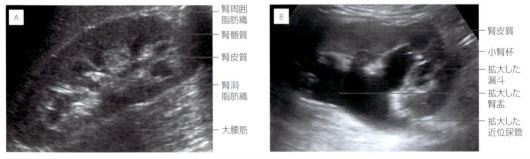

図 12.9　A：正常な右腎臓の縦断像。超音波で皮髄を良好に区別できるが，CT と MR と異なり，腎周囲脂肪織を最適に示すことができない。B：水腎症の縦断像。腎盂腎杯および近位尿管を明瞭に示す

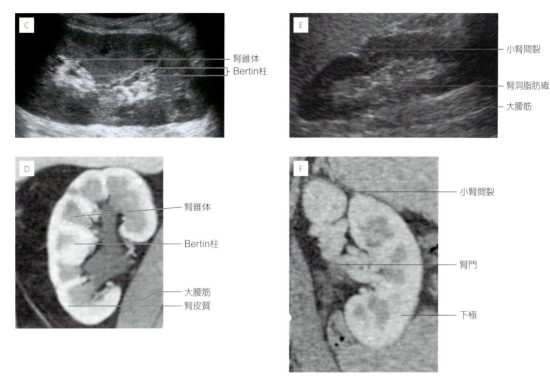

図12.9 続き。C：正常な腎臓の発達した腎柱（Bertin柱）を示す。上半部分と下半部分の癒合部になる。D：造影CT（冠状断像）でも厚い皮質が描出されている。癒合していない腎錐体を点線で囲んで示す。E：小腎間裂（junctional parenchymal defect）。超音波で腎臓の上1/3の位置に三角形状の低エコー域の欠損を認める。小腎間裂と呼ばれ、胎生期の小腎の上極と下極の癒合線をあらわす。これを瘢痕と混同してはならない。F：造影CT（冠状断像）は亀裂が腎洞の脂肪織と連続することを示す

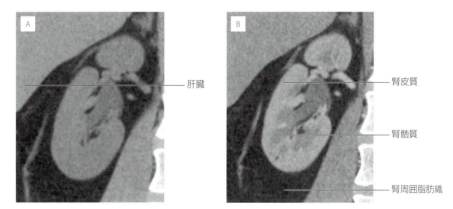

図12.10 造影CTにおける皮質と髄質の造影の相違と造影剤排泄の経時的変化。A：単純CT。B：造影CT（皮髄相）

後腹膜腔の解剖

後腹膜腔は腎周囲腔，前腎傍腔，後腎傍腔の3つの空間に分けられる。腎臓（および副腎）は最も内部の腎周囲腔に存在し，脂肪組織に包まれ線維性隔壁によって吊り下げられている（図12.11〜図12.13）。腎周囲腔の境界は，強固な膠原線維性の腎筋膜でつくられている。

- 腎周囲腔と腎筋膜。
  - Gerota筋膜（腎筋膜前葉）。
    —腎臓の前面にあり，内側に連続する。大血管の前面で対側の腎筋膜前葉と癒合する。
  - Zuckerkandle筋膜（腎筋膜後葉）。
    —腎臓の後面を通り脊柱に向かい，腰方形筋および大腰筋筋膜と結合している。
    —2葉の腎筋膜は副腎の上方で癒合し閉じているが，例えば肝臓の無漿膜野周辺などで癒合が不完全な場合がある。外側では外側円錐筋膜を形成する。下方では，腎筋膜は様々な程度に開いている。

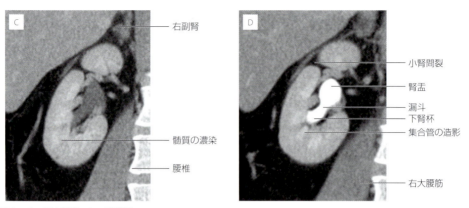

図 12.10 続き。C：腎実質相。D：排泄相

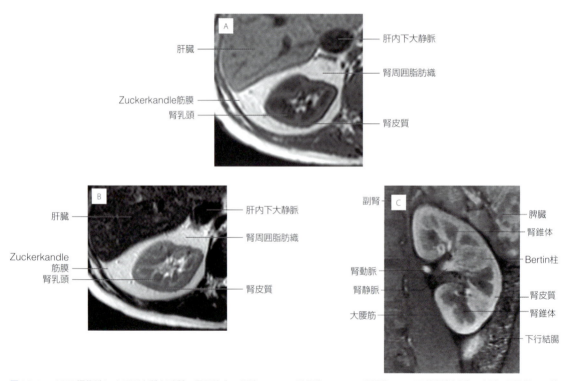

図 12.11 MRI 撮像法による腎皮質と髄質の信号強度の相違。A：T1 強調像。B：T2 強調像。C：冠状断（造影）。皮髄の区別は T1 強調像が T2 強調像よりも良好である。T1 強調像では髄質が低信号，皮質（T1 値が短い）が相対的に高信号を示す。T2 強調像では肝臓の低信号と比較して皮質と髄質は等信号を示す

- 腎周囲腔の境界は，上方に向けた靴下に例えることができる。したがって，腎周囲への尿漏出や出血は正中を越えて広がらず，骨盤に下って潜在的に広がることがある。しかし，腎臓の発生異常または移動の異常（例：馬蹄腎）があると，腎筋膜が不完全なものとなり，対側への進展をきたす場合がある。腎筋膜の完全性は，炎症性変化，悪性病変または術後変化によっても損なわれる場合がある。
- 腎傍腔は，後腹膜腔を完全なものとしている。腎周囲腔とは異なり，正中を越えて対側と連結している。
- 前腎傍腔は十二指腸と膵臓を含む（他章参照）。
- 後腎傍腔は脂肪組織のみを含む。

神経血管系とリンパ系の解剖

腎動脈

腎動脈

- 最も一般的には第 1，第 2 腰椎椎間レベルで 1 本の腎動脈が大動脈から分岐する（図 12.14）。
- 過剰動脈は 20〜25％ にみられる。下極動脈は最も

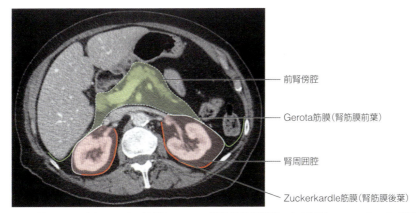

図 12.12　後腹膜腔の解剖。腎周囲腔（明るい赤の部分）はGerota筋膜（腎筋膜前葉：白の実線），Zuckerkandle筋膜（腎筋膜後葉：赤の実線）によって囲まれている。大血管（大動脈と下大静脈）周辺で前葉および後葉の腎筋膜が癒合するため，腎周囲腔は正中を越えて連結しない。前腎傍腔（緑の部分）は，正中を越えて対側と交通しており，膵臓と十二指腸第二部を含む

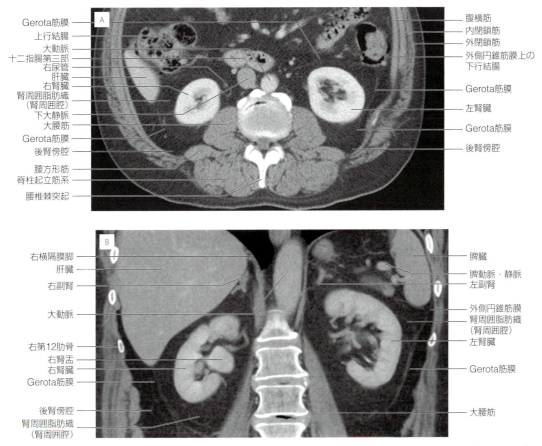

図 12.13　腎周囲腔と腎筋膜の造影CT。A：横断像。B：冠状断像。BでGerota筋膜は上方で閉じて副腎と腎臓を包んでいるが，下方では不完全である

一般的にみられる過剰動脈で，15％は両側性である。
- 心拍出量の最大30％までの血液を受ける。
- 腎盂の前方，腎静脈の後方にある。
- 右腎動脈。
  ・左腎動脈よりも長い。
  ・下方への向い，下大静脈の後面を走行する。
- 左腎動脈。
  ・右腎動脈よりも高位で分岐する。
  ・右腎動脈よりも水平方向に走行する。

腎臓内の動脈

- 腎動脈は，腎門の近くで区域動脈に分枝する（図12.15～図12.17）。一般的な血管の変異を図12.18に示す。
- 最初の分枝は後区動脈であり，腎臓の後面および先端部に分布する。
- 後区動脈を分枝後，主動脈は4本の区域動脈（上区動脈，上前区動脈，下前区動脈，下区動脈）に分岐する。これらは腎臓の前面，下極，尖端の一部に流れる。
- 区域動脈は葉間動脈に分かれる。
- 葉間動脈は弓状動脈となり，錐体底に沿って皮質・髄質の境界を走行する。
- 弓状動脈から皮質に向かって小葉間動脈が分枝する。

腎静脈

細静脈や葉間静脈は腎実質の全体を通じて自由に交通するが，最終的に合流し1本の腎静脈として流出する。

- 左腎静脈は右腎静脈の3倍長い。
  ・長さ6～10 cm。
  ・前方を走行し，上腸間膜動脈と大動脈の間を通過する。
  ・下大静脈の内側側面に流入する。

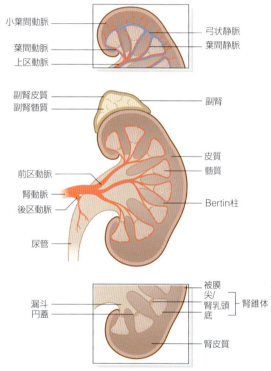

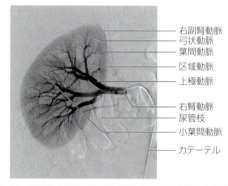

図12.15 選択的右腎動脈造影。腎動脈から終動脈であるより細い皮質動脈に至るまでの分岐形態を示す。右下副腎動脈と右尿管動脈は直接右腎動脈から分枝している。尿管動脈にはこのほか多数の供給源がある

図12.14 腎動脈の分岐と集合管系および腎静脈との関係。腎錐体は底と尖からなる。腎乳頭は腎錐体の尖にあたり，腎杯を弯入させている。腎乳頭の先端に集合管が開口する

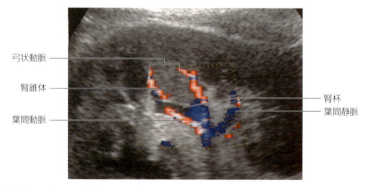

図12.16 小葉間動脈・静脈と腎杯との関係（カラードプラ法）

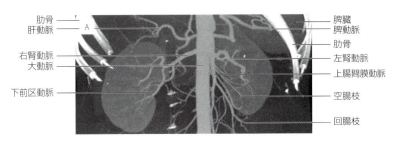

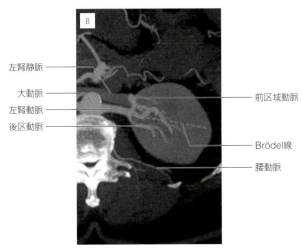

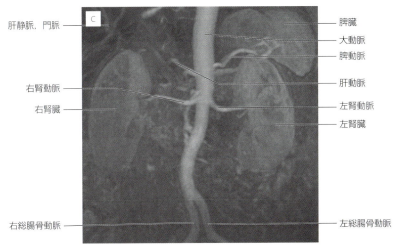

図 12.17　腹部・腎臓血管系の MIP 像。A：CT（冠状面）。多くの分枝が描出されている。MRA（C）は CT ほど腎臓内の動脈を描出できない。B：CT（横断面）。Brödel 線（破線）を示す。無血管野線ともいい，前区動脈，後区動脈の血管分布の間を示す。C：MRA（冠状面）。CT ほど詳細な血管像は描出できないが，腎動脈の主幹は明瞭に描出されている

- 3 本の支流。
    - 左副腎静脈。
    - 左生腺静脈（卵巣静脈，精巣静脈）。
    - 腰静脈（数は一定しない）。
- 右腎静脈は長さ 2～4 cm で，支流を持たない。
- 最も一般的な正常変異は複数の静脈の存在で，15～30％にみられる（右腎静脈でより一般的）。
- 左腎静脈では大動脈周囲に形成される静脈が最も一般的な変異で，5～7％にみられる。この場合，左腎静脈は大動脈を囲むように前方および後方の 2 本に分岐する（図 12.18）。
- 3％では左腎静脈が大動脈背側を走行する。この場合，下大静脈に流入するか，尾側に向かって下行し腸骨静脈に流入する。

リンパ液の流出経路

- 腎動脈に沿って大動脈傍リンパ節に流出する。

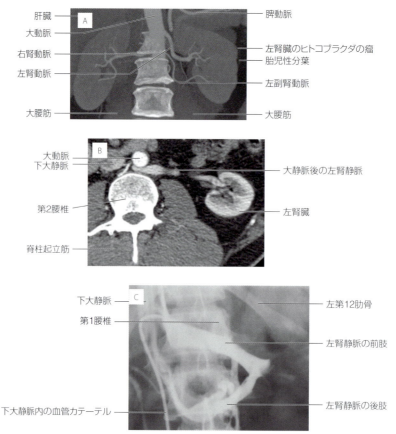

図12.18 一般的に遭遇する血管変異。A：CTA(MIP，冠状面)。大動脈から分岐する過剰腎動脈と左腎臓の変形(ヒトコブラクダの瘤)を示す。過剰腎動脈は，成人の20～25%でみられる。B：造影CT(門脈相)。大静脈後左腎静脈を示す。最も一般的な左腎静脈の変異で，成人の5～7%にみられる。C：選択的腎静脈造影。2本の左腎静脈が大動脈を囲む変異で，下大静脈へ流入する前枝・後枝を示す。成人の3%でみられる

尿管の解剖

尿管は腎盂と膀胱を結ぶ構造で25～30cmの長さを持つ。上半分を腹部，下半分を骨盤部と2つに分ける。
- 尿管壁は内面の移行上皮，中間の平滑筋，外層の外膜の3層で構成されている。
- 尿管の直径は約3mmである。3カ所の生理的狭窄部を有する。
  - 尿管と腎盂の接合部(腎盂尿管移行部)。
  - 尿管が骨盤入口の分界線を横切る(総腸骨動脈と交叉する)。
  - 膀胱内尿管：尿管が膀胱筋を斜めに貫く(逆流防止弁として作用)。
- 周囲との関係(図12.7，図12.8参照)。
  - 後方：大腰筋，陰部大腿神経，仙腸関節と総腸骨動・静脈，第2～第5腰椎の横突起の先端)。
  - 前方：
    ─右側：十二指腸，生腺動脈および結腸動脈。
    ─左側：生腺動脈および結腸動脈，S状結腸腸間膜。
- 男性骨盤および女性骨盤における尿管の位置関係を図12.19および表12.4に示す。

神経血管系の解剖

- 動脈供給は変化に富んでいる。
  - 上部尿管：腎動脈からの分枝。
  - 中部尿管：大動脈からの細い分枝。
  - 下部尿管：上膀胱動脈，下膀胱動脈，中直腸動脈および子宮動脈からの細い分枝。
- 静脈流出路は動脈に沿うが非常に多様であり，特定の経路を定められない。
- リンパ液の流出経路。
  - 腹部尿管の流出経路。
    ─大動静脈間リンパ節および総腸骨リンパ節。
  - 骨盤部尿管の流出経路。
    ─内外腸骨リンパ節。
- 神経支配は，隣接する腎神経叢，大動脈神経叢および下腹神経叢から受ける。
  - 求心性線維は交感神経とともに走行し，第12胸椎～第2腰椎で脊髄に入る。

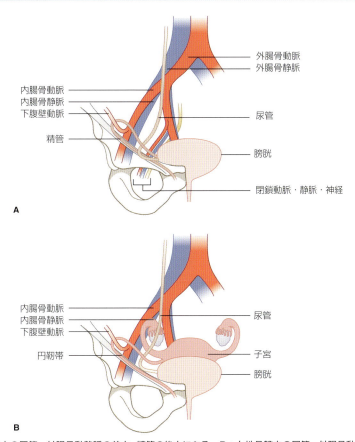

図 12.19　A：男性骨盤内の尿管。外腸骨動静脈の前方，精管の後方にある。B：女性骨盤内の尿管。外腸骨動静脈の前方，子宮動脈および子宮円索の後方にある

表 12.4　骨盤内の尿管の位置関係	
男性	女性
精嚢の前上方 精管より下方	・腟円蓋の側面に近接する ・子宮頸の 2.5 cm 外側 ・子宮広間膜で子宮動脈の下方を通る
尿管はいったん坐骨棘で外側に向かった後，内側に向きを変えて膀胱後壁に入る	

表 12.5　副腎の画像上の特徴				
単純X線写真	経静脈性尿路造影	超音波	CT	MRI
みえない	みえない	新生児でみえる。成人はみにくい	単純で等吸収	T1 強調で肝臓と比較して中等度，脂肪より低信号
		低エコーである	造影効果は弱い	T2 強調像で肝臓と等信号，脂肪より低信号
				T1 強調像で副腎皮質は髄質より高信号

・尿管の蠕動は神経支配なしで続くため，不明瞭な機能がある。尿管結石による疝痛は典型的には結石の下降に伴い腰部から鼠径部に移る。

副腎（腎上体）の解剖

放射線医学と副腎
単純X線撮影，超音波，CT／MRI

　正常な副腎を単純X線写真でみることは不可能である。超音波では，新生児の副腎は大きいため容易に描出できるが，成人は観察しにくい。副腎は低エコーを示すが，薄い中心部は輝度が高い。

　表 12.5 に示すように，CT と MRI で副腎は通常確認できるが，豊富な後腹膜脂肪織があると最も明瞭に描出される（図 12.20）。

核医学検査

　様々なシンチグラフィと薬剤が代謝的情報を得るために用いられている。

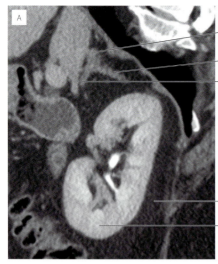

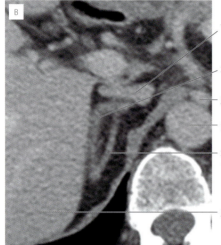

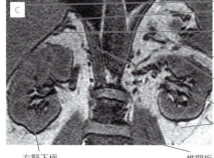

図12.20　副腎の異なる形態。A：CT（斜矢状断像）。B：造影CT。C：MRI（冠状断像，T1強調像，out of phase）。右副腎は逆Y字型，左副腎は半月状またはV字型を示す

表12.6　副腎の位置関係

右	前方	下大静脈，肝臓
	後方	横隔膜脚，右腎臓
左	前方	小網，胃，脾臓，脾静脈，膵臓
	後方	横隔膜脚，左腎臓
	内側	腹腔神経節，下横隔動脈，胃動脈

　MIBG（メタヨードベンジルグアニジン）は，交感神経終末に集積するため，副腎髄質の疾患（例：褐色細胞腫）を画像化するのに用いられる。

　FDG-PETは，FDG集積の程度に応じて良性および悪性副腎病変を鑑別する際に用いることができる。

副腎

　副腎は左右の後腹膜腔にある器官で腎臓の上内側，腎周囲腔に位置する。表12.6に副腎の大まかな位置関係を示す。

- 発生第4〜第8週に発達する。
- 皮質と髄質からなる内分泌器官である。
  - 皮質は中胚葉起源である
    - 球状帯，束生帯，網状帯の3層からなる。これらは3歳までに完全に区別される。
    - 脂質に富み，コルチコステロイド（アルドステロンなど）とアンドロゲンを分泌する。
  - 髄質。
    - 神経堤細胞に由来する。神経堤細胞が移動し発生途中の皮質原基内へ包まれる。
    - 皮質よりも濃い色調を持つ。
    - 交感神経系に属し，カテコールアミンを分泌する。
- 出生時，副腎皮質は非常に大きく，後に縮小する。出生時は隣接する腎臓の重量の1/3になるが，成人では1/30になる。
- 成人の副腎の大きさ。
  - 頭尾方向の長さ：2〜4 cm。
  - 体部：4〜8 mm（右），6〜10 mm（左）。
  - 脚の幅：3〜4 mm。
- 多彩な形状。
  - 右副腎：線形または逆V字型。
  - 左副腎：逆Y字型または逆V字型。

神経血管系とリンパ系の解剖

　両側の副腎にはそれぞれ3本の動脈がある。
- 上副腎動脈は下横隔動脈（腹部大動脈の分岐）。
- 中副腎動脈は腹部大動脈。
- 下副腎動脈は腎動脈から分岐する（図12.21）。それぞれ1本の静脈がある。

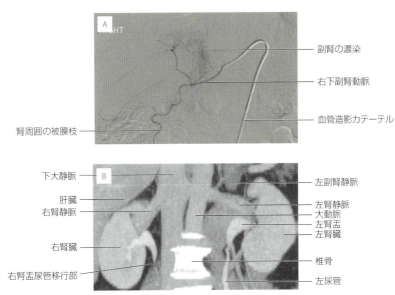

図 12.21　選択的副腎血管撮影。A：直接大動脈から分岐する右下副腎動脈。B：左腎静脈へ流出する左副腎静脈の造影 CT（MPR, 冠状断像）

- 短い右副腎静脈は直接下大静脈へ流入する。
- 長い左副腎静脈は左腎静脈に流入するが，下横隔静脈と合流することがある。

【神経支配】
- 副腎には内臓神経からの交感神経節前線維が分布している。
- 節後の血管運動神経線維は副腎に還流する動脈へ分布し，血流を調節している。

副腎の正常変異
- 片側の副腎欠損は知られていない。

- 異所性副腎皮質組織（副副腎）を近傍で認める場合がある（通常は腹腔動脈周辺）。しかし，発生学的な発達の段階で下行する性腺とともに位置がずれる可能性があり，広間膜，精索，精巣または精巣上体で発見される場合がある。異所性副腎組織は新生児の最大50％まで存在するが，退縮するため成人ではわずか1％にしかみられない。より遠位の異所性副腎組織では皮質単独の場合がある。

【Uday Patel, Hema Verma】

13章 男性骨盤

男性骨盤の画像診断のためのモダリティ

単純X線撮影と造影検査(図13.1)
- 単純X線撮影は，通常，男性骨盤の軟部組織を調べる際には役立たない。
- 経静脈性尿路造影によれば，尿管と膀胱を描出することができる。
- 膀胱尿道造影は，男性尿道の診断に用いられる。

断層画像
- 骨盤部の軟部組織は，超音波，CT，MRIで評価することができる。
- 超音波およびMRIは電離放射線を用いない利点がある。

超音波
- 男性の泌尿生殖器を評価するうえで第一選択となる検査である。
- 経腹超音波検査は低周波数プローブで膀胱を評価する際に用いられる。膀胱を尿で充満させ音響窓とすることで，深部を観察することができる。
- 経直腸超音波は前立腺を評価するとともに前立腺生検に利用される。
- 高周波数のリニアプローブは精巣と陰茎，時に尿道を評価する際に用いられる。

CT
- 放射線感受性の高い組織(特に精巣)に対する放射線照射を回避する意味からすれば，CTは通常，男性骨盤を評価するための第一選択とはならないだろう。しかし，例えば骨盤外傷の評価など，骨盤の解剖や病変を評価する際には最も優れた検査法である。
- CTはMRIより軟部組織のコントラスト分解能が低いので，例えば前立腺や陰茎のような軟部組織を対象とする検査では，その役割はある程度限定されたものになる。

MRI
- MRIはコントラスト分解能に優れ，多方向の断面を得ることができる。
- MRIは他の画像検査法よりも男性骨盤の軟部組織の描出に優れている。
- T1強調像は解剖学的構造を明らかにするのに適しているが，病変の性状を判断するにはT2強調像が優れている。

ドプラ超音波／CT／MRA／血管撮影
- 超音波(カラードプラ法とパルスドプラ法)，造影CTおよびMRIを用いて，骨盤部の血管系を評価することができる。
- 骨盤内の細かな血管を評価する場合には，侵襲的な血管造影がいまだにゴールドスタンダードとなる。

男性骨盤の解剖

骨盤底と男性の会陰(図13.2〜図13.5，表13.1)
- 骨盤底は骨盤内臓を支えている。筋肉および筋膜により骨盤隔膜をつくり，前方は尿道，後方は肛門管

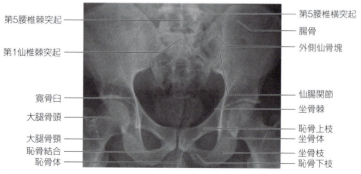

図13.1 男性骨盤の単純X線写真(正面)

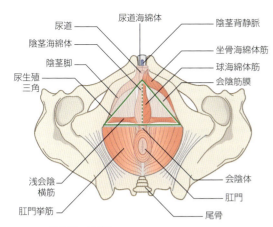

図 13.2 陰茎根，会陰筋

が貫いている。
- 会陰は骨盤隔膜の下方の領域で，男性では肛門と陰嚢の間にある。

男性の尿生殖三角
- 左右の坐骨結節の間に線を引き，会陰を前方の尿生殖三角と後方の肛門三角に分ける。肛門三角は男女とも同じ構造になる。
- 尿生殖三角は，前方は恥骨弓，外側は坐骨結節の間に張っている。男性では陰茎と陰嚢を含む。
- 尿生殖隔膜は会陰の前部にある三角形の筋膜である。尿生殖隔膜の下層は会陰膜とも呼ばれる。
- 尿生殖三角は会陰膜によって深会陰隙と浅会陰隙の上下2つに分割される。

【深会陰隙】
- 上尿生殖隔膜と下尿生殖隔膜（会陰膜）の間にある間隙をいう。
- 男性では以下の構造を含む。
  a）深会陰横筋。
  b）尿道括約筋（随意筋）。
  c）1対の尿道球腺（Cowper腺）（会陰膜の下で導管が尿道に開口する）。

【浅会陰隙】
- 会陰膜と会陰浅筋膜の間にある間隙をいう。
- 男性では以下の構造を含む。
  a）球海綿体筋：尿道海綿体を包み，前上方に走って陰茎海綿体の近位部に終わる。
  b）1対の坐骨海綿体筋：坐骨枝に起始して，陰茎海綿体につく。
  c）浅会陰横筋：会陰腱中心から坐骨枝まで横走する。
- 正中で前後の会陰が接合する部位に線維筋性の会陰腱中心（会陰体）があり，肛門括約筋，球海綿体筋，会陰横筋と肛門挙筋の筋線維が集まる。

男性骨盤底の画像診断
【CT／MRI】（図 13.6，図 13.7）
- CT，MRIともに骨盤の筋肉の描出に優れている。
- MRIは特に骨盤底および骨盤内臓を評価する際に適している。

膀胱，男性尿道

膀胱（図 13.8，表 13.2）
- 空虚な状態の膀胱はピラミッド型を呈する。錐体の底面を膀胱底，頂を膀胱尖，尖と底の間を膀胱体という。膀胱体は三角形の3面からなり，上面と2つの下外側面がある。また，尿道に向かって細くなる部位を膀胱頸という。
- 膀胱は膀胱底で固定されている。男性では膀胱頸と前立腺との間は，靭帯で結ばれ保持されている。
- 尿管は膀胱の後外側角から内腔に入る。内腔に入るまで，約2cmにわたり壁を斜めに貫く。
- 膀胱三角とは，膀胱底の上外側にある2つの尿管口と，前下方にある内尿道口とで囲まれた三角形の領域をいう。

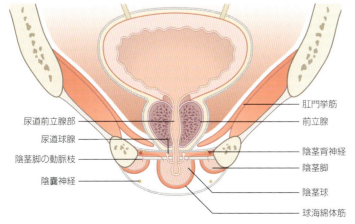

図 13.3 男性の骨盤の冠状断面（前立腺，尿生殖隔膜，浅会陰窩を含む）

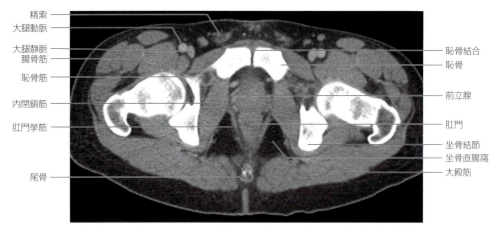

図 13.4　男性骨盤の CT(会陰レベル，横断像)

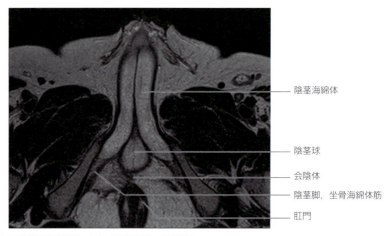

図 13.5　男性会陰の MRI(陰茎海綿体レベル，T2 強調像，横断像)

表 13.1	会陰の境界
前方	恥骨結合
後方	尾骨
前外側	坐骨恥骨枝と坐骨結節
後外側	仙結節靭帯(仙骨から坐骨結節まで)
深部の境界	骨盤隔膜の下面
表面の境界	皮膚

- 尿管間ヒダが左右の尿管口をつなぐ。
- 膀胱が充満すると卵形になり，膀胱上面が腹膜外で腹腔側に膨隆する。
- 膀胱頸では不随意性の内尿道括約筋が尿道を囲む。
- 膀胱壁の内面の状態は拡張の程度に依存する。膀胱が虚脱すると壁が厚くなり肉柱状の隆起が発達するが，拡張すれば壁が薄くなり滑らかになる。膀胱三角は常に平坦である。

血液供給とリンパ液の流出経路

- 動脈：上膀胱動脈および下膀胱動脈(内腸骨動脈の分岐)。
- 静脈：膀胱静脈叢(内腸骨静脈へ流出する)。
- リンパ液の流出経路：内腸骨リンパ節経由で大動脈傍リンパ節に至る。

膀胱の画像診断

【単純 X 線撮影】

- 膀胱周囲は X 線透過性の脂肪織に囲まれているため，前後方向(正面像)で膀胱が円形の軟部組織影としてみえる場合がある。

【造影検査】(図 13.9)

- 膀胱を造影する方法には順行性(造影剤の経静脈投与)と逆光性(尿道からの造影剤注入)がある。
- 充満した膀胱の輪郭は平滑で規則的である。排尿後は膀胱壁の皺がみえる。
- 下方に前立腺による圧痕を認めることがある。

【超音波】(図 13.10，図 13.11)

- 超音波は膀胱壁の評価に最適なモダリティである。膀胱壁の厚さは拡張の状態に依存するが，3〜5 mm を超えてはならない。

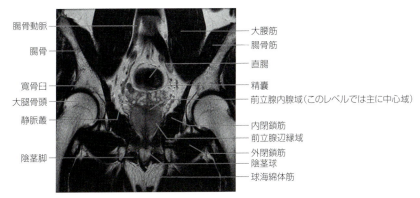

図 13.6 男性骨盤の MRI（T2 強調像，冠状断像）

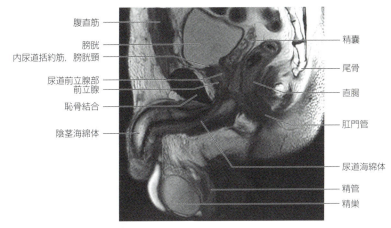

図 13.7 男性骨盤の MRI（T2 強調像，矢状断像）

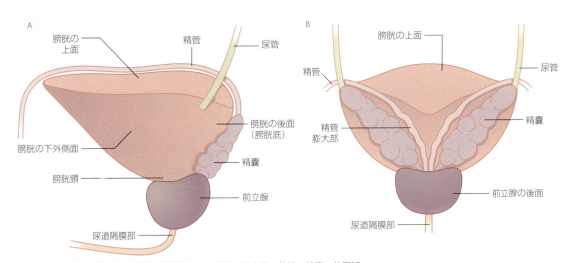

図 13.8 A：膀胱，前立腺，精囊の側面観。B：膀胱，前立腺，精管，精囊の後面観

表 13.2　膀胱と周囲との関係

部位	周囲との関係
膀胱底	下方は精嚢と精管，上方は直腸膀胱窩により直腸と離れる
膀胱頸	前立腺の底
膀胱尖	恥骨結合の後方
上面	腹膜に覆われる
下外側面	恥骨後脂肪体（前方），内閉鎖筋と肛門挙筋（後方）

- カラードプラ法で尿の吹き出し（ureteric jets）がみえることがある。

【CT／MRI】（図 13.12，図 13.13）
- 膀胱と周囲の構造との関係を示す際に有用である。
- MRI は膀胱壁を評価する際に最も有用である。

膀胱の先天異常
【無形成】
- まれな先天異常で，排泄腔が腹側の尿生殖洞と背側の肛門直腸管に分割されないことに起因する。

【重複】
- 完全な重複はきわめてまれな先天異常である。2 つの膀胱が並んで存在し，腹膜ヒダで分離される。それぞれの膀胱は同側の腎臓から 1 本の尿管がつながっており，独立した尿道を持つ。部分的な重複膀胱では，膀胱の下部で連続しており，共通した尿道を通じて尿を排泄する。

【中隔形成】
- 1 つの膀胱が矢状面または冠状面方向にある隔壁によって 2 分割される。

【尿管瘤】
- 膀胱壁内を走行する尿管終端が嚢状拡張した病態（図 13.14）。

応用解剖学
- 膀胱頸は骨盤に比較的強固に固定されているため，骨盤骨折で膀胱破裂が起こる可能性がある。

【腹膜外膀胱破裂】
- 大きな膀胱損傷の 80～90％に起こる。
- 通常は貫通性外傷によって起きる。
- 膀胱造影で造影剤が損傷部位から膀胱壁外へと漏出する多様な経路を明らかにすることができる。

【腹腔内膀胱破裂】（図 13.15）
- 膀胱損傷の約 10～20％で起こる。
- 典型的には尿で充満していた膀胱へ直接的に強打が加わった場合に生じる。
- 膀胱造影をすると，腸係蹄周辺，腸間膜ヒダの間，結腸傍溝で造影剤の腹腔内流出を認める場合がある。

男性尿道（図 13.16）
- 長さは約 18～20 cm である。

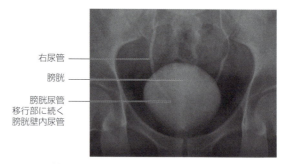

図 13.9　静脈性尿路造影（IVP）

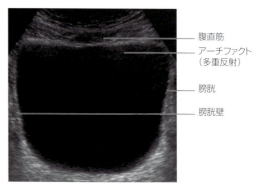

図 13.10　膀胱の超音波

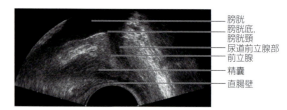

図 13.11　膀胱底，膀胱頸，近位尿道の位置関係（経直腸超音波，矢状断像）

- 後部尿道（さらに前立腺部と隔膜部に分割）と前部尿道（海綿体部）に分けられる。

【尿道前立腺部】
- 長さは 3～4 cm である。
- 前立腺内部を貫通する。
- 後壁の正中に縦走する隆起があり，尿道稜と呼ばれる。
- 尿道稜の両側に浅い陥凹がある。前立腺洞と呼ばれ，15～20 本の前立腺の導管が開口する。
- 尿道稜の中央に円形の隆起があり，精丘と呼ばれる。
- 前立腺小室は Müller 管の癒合端をあらわす小さい陥凹で，精丘の中央に開口している。
- 射精管（精嚢と精管の通常の終末端）は前立腺小室の両側に開口している。

【尿道隔膜部】
- 長さは 1.5 cm である。

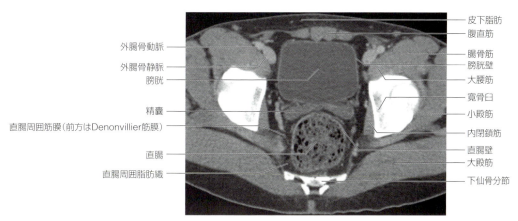

図 13.12　男性の骨盤の CT（膀胱レベル，横断像）

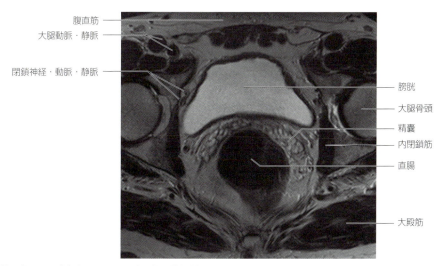

図 13.13　男性骨盤の MRI（膀胱レベル，T2 強調像，横断像）

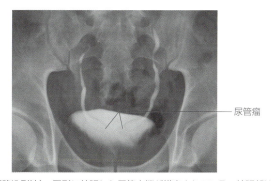

図 13.14　両側の尿管瘤（静脈性尿路造影法）。円形に拡張した尿管末端が描出されている。拡張部は薄い X 線透過性の線によって囲まれており，コブラの頭のようにみえる

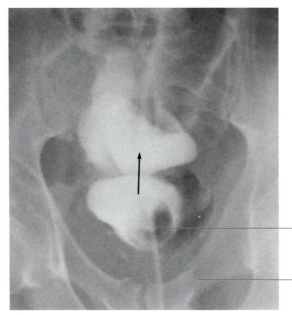

図 13.15　膀胱破裂(膀胱造影)。造影剤は膀胱外に漏出し，腹腔内に広がっている(矢印)

 ・外尿道括約筋を通って尿生殖隔膜を貫く。
 ・尿道で最も拡張しにくい部位である

 【尿道海綿体部】
 ・弛緩した陰茎で約 15 cm ある。
 ・陰茎の尿道海綿体内を通る。
 ・尿道球は尿道海綿体後部の中にあり，尿道の最も広い部位になる。
 ・尿道球腺(Cowper 腺)は会陰膜の約 2.5 cm 下方で尿道球に開口する。
 ・陰茎尿道は陰茎根を越えて遠位側に伸長する。空虚であるときは長くて比較的狭い。
 ・陰茎亀頭の先端部に短い拡張部があり，尿道舟状窩という。その頂部に大裂孔と呼ばれる粘膜ヒダを持つ。

 ### 尿道の画像診断
 【造影検査】(図 13.17)
 ・前部尿道は逆行性尿道造影剤で描出できる。
 ・後部尿道の描出は排尿時膀胱尿道造影(VCUG)に引き続いて，膀胱内へのカテーテル挿入が必要となる場合がある。

 ### 尿道の先天異常
 【後部尿道弁】
 ・閉鎖性の膜状弁で，男性の後部尿道内に位置する。男児の膀胱出口部閉塞の最も頻度の高い原因であり，程度は様々であるが上部尿路の拡張をきたす場合がある。

 【重複尿道】
 ・まれな先天異常で多彩な臨床症状をとる。2 つの尿道口を有する完全な重複尿道を示すタイプと不完全な重複を示すタイプがある。

 【尿道下裂】
 ・尿道が陰茎の腹側表面に開口する。亀頭の先端部より近位(前部)に開口するものが多い。

 【尿道上裂】
 ・陰茎の背側部に尿道開口部が存在する。

 【外尿道口狭窄】
 ・尿道口に限局した狭窄で，尿道下裂に関連してしばしばみられる。

 【先天性尿道狭窄】
 ・後部尿道と前部尿道の移行部に限局した狭窄。

 ## 前立腺，精嚢，射精管

 ### 前立腺(図 13.18，表 13.3)
 ・前立腺は上下逆の錐体形をした線維筋性の腺で，大きさは約 4×3×2 cm である。膀胱底から尿生殖隔膜に至るまでの尿道前立腺部を取り囲んでいる。
 ・前立腺の外側面は線維筋性帯(真の被膜というよりも)を持つ。
 ・前立腺の分泌物は，精液の約 30％を占める。

 ### 内部構造(図 13.19)
 ・妊娠第 20 週後，3 つの解剖学的葉(2 つの側葉と 1 つの正中葉)が認められる。
 ・成熟した前立腺になると葉が癒合し，腺組織と無腺組織(線維筋性部)に分けられる。
 ・腺組織は以下の 3 区域に分割される。
 　・中心域。

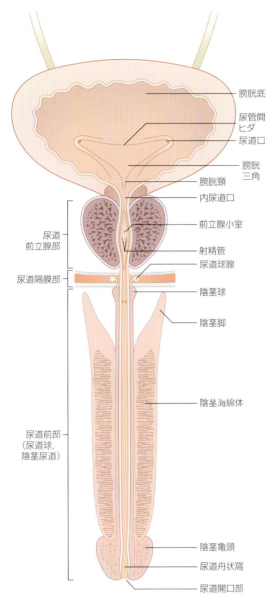

図 13.16 **男性尿道**

—25%を占める
—楔型で前立腺底を形成する。
—射精管を囲み，尿道前立腺部の後方にある。
・移行域。
—5%を占める。
—尿道前立腺部の遠位部周辺にある。
—良性前立腺肥大（BPH）は移行域から生じる。
・辺縁域。
—70%を占める。
—カップ型をしており，中心域および移行域を包み込む。
—前立腺癌は一般に辺縁域に発生する。
・無腺組織は，最前部にあり，線維性結合織と平滑筋からなる。

血液供給とリンパ液の流出経路
【動脈供給】
・下膀胱動脈，内陰部動脈，中直腸動脈から栄養される。

【静脈流出経路】
・前立腺静脈叢から内腸骨静脈に注ぐ。また，椎骨静脈叢にも注ぐため，前立腺癌は椎骨に転移しやすい。

【リンパ液の流出経路】
・内腸骨リンパ節および閉鎖筋リンパ節。

前立腺の画像診断
【超音波】（図 13.20）
・前立腺の画像診断では経直腸超音波が最も頻繁に利用されている。
・辺縁域は最も反射が強いが，前立腺の他の部位と区別できないことがある。
・尿道は中心部の無エコー域として描出され，平滑筋，尿道周囲腺および移行域からなる低エコー域によって囲まれている。

【CT】
・前立腺は軟部組織の塊として描出され，明確な脂肪組織によって内閉鎖筋と離されている。

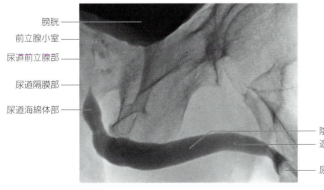

図 13.17 **男性の逆行性尿道（造影）**

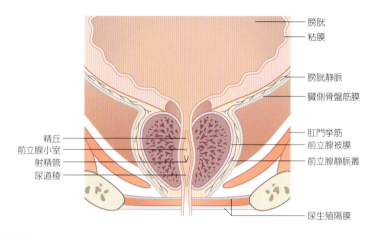

図13.18　前立腺の冠状断面

表13.3　前立腺と他臓器との関係	
部位	他臓器との関係
底	膀胱頸
尖	尿生殖隔膜
前方	恥骨後脂肪（Retzius 腔）によって恥骨結合と離れる
後方	直腸
下外側方	肛門挙筋と恥骨

- CTは前立腺の内部構造を区別することができない。

【MRI】（図13.21）
- 前立腺は T1 強調像では均質な低信号を示す。
- 内部構造は T2 強調像で最もよく表示される。
  - 中心域と移行域（時に略して内腺という）は T2 強調像で比較的低信号を示す。
  - 辺縁域と精嚢は T2 強調像で高信号を示す。
- MRI は前立腺癌の進行期診断に用いられるが、T2 強調像が最も有用である。

前立腺の先天異常
【Müller 管嚢胞】（図13.22）
- 先天性の嚢胞で前立腺の正中に発生する。Müller 管の退行異常に起因する。嚢胞は通常大きく、発生学的に Müller 管のある位置に沿って前立腺底に向かう。

精嚢，射精管
- 精嚢は 2 つの分葉状をした嚢状器官である。長さ 5 cm、前立腺より上方で膀胱底に隣接している。
- 精嚢の分泌液が精液の約 60％ を占める。
- 前面は膀胱の後面と接する。
- 後面に Denonvillier 筋膜（直腸膀胱中隔）と直腸がある。
- 下方で左右の精嚢は狭くなり、同側の精管の膨大部に合流し射精管となる。射精管の長さは約 2 cm で

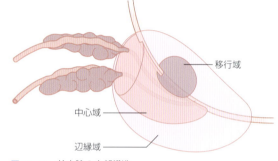

図13.19　前立腺の内部構造

ある。
- 射精管は前立腺を貫通して腺内を斜めに走行し、尿道前立腺部に開口する。

精嚢の画像診断
【超音波】（図13.23，図13.24）
- 精嚢は前立腺底の上外側に位置する管状構造で、液体を含んでいる。射精管は三角形の低エコー域として描出されることがあり、前立腺の中心域へ突き出る嘴（くちばし）のようにみえる。

【CT】
- 精嚢は特徴的な「蝶ネクタイ」様の形状を持った軟部組織濃度を示す。膀胱底と直腸の間、前立腺の後上方に位置する。
- CT では精嚢の内部構造を描出できない。

【MRI】
- T1 強調像で、精嚢は周囲の脂肪組織とは対照的に低信号を示す。
- T2 強調像では、精嚢内の液体が高信号を示し、壁が低信号として描出される。

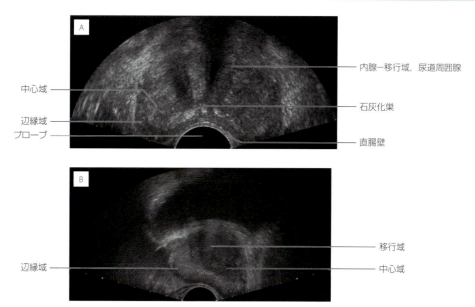

図 13.20　前立腺の経直腸超音波。A：横断像。B：長軸方向

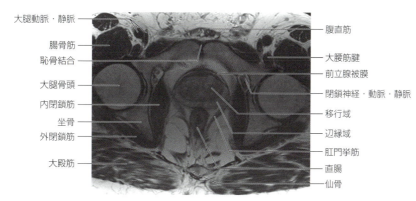

図 13.21　男性骨盤の高分解能 MRI（前立腺レベル，横断像）

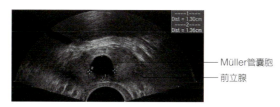

図 13.22　Müller 管嚢胞の経直腸超音波（前立腺レベル，横断像）

精索，陰嚢，精巣，精巣上体，精管
（図 13.25）

精索
- 精索は陰嚢内で精巣を吊り下げる管状構造である。深鼠径輪から鼠径管を通過したのち，陰嚢内を下行し，精巣の後内側縁に至る。
- 精管，精巣動脈，流出静脈（蔓状静脈叢），リンパ管と神経を含む。
- 精索は内精筋膜，精巣挙筋膜および外精筋膜（それぞれ腹横筋膜，内腹斜筋，外腹斜筋の腱膜に由来）からなる線維性の鞘によって強固に覆われている。

陰嚢
- 精巣と精索を含んでいる皮膚組織からなる袋である。
- 皮下組織に肉様膜がある。肉様膜は交感神経線維の支配を受ける平滑筋である。
- 陰嚢の皮膚の皺は肉様膜の収縮による。

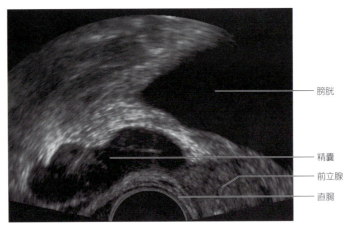

図 13.23　精嚢の経直腸超音波(長軸方向)

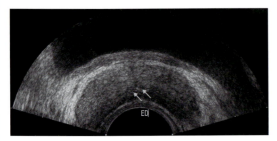

図 13.24　射精管(矢印)の経直腸超音波(横断像)

精巣(睾丸)(図 13.26)

- 卵形をした生殖腺かつ内分泌腺である。
- 平均の大きさは縦 5 cm, 横 2.5 cm, 厚さ 3 cm である。
- 各々の精巣は, 上極(通常, わずかに前方に傾斜)と下極を持つ。
- 85％で左精巣は右より低い位置にある。
- 左右の精巣は正中にある線維性の陰嚢中隔によって区分けされるが, 上方では不完全である。
- 精巣は 3 枚の膜に包まれており, 外部から内部へ向かって以下のような膜がある。
  ・精巣鞘膜は胎生期の鞘状突起の遺残であり, 臓側板(精巣の表面を覆う)と壁側板を持つ。
  ・精巣鞘膜の臓側板の下に白膜がある。白膜は厚い線維性被膜であるが, 精巣の後上部で特に厚く, 精巣縦隔を形成する。精巣縦隔から精巣中隔が精巣内に入り込み, 200〜300 の精巣小葉に分ける。精巣小葉には曲精細管がある。
  ・精巣血管膜は血管網と疎結合組織を含む。
- 精細管は精細網(精巣縦隔にある吻合網)に流れる。精細網から 10〜15 本の精巣輸出管が起こり, 精巣上極の近くで白膜を貫いて精巣上体の頭に入る。
- 精巣垂は Müller 管の遺残であり, 90％に存在する。精巣の上端(精巣上体の頭の直下)に小突起としてみられる。

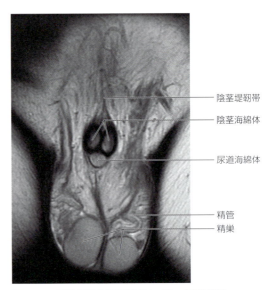

図 13.25　男性骨盤の MRI(会陰レベル, 冠状断像)

血液供給とリンパ液の流出経路

【動脈供給】
- 精巣動脈は腎動脈の高さで直接大動脈から起始する。
- 精巣上体と精索は, 下膀胱動脈と下腹壁動脈の枝から血液供給される。
- 陰嚢は深外陰部動脈の前陰嚢枝(←大腿動脈)や会陰動脈の後陰嚢枝(←内陰部動脈)などによって血液供給される。

【静脈流出経路】
- 精巣の上後方で蔓状静脈叢を形成して流出する。鼠径輪の上端で吻合し 1 本の精巣静脈になって上行する。右精巣動脈は下大静脈, 左精巣静脈は左腎静脈に流れる。

【リンパ液の流出経路】
- 精巣のリンパ液は, 第 1〜第 2 腰椎レベルの大動脈傍リンパ節に流れる。

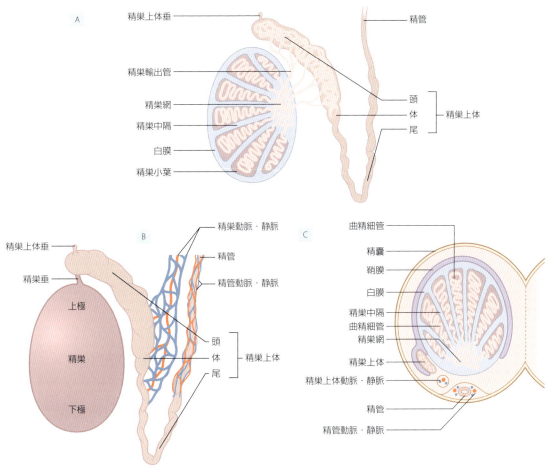

図 13.26　精巣と精巣上体（副睾丸）。A：内部構造。B：血液供給。C：横断像

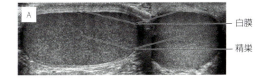

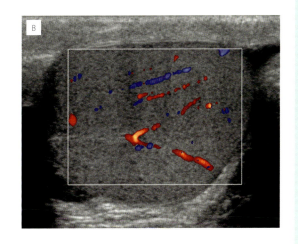

図 13.27　精巣の超音波。A：左図＝長軸方向，右図＝横断像。
B：カラードプラ法による精巣の正常血流

- 陰嚢のリンパ液は，浅鼠径リンパ節に流れる。

精巣の画像診断

【超音波】（図 13.27〜図 13.30）

- 卵形で内部均一な粒状構造を持ち，均質な中等度のエコーレベルを示す。
- 精巣を走行する脈管は，低エコーの線形構造として，しばしば確認される。
- 精巣縦隔は後方で精巣上体と並行する高輝度の構造として同定することができる。
- 精細網が，精巣上体に隣接した多数の無反響の管状構造として目立つ場合がある。
- 精巣垂は陰嚢水腫があると確認しやすい。

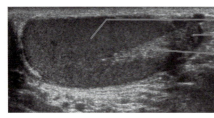

図 13.28　精巣の超音波

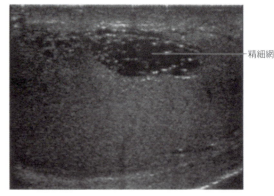

図 13.29　精巣の超音波。精細網の拡張（正常変異）

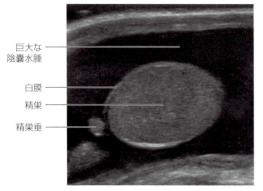

図 13.30　精巣の超音波。陰嚢水腫

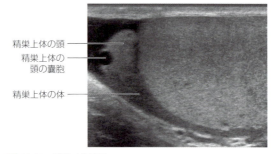

図 13.31　精巣の超音波

【MRI】
- T1 強調像で，精巣は均一な低信号を示す。
- T2 強調像で，正常の精巣は高信号を示す。
- T2 強調像で，白膜，精巣縦隔および精巣中隔は低信号を示す。
- 精巣上体は，様々な信号強度を示す。

精巣の先天異常
【先天性水腫】
- 陰嚢の精巣鞘膜の臓側板と壁側板との間（鞘膜腔）の液体貯留で，陰嚢内に限局する場合と開存している腹膜鞘状突起を通して腹腔と交通する場合がある。

【停留精巣】
- 片側または両側の精巣が陰嚢に下降する途中で停止したもの。満期産児の約 3%，未熟児では最大 30% で起こる。

精巣上体（副睾丸）（図 13.31）
- 精巣の後縁に沿って精巣上体管が存在する。迂曲した管がきつくまとまった構造をしており，解くと長さ約 6 m になる。
- 精巣の後面から出る精巣輸出管と精管をつなぐ。
- 濃縮過程で，精子の成熟および貯蔵の役割がある。
- 精巣の上極にあるのが精巣上体の頭，下極にあるのが精巣上体の尾になる。
- 精巣上体の頭には精巣上体垂と呼ばれる小胞状突出を持つ場合がある。

精管
- 精管は精巣上体管に続く筋性管で，射精管につなぐ。長さは 30〜45 cm である。
- 精巣上体の尾に始まり，鼠径管と骨盤腔を走行する。精嚢の導管と合流し，前立腺内で射精管となる。

陰茎（図 13.32）
- 陰茎が会陰に付着する陰茎根と自由に垂れ下がる陰茎体からなる。
- 陰茎体は，勃起性の 3 本の円筒体（海綿体）からなり，会陰から連続している。
  - 1 対の陰茎海綿体（背側）。
    ― 正中で癒合するが，後上方で分かれて陰茎脚をつくり，坐骨枝の内側面につく。
    ― 内側は多数の平滑筋で裏打ちされた海綿洞をつくる。
    ― それぞれの陰茎海綿体の中心に陰茎深動脈（海綿体洞動脈）が走行する。
  - 尿道海綿体（腹側）。
    ― 近位は尿道球，遠位は陰茎亀頭に及ぶ。
    ― 尿道は尿道球の後部を貫き，外尿道口に至るまで尿道海綿体の中を通る。
- 3 つの海綿体は 3 層の筋膜によって結びつけられている。深部から浅部へ向かって以下の 3 層がある。

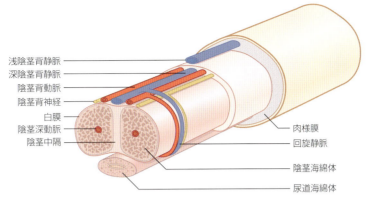

図 13.32 陰茎体の断面像

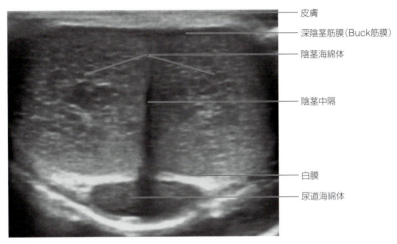

図 13.33 陰茎の超音波

- 白膜（厚い線維性被膜）。
- 深陰茎筋膜（Buck 筋膜）。
- 浅陰茎筋膜。

血液供給とリンパ液の流出経路
【動脈供給】
- 陰茎には内陰部動脈が分布し，海綿洞動脈と尿道球動脈を送る。1 対の陰茎背動脈は，主に亀頭に血液供給する。

【静脈流出経路】
- 陰茎海綿体は海綿体洞から深陰茎背静脈を経て内腸骨静脈系へ流出する。性的興奮により動脈血が増加すると海綿体洞の拡張が引き起こされる。これにより静脈流出路が圧迫され，さらに海綿体洞が拡張することになり，勃起に至る。

【リンパ液の流出経路】
- 浅鼠径リンパ節および深鼠径リンパ節。

陰茎の画像診断
【超音波】（図 13.33）
- 海綿体は低エコーを示す。
- 尿道は，中心部が無エコーな円形の高エコーとして現れるが，膨張させたときに最もよくみえる。
- カラードプラー法で陰茎動脈の血流をみることが可能で，勃起障害の評価に重要である。

【MRI】（図 13.34，図 13.35）
- 撮像するパルス系列や勃起の状態によって信号強度が異なる。
- T1 強調像では，海綿体を区別できない。脂肪組織より低信号，筋肉より高信号を示す。白膜と Buck 筋膜は低信号を示す。
- T2 強調像では，すべての 3 つの海綿体は高信号を示し，低信号を示す筋膜との区別が明瞭である。
- 海綿体は造影剤投与で非常に強く濃染する。

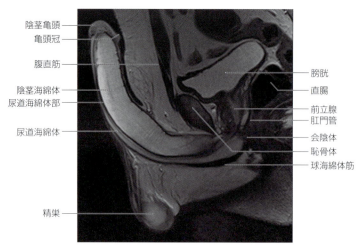

図 13.34　陰茎の MRI（正中矢状断像）

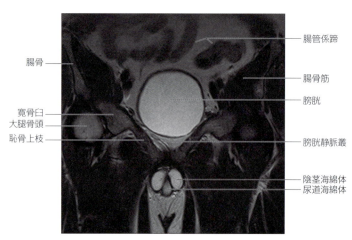

図 13.35　骨盤の MRI（陰茎根レベル，冠状断像）

陰茎の先天異常
【陰茎索】
- 陰茎の腹側または回転性の弯曲を示す（陰茎弯曲症）。尿道海綿体の通常の走行に沿ってできた線維性の索状物に起因する。勃起時に最も明瞭となる。しばしば，尿道下裂に合併する。

【その他の先天異常】
- 一般的ではない異常として，陰茎無形成，重複（二陰茎体）とリンパ浮腫がある。小陰茎症は，アンドロゲン欠乏症や不感症から生じる。

【Nevin T. Wijesekera, Michael A. Gonsalves, Uday Patel】

14章 女性骨盤

X線撮影，子宮卵管造影法，X線透視検査

単純X線撮影は，骨梁構造をみるのと同様に，女性骨盤の大まかな骨解剖の評価法として，いまだに最適な技術の1つである。

子宮卵管造影法は，子宮腔と卵管を評価する際に不妊症の検査でしばしば用いられる。

X線透視検査も，他の骨盤臓器（膀胱，尿道，腟など）を評価する際に用いられることがある。

しかし，女性の検査では骨盤臓器に対する照射線量を考慮することが重要である。また，「10日規則」では，妊娠可能年齢の女性で骨盤照射を伴うX線検査で緊急性のないものは胎児への被曝を回避するために制限することを推奨している。例えば1 mGyといった低線量であれば，胎児死亡，先天異常，発育遅延または精神発達障害には至らない。

CTと単純X線撮影の実効線量

表14.1参照。

表14.1 CTと単純X線撮影の実効線量

CT	実効線量(mSv)	単純X線撮影	実効線量(mSv)
頭部	2	頭蓋骨	0.07
胸部	8	胸部PA	0.02
腹部	10〜20	腹部	1.0
骨盤	10〜20	骨盤	0.7
		胃部造影検査	1.5
		注腸検査	7
		子宮卵管造影	1.0

断層画像

超音波は女性生殖器を評価するうえで，しばしば第1選択となる検査である。経腹超音波検査で骨盤全体を検索することができるが，十分に緊満した膀胱を音響窓として利用する必要がある。5.0〜7.5 MHzのプローブが利用可能で，縦断像，横断像ともに取得する。この方法により85〜90％の患者で子宮と卵巣を描出できる。

高周波数プローブを使用する経腟超音波は骨盤部の超音波検査に必須となっている。この方法によれば，子宮および卵巣をより鮮明な解像度で観察することができる。カラードプラ法と血流波形分析は脈管構造と他の病変を区別するのに併用される。経腟超音波は膀胱が空虚な状態で行い，縦断像および冠状断像を取得する。

CTとMRIは，女性骨盤の軟部組織に関する優れた情報を提供する。MRIは電離性放射線を使用しないという利点がある。表面コイルや腟内コイルを使用すると，さらに鮮明で詳細な内部構造を描出することができる。一般的にT1強調像は基礎的な解剖学的構造を把握するのによく，T2強調像は病変の性状を判別するのに優れている。

CTA／MRA／血管造影／超音波／ドプラ

超音波（カラードプラ法とパルスドプラ法）は，多くの血管構造を視覚化できる。従来の血管造影法は，特に内腸骨動脈系を評価するには，いまだにゴールドスタンダードである。しかし，MRAが従来の血管造影の代替となる場合が増えつつあり，子宮筋腫の塞栓術前後の評価はMRAで行われている。

PET-CT

[18]F-フルオロデオキシグルコース（FDG）による代謝情報と，CTによる形態学的情報を組み合わせた検査法である。女性骨盤ではリンパ節転移と遠隔転移を検出する際に用いられる。

小骨盤

X線撮影による解剖

骨盤を大骨盤（false pelvis）と小骨盤（true pelvis）に分ける。大骨盤は分界線より上方で，腹腔の一部にあたる。小骨盤は分界線より下方で，骨盤臓器をいれる。

- 骨盤入口（骨盤上口）：仙骨岬角，腸骨の分界線，腸恥骨線（腸骨の内面にある斜走隆線で，恥骨に連なる）および恥骨稜の後面を通る平面（図14.1）。
- 骨盤出口（骨盤下口）：坐骨恥骨枝，坐骨棘，恥骨結合下方，仙結節靭帯および尾骨を通る平面（図14.2）。
- 骨盤骨は1対の寛骨，仙骨，尾骨からなる（図14.3）。

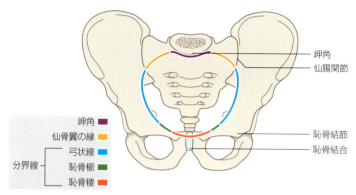

図 14.1　骨盤入口（骨盤上口）

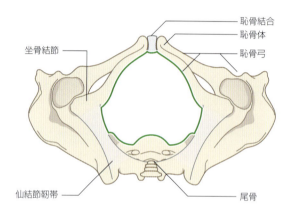

図 14.2　骨盤出口（骨盤下口）

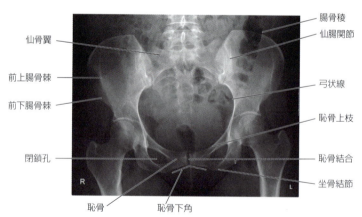

図 14.3　女性骨盤の単純 X 線撮影

- 寛骨：腸骨（ilium），恥骨（pubic bone），坐骨（ischium）が前方で相互に関節をつくり，後方では仙骨と関節をつくる。寛骨臼はこれらの癒合で形成されている。
- 仙骨：5 つの仙椎が癒合したものであり，上方（仙骨底）で腰椎，下方（仙骨尖）で尾骨と関節をつくる。仙骨神経が通過する 4 対の前仙骨孔および後仙骨孔を持つ。仙骨裂孔は背側の正中にある脊柱管の開口部で，第 5 仙骨神経が通過する。
- 尾骨：3〜5 の尾椎が癒合したものである。第 1 尾椎は，しばしば離れている。

女性骨盤は男性骨盤と比較して以下の点で異なる（図 14.4）。

- 卵円形をした閉鎖孔。

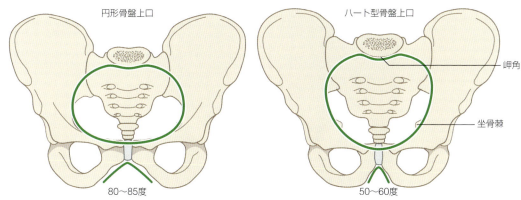

図14.4 骨盤の構造。左：女性。右：男性

- 広い恥骨弓（＞90度）。
- 広くて浅い骨盤。
- 卵円形または丸い骨盤入口（大きい骨盤出口）。
- 広い坐骨切痕（ほぼ90度）。
- 筋肉が発達していない。
- 小さい寛骨臼。
- 幅広く短く，前面が平らな仙骨。

女性骨盤の形状を以下の4型に分類する。

【女性型骨盤（50%）】
- 一般的な女性骨盤のタイプ。
- 骨盤入口は卵円形（わずかに横径が広い）。
- 仙骨は広く，平均的な凹面と傾斜を持つ。
- 側壁は直立し，坐骨棘は鈍角である。
- 大坐骨切痕は広い。
- 恥骨下角は90〜100度である。

【類人猿型骨盤（25%）】
- 骨盤入口，骨盤出口ともに前後径が長い。
- 骨盤入口，骨盤出口ともに横径は短い。
- 仙骨は長く，狭い。
- 大坐骨切痕は広い
- 恥骨下角は狭い。

【男性型骨盤（20%）】
- 一般的な男性骨盤のタイプ。
- 骨盤入口は三角形状またはハート型（前方に狭い）。
- 側壁は坐骨棘に向かって先細りする（漏斗骨盤）。
- 大坐骨切痕は狭い。
- 恥骨下角は狭い（＜90度）。

【扁平骨盤（5%）】
- 扁平な女性型骨盤。
- 骨盤入口，骨盤出口ともに前後径は短い。
- 骨盤入口，骨盤出口ともに横径は長い。
- 大坐骨切痕は狭い。
- 恥骨下角は広い。

断層解剖
骨盤壁と骨盤底
CTは女性骨盤の筋・骨格系の描出に優れている（図14.5）。

【骨盤壁の前方にある構造】
- 上方の腹壁筋系の連続：外腹斜筋，内腹斜筋，腹横筋，腹直筋。
- 白線。
- 腹直筋鞘。

【骨盤壁の後方にある構造】
- 大腰筋。
- 腸骨筋。

【骨盤底の境界にある構造】
- 前方：恥骨結合，恥骨体，内閉鎖筋，肛門挙筋。
- 側方：腸骨，坐骨，梨状筋，内閉鎖筋，肛門挙筋。
- 後方：仙骨，尾骨，梨状筋。
- 下方：骨盤隔膜。

MRIは多方向の断面で評価できるため，特に骨盤底の描出に適している（図14.6〜図14.9）。

- 骨盤底は筋肉と筋膜（骨盤隔膜）で吊り下げる構造をしている。
- 骨盤隔膜は小骨盤と会陰を隔てる構造である。
- 骨盤隔膜は骨盤臓器を支え，直腸，尿道および膣が貫く。
- 肛門挙筋の前端間の空隙（尿生殖裂孔）を除いて骨盤出口を閉じている。この空隙は尿生殖隔膜によって補強される。

筋肉群はMRIで明瞭に描出される。特にT1強調像では，低信号を示す筋肉と高信号を示す脂肪織と明瞭なコントラストがつく。

筋肉群は，以下のように分けられる。
- 上方：骨盤隔膜（肛門挙筋，尾骨筋）。
- 下方：表層の筋肉（会陰）。
  - 前方：尿生殖三角（尿生殖部）。
  - 後方：肛門三角（肛門部）。

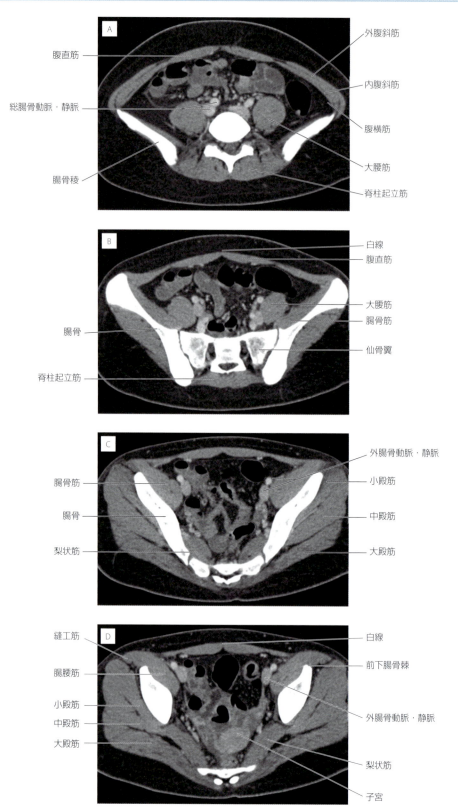

図 14.5　女性骨盤の CT（横断像）

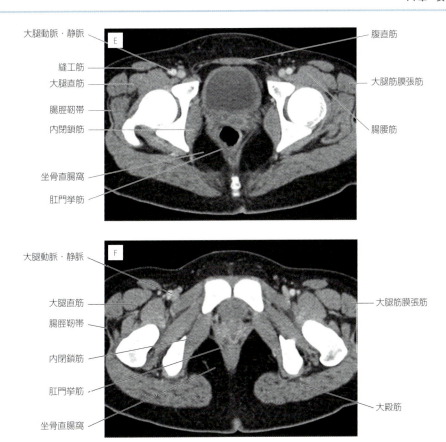

図 14.5　続き

女性の会陰（図 14.10～図 14.14）
- 会陰は骨盤隔膜（肛門挙筋など）の下領域である。
- 左右の坐骨結節を結ぶ線は肛門の直前にあり、会陰を前方の尿生殖三角と後方の肛門三角に分ける。
- この線の中心点が会陰腱中心（会陰体）である。

【会陰の境界にある構造】
- 前方：恥骨結合。
- 後方：尾骨。
- 前外側：坐骨恥骨枝，坐骨結節。
- 後外側：仙結節靱帯。

【女性の会陰が男性と異なる点】
- 尿生殖三角は，尿道と膣が貫く。
- 尿道は膣前壁の前方を走る。
- 陰核は尿道に貫かれない。
- 大陰唇は，男性の陰嚢に相当する。
- 前庭球が膣口の左右両側，小陰唇の深部にある。
- 会陰膜は男性より明確でない。
- 会陰腱中心は膣の後方にある。

尿生殖三角
【含まれる構造】
1) 恥丘。
2) 大陰唇，小陰唇。
3) 陰核。
4) 膣口，外尿道口。

- 尿生殖三角は会陰膜（下尿生殖隔膜）によって2つに区分される。
- 会陰膜は深会陰窩の下面（浅側）を水平方向に張る三角形の膜である。
- 会陰膜は側方で坐骨恥骨枝に付着し，尖端は下恥骨靱帯に連なる。
- 後方で会陰腱中心の深部と癒合するが，女性は男性より明確でない。
- 膣と尿道が貫き，左右に三角形をつくる。恥骨尿道靱帯は恥骨弓背方で両側の三角形に連結する。

肛門三角
- 男性と女性で同じ構造を持つ。

【含まれる構造】
1) 肛門管。
2) 肛門括約筋。
3) 肛門挙筋。
4) 両側の坐骨直腸窩。

深会陰隙
- 深会陰隙は浅側を会陰膜，深側を筋膜鞘（壁側骨盤筋膜）に囲まれている。

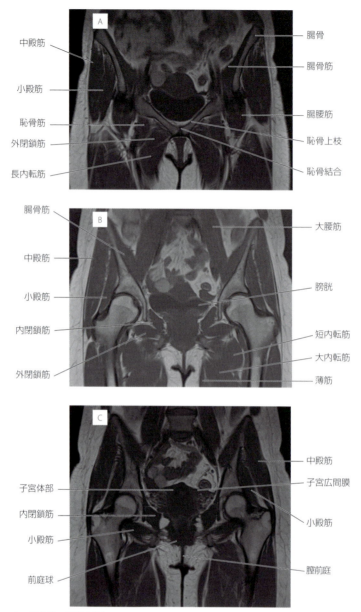

図 14.6　女性骨盤の MRI（T1 強調像，冠状断像）

- 尿道圧迫筋と尿道腟括約筋の浅側に深会陰横筋がある。
- 内陰部動脈が両側から入り，陰核動脈を出す。

浅会陰隙
- 浅会陰隙は脂肪組織と筋膜（Colles 筋膜）に囲まれている。
- Colles 筋膜は後方で会陰膜の後縁に，側方で恥骨弓に付着する。
- 前方は前腹壁の Scarpa 筋膜と連続しており，陰核の上面に連続する。

【含まれる構造】
1) 大前庭腺（Bartholin 腺）：前庭球の後方限界にある。
2) 球海綿体筋：前庭球を覆い，正中にある腟と尿道により左右に分かれる。
3) 会陰体：会陰の中心にある線維状の腱性組織で，肛門括約筋，球海綿体筋，会陰横筋，肛門挙筋の筋線維が集まる。
4) 陰核根。
5) 浅会陰筋。

骨盤靭帯
　骨盤靭帯は，それぞれの持つ線維構造と骨盤臓器に提供する支えに応じて，真の靭帯と腹膜の単純なヒダに分類できる。CT と MRI は，これらの靭帯のいくつかを画像で捉えることできる。

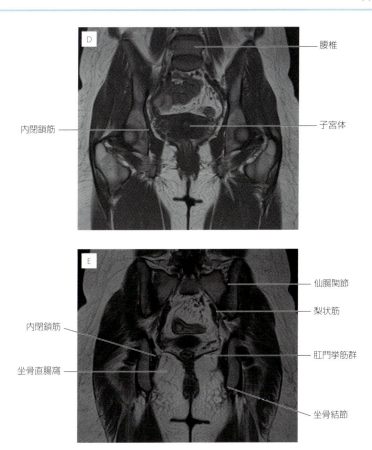

図 14.6 続き

【腹膜ヒダ (peritoneal fold)】
- 子宮広間膜 (broad ligament)。
- 膀胱子宮靭帯 (vesicouterine ligament)。
- 直腸膣ヒダ (rectovaginal fold)。

【真性の靭帯】
- 子宮円索 (round ligament)。
- 基靭帯 (cardinal ligament)(子宮頸横靭帯〈transverse cervical ligament〉または Mackenrod 靭帯)。
- 仙骨頸靭帯 (uterosacral ligament)。
- 固有卵巣索 (ovarian ligament)(卵巣円索〈round ligament of ovary〉)。
- 卵巣提索 (suspensory ligament of the ovary)(骨盤漏斗靭帯〈infundibulopelvic ligament〉)。

子宮広間膜 (図 14.15)
- 卵管を取り巻く前面と後面の腹膜の反転によって形成される。
- 2 枚の腹膜が重なってできており,子宮の両側から骨盤外側壁と骨盤底に向かって広がる。
- 上方の境界は自由縁となっている。
- 下方の境界は,膀胱,直腸および骨盤側壁を覆う腹膜に連続する。
- 子宮広間膜は子宮の位置を保持し,その自由縁で卵管を包み込んでいる。子宮広間膜内には結合組織/平滑筋(子宮傍結合組織),子宮円索,子宮動脈・静脈,リンパ管が含まれ,側方で固有卵巣索につながる。
- 以下の部位に区分される。
  1) 上方:卵管間膜として卵管につながる部位。後下方で卵巣間膜,上方で卵巣提索,内側で固有卵巣索につながる。
  2) 後方:卵巣間膜が卵巣門につながる部分。
  3) 下方:卵巣間膜の最も大きい部分で骨盤底から固有卵巣索と子宮体に広がる。

子宮膀胱,直腸膣ヒダ (図 14.16)
- 前方の子宮膀胱ヒダは子宮から膀胱上への腹膜反転からなり,膀胱子宮窩を形成する。
- 後方の直腸膣ヒダは,後膣円蓋から直腸前面への腹膜反転からなり,Douglas 窩(直腸子宮窩)を形成する。

子宮円索 (図 14.17)
- 長さ 10～12 cm の平らな帯。
- 子宮卵管移行部の前下部から起こり,鼠径管を通過して大陰唇に至る。
- Nuck 管(腹膜鞘状突起)は子宮円索が鼠径管内に入

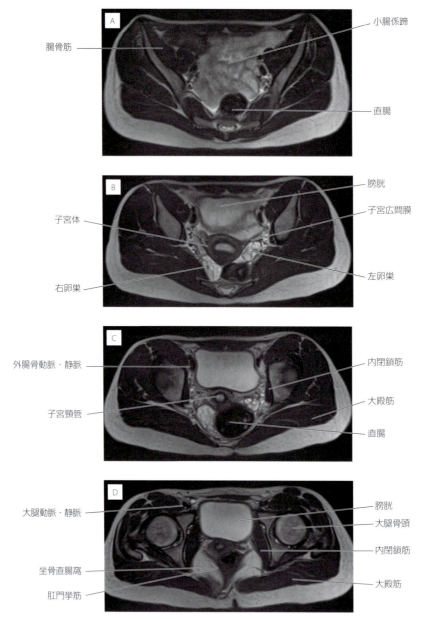

図 14.7　女性骨盤の MRI（T2 強調像，横断像）

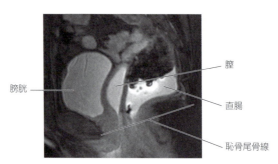

図 14.8　女性の骨盤底の MRI（膣および直腸に造影剤を注入）

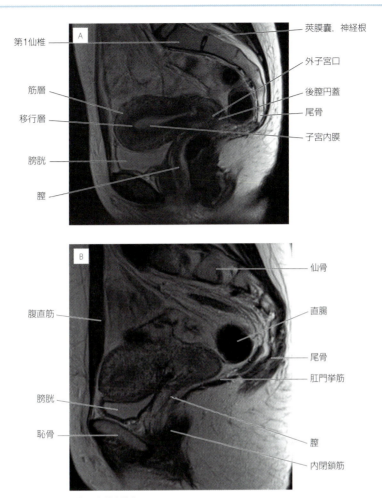

図 14.9　女性の骨盤底の MRI（T2 強調像，矢状断像）

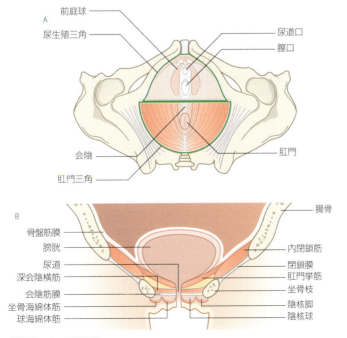

図 14.10　女性の会陰。A：横断像。B：冠状断像

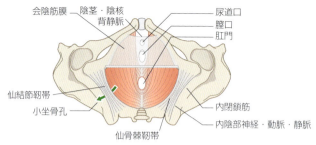

図 14.11　会陰と他の領域との交通

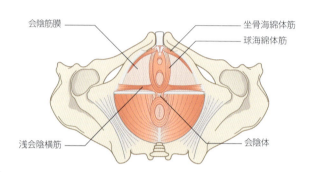

図 14.12　女性の会陰の筋肉

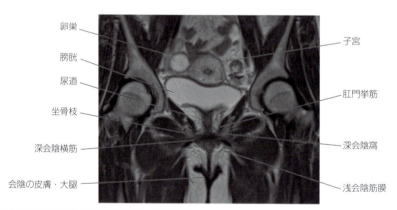

図 14.13　女性の会陰の筋肉と筋膜の MRI（T2 強調像，冠状断像）

る部位に起こる腹膜憩室である。

基靱帯（図 14.18）
- 広間膜の底で骨盤筋膜が縮合したもの。
- 骨盤側壁から子宮頸および膣上部に至る。

子宮仙骨靱帯
- 子宮頸と膣から仙骨に広がる。
- Douglas 窩の両側に 2 条の隆起をつくる。

固有卵巣索
1) 卵巣提索は卵巣と骨盤壁を結び，卵巣動脈および静脈が走行する。
2) 固有卵巣索は，子宮の外側角と卵巣の下内側端（子宮端）を結ぶ。子宮広間膜の後面にあり，子宮円索の内側縁と連続している。
3) 卵巣間膜。

骨盤空隙（図 14.19）
　これらの空隙は疎性結合組織を含むが，重要な外科的切開面になる。
- 膀胱膣窩/膀胱子宮窩：下部尿路と膣/子宮頸の間。
- 直腸膣窩：直腸を支える筋膜を含む。
- 膀胱傍窩および直腸傍窩。
- 仙骨前窩：直腸と仙骨/尾骨の間。大動脈分岐まで広がる。
- 子宮傍組織：骨盤臓側筋膜と子宮頸に隣接した内容。
- Retzius 窩/膀胱前窩/恥骨後窩：横筋筋膜により前腹壁と隔てる。

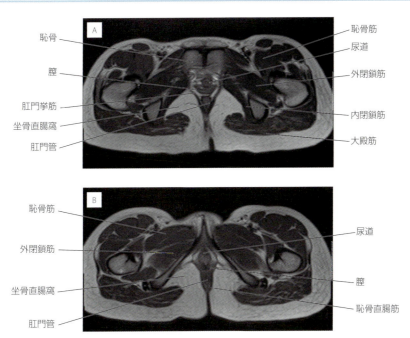

図 14.14　女性の会陰の MRI（T2 強調像，横断像）

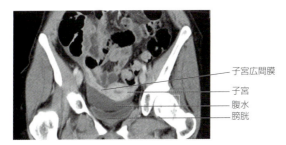

図 14.15　女性骨盤の CT（冠状断像，子宮広間膜を示す）

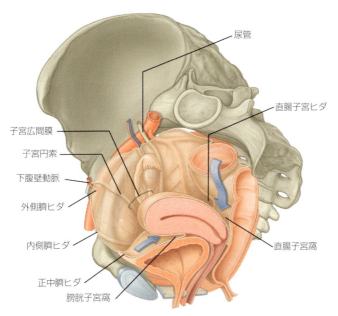

図 14.16　女性骨盤の腹膜ヒダ

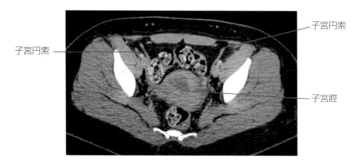

図 14.17　子宮円索の CT（横断像）

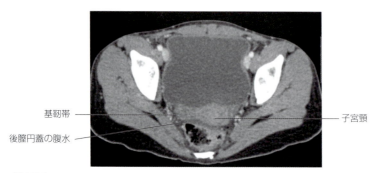

図 14.18　基靱帯の CT（横断像）

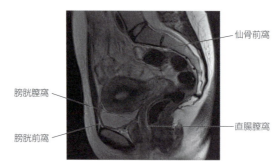

図 14.19　骨盤空隙の MRI（T2 強調像，矢状断像）

女性骨盤の神経血管解剖

骨盤部の血管系（図 14.20，図 14.21）

- 大動脈は，腸骨稜の高さ，第 4 腰椎椎体前で左右 2 本に分岐する。
- 総腸骨動脈は大腰筋の内側縁の上で総腸骨静脈前を越えて骨盤に入る。
- 左総腸骨動脈は右総腸骨動脈より短い。
- 総腸骨動脈は尿管の後方を通過する。
- 総腸骨動脈は仙腸関節前方の分界線で内腸骨動脈と外腸骨動脈の 2 本に分岐する。
- 骨盤入口で内腸骨動脈は，坐骨切痕に向けて内側後方を走行する。
- 外腸骨動脈は，腸腰筋の内側面に沿って走行し鼠径靱帯の下で大腿に至る。
- 内腸骨動脈は外腸骨動脈より小さい（胎児で臍帯動脈に血液供給する場合を除く）。
- 臍動脈は胎児では内腸骨動脈の第 1 分枝であり，前腹壁の深部を上行し，臍帯に至る。出生後，閉鎖した部分は線維性の内側靱帯（臍動脈索）として残る。
- 内腸骨動脈の前方に尿管，卵巣と卵管采の端がある。
- 後方には内腸骨静脈，腰仙骨神経幹と仙腸関節がある。
- 外側には外腸骨静脈と閉鎖神経がある。
- 内側には壁側腹膜がある。
- 内腸骨動脈は坐骨孔で前枝と後枝に分岐する。

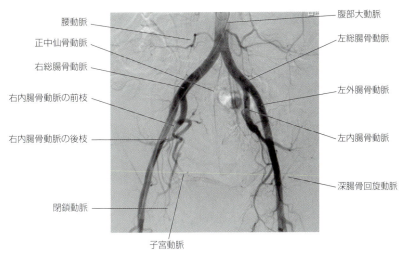

図14.20　女性骨盤の血管解剖（血管造影）

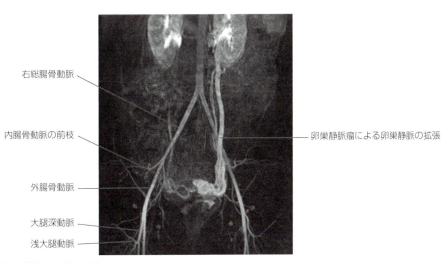

図14.21　骨盤の造影MRA（MIP像）

- 前枝は，坐骨棘へ向かって下行しつつ，以下の分枝（内臓性）を出す。
  - 上膀胱動脈（臍動脈の枝）。
  - 閉鎖動脈：25％で下腹壁動脈から起こる。
  - 膣動脈：男性の下膀胱動脈に相当する。
  - 子宮動脈。
  - 中直腸動脈。
  - 内陰部動脈。
  - 下殿動脈。
- 後枝（筋性）の分枝。
  - 腸腰動脈。
  - 外側仙骨動脈。
  - 上殿動脈。
- 外腸骨動脈は，腹膜によって腸管から分離されている。

- 外腸骨動脈の始部を陰部大腿神経の陰部枝および深腸骨回旋静脈が交叉する。近傍を子宮円索が走行する。
- 後方では，腸骨筋膜によって大腰筋の内側縁から分離されている。
- 鼠径靭帯の直上で2つの分枝を出す。
  - 下腹壁動脈（inferior epigastric artery）。
  - 深腸骨回旋動脈（deep circumflex iliac artery）。
- 外腸骨静脈および内腸骨静脈は，動脈に伴走する。動脈の内側下方にあるが，上行するにつれて後方を走行する。

リンパ管（図14.22）

- リンパ液の流出経路は，血管系に伴走する。
- 3本のリンパ管が外腸骨動脈・静脈に伴走し，総腸

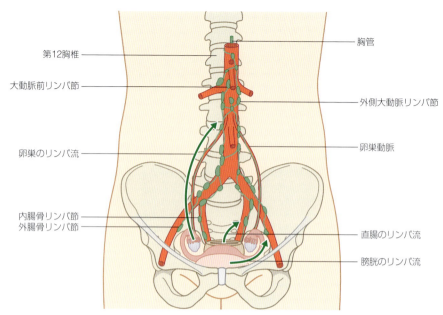

図14.22 骨盤のリンパ流

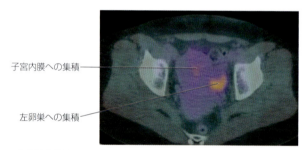

図14.23 子宮内膜と左卵巣への生理的集積（PET-CT）

骨リンパ節および大動脈傍リンパ節に至る。
- 外腸骨動脈の前外側。
- 外腸骨静脈の後内側。
- 外腸骨動脈・静脈の前方（閉鎖リンパ節を含む）3本のうちの中央。
- 内腸骨リンパ節は，総腸骨リンパ節に流れたのち，大動脈傍リンパ節に流出する。
- 仙骨リンパ節は，内腸骨鎖に流出する。
- 正常のリンパ節は，CTであまりみえない。閉鎖リンパ節群は，特に骨盤悪性腫瘍の評価で重要である。正常の短軸径は8mm未満である。大部分の外腸骨リンパ節および総腸骨リンパ節は短軸径10mm未満である。

PET-CT（図14.23）
- リンパ節転移を検出する。
- しかしながら，閉経前女性では子宮内膜のFDG集積は排卵期や月経で増加するので，画像を読影する際に周期的に変化することに留意することが重要である。
- 同様に黄体嚢胞が卵巣の集積を一過性に増加させることがある。
- 閉経後では，どのような集積でも異常所見となる。

骨盤の重要な神経（図14.24〜図14.26）
- 骨盤には腰仙骨神経幹，仙骨神経叢，尾骨神経叢（図14.24），交感神経系および副交感神経系の骨盤部が含まれる。
- 腰仙骨神経叢（lumbosacral plexus）（第4，第5腰神経と第1〜第4仙骨神経）。梨状筋の上に位置し，以下の4つの主要な神経が出る。
  1) 坐骨神経：人体最大の神経で，CT/MRIで確認できる最大の神経枝である。大坐骨孔を通って殿部に至る（図14.25）。
  2) 内陰部神経（第2〜第4仙骨神経）：梨状筋と尾骨筋の間から骨盤を出る。小坐骨孔から会陰に入る。
  3) 閉鎖神経（第2〜第4腰神経）：大腰筋の内側を下

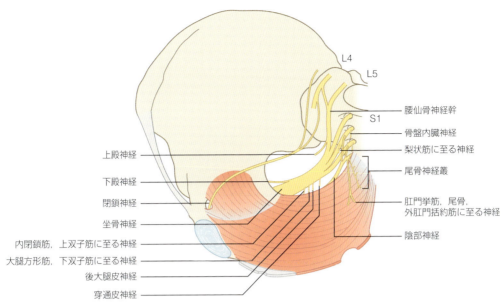

図14.24 仙骨・尾骨神経叢

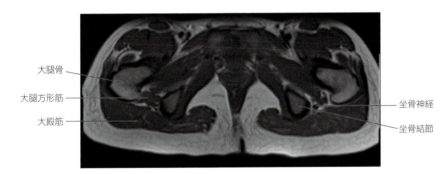

図14.25 坐骨神経のMRI（T1強調像，横断像）

行し，骨盤外側壁に沿って総腸骨静脈の後内側へ走行し，閉鎖管に入る。

4）大腿神経（第2〜第4腰神経）：大腰筋と腸骨筋の間を下行し，鼠径靱帯の下を通過して大腿に至る。

骨盤臓器

膀胱，尿道

- 女性骨盤では，膀胱は会陰膜の上方で直接骨盤筋膜の上にあるため，低位置にある。
- 膀胱底，膀胱尖，上面と2つの下面を持ったピラミッド型を呈する。膀胱尖は恥骨結合の後面にある。膀胱尖から臍まで連なる尿膜管遺残物があり，正中臍索を形成する。底は三角形を示し，左右の後外側の角から尿管が入る。下角または膀胱頸は尿道に向かって細くなっており，内尿道括約筋によって囲まれる。子宮体は膀胱の後方上面，子宮頸と膣は後方にある。
- 膀胱は腹膜外にある。後方を除いて腹膜は緩く覆っている。男性よりも固定が緩やかであるが，膀胱は骨盤筋膜によって恥骨の背面，骨盤の外側壁と直腸に固定されている。
- 遠位尿管は，内・外腸骨動脈分岐前で骨盤に入る。尿管は内腸骨動脈の後外側を走行し，坐骨棘の高さで前内側に向きを変え，膀胱の後外側に入る。膣円蓋の外側の直上，子宮頸の側方脈，子宮広間膜内の子宮動脈・静脈の下方を走行する。膀胱壁内を2cm斜走して貫き，膀胱内腔に入る。
- 女性の尿道は，長さ4cmである。尿道は膀胱頸から前庭まで及び，陰核の2.5cm後方に開口する。膣の前方で隔膜を貫く。外尿道括約筋は深会陰隙にあるが，膀胱頸の不随意的な内尿道括約筋よりも発達が悪い。小さな尿道傍腺が外尿道口の両側に開口しているが，男性の前立腺と相同である。

血液供給

【動脈】

- 膀胱：上膀胱動脈と下膀胱動脈。

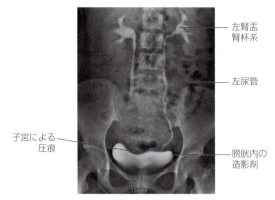

図 14.27　静脈性尿路造影（IVU）。膀胱壁上面に子宮底による圧痕を認める

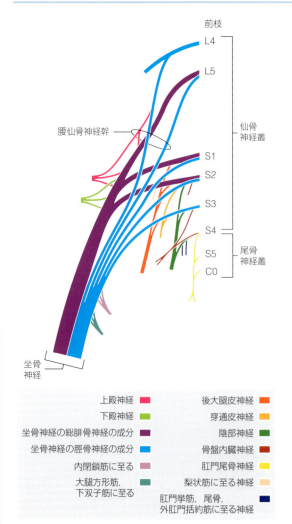

図 14.26　仙骨・尾骨神経叢の構成と分岐

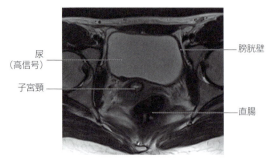

図 14.28　膀胱の MRI（T2 強調像，横断像）。尿は高信号，膀胱壁は低信号を示す

- 尿道：内陰部動脈，膣動脈。

【静脈】
- 膀胱：静脈叢を経て内腸骨静脈に至る。
- 尿道：内陰部静脈，膣静脈。

リンパ液の流出経路
- 膀胱：内腸骨リンパ節および大動脈傍リンパ節。
- 尿道：内腸骨リンパ節。

神経支配
- 膀胱：下腹壁神経叢の連続である膀胱神経叢。
- 尿道：内陰部神経。

内部の解剖
- 膀胱三角（2 つの尿管口と内尿道口で囲まれる領域）を除き，膀胱壁にはヒダがある。

X 線撮影の解剖
【静脈性尿路造影／膀胱造影】（図 14.27）
- 腎臓と膀胱を描出する。
- 膀胱周囲は脂肪織に囲まれているため，単純 X 線写真で膀胱が円形の軟部組織影としてみえる場合がある。
- 造影剤投与後に女性の膀胱壁上面にはしばしば子宮底による圧痕を認める。

断層解剖
【超音波】
- 膀胱壁の評価に用いられる。
- 膀胱壁の厚さは 4 mm 未満でなければならない。
- 遠位尿管は，しばしば描出される。
- カラードプラ法は，尿の吹き出を識別できる。

【MRI】（図 14.28，図 14.29）
- T1 強調像：膀胱壁とその構造は均一な低信号を示す。
- T2 強調像：尿の高信号と膀胱壁の低信号と間で良好なコントラストが得られる。

下部の生殖器官

外陰部

- 女性の外生殖器は外陰部と総称され，恥丘，大陰唇／小陰唇，膣前庭，陰核，前庭球，大前庭腺がある。
- 膣前庭は小陰唇の間にある裂隙で，膣，外尿道口，大前庭腺（Bartholin 腺）の開口部がある。

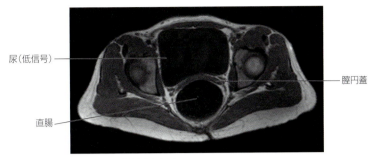

図14.29 膀胱のMRI(T1強調像，横断像)。尿は低信号を示す

- 前庭球は陰茎の尿道球に対応し，膣口と外尿道口が開く膣前庭の両側にある。前庭球は勃起組織であり，球海綿体筋で覆われており，小陰唇の深部にある。

血液供給
【動脈】
- 浅・深外陰部動脈(大腿動脈の分枝)および内陰部動脈。

【静脈】
- 外陰部静脈を経て，外陰部の皮膚から伏在静脈へ流れる。陰核深静脈から内陰部静脈，陰核背静脈を通して外陰部静脈および伏在静脈へ流出する。

リンパ液の流出経路
- 浅鼠径リンパ節および深鼠径リンパ節。
- 会陰および大陰唇下部のリンパ管は，直腸リンパ管叢に流出する。

神経支配
- 陰唇の前1/3：腸骨鼠径神経。
- 陰唇の後2/3：会陰神経。
- 外側の側面：後側の皮神経(S2)の会陰枝。

膣
- 膣は線維筋性の管で長さは約7〜9cmある。膣前庭(小陰唇間の裂隙)から斜め後方に上行し，子宮頸を取り巻く。子宮頸は膣の長軸に対して約90度前方に傾斜している。
- 前壁および後壁は密接しており，子宮頸を入れる部位を除いて前後に閉じている。
- 後壁は前壁よりも1cm長く，外子宮口に近い。
- 子宮頸周囲の陥凹は前部，後部および外側部に分けられる。後膣円蓋が最も深い陥凹で，直腸子宮窩に接する。
- 下方で尿道とともに会陰膜を貫く。
- 膣後壁の上面は通常腹膜に覆われている。膣は上方で肛門挙筋，子宮頸横靱帯(基靱帯)，恥骨頸靱帯および仙骨頸靱帯，下方は会陰膜と会陰腱中心により支えられている。膣は閉経期の入ると長さが短縮し，円蓋は実質的に消失する。

他臓器との関係
- 前方：子宮頸，膀胱底，尿道。
- 後方。
  - 上：直腸子宮窩(Douglas窩)により膣を直腸と隔てる。
  - 中：Denonvillier筋膜(直腸膣中隔)により膣を直腸膨大部と隔てる。
  - 下：会陰腱中心により膣を肛門管と隔てる。
- 外側：肛門挙筋の前線維，骨盤筋膜，尿管。
- 下方：前庭球，会陰膜。

血液供給
- 内腸骨動脈の枝である膣動脈，子宮動脈，内陰部動脈および中直腸動脈から血液供給される。
- 膣周辺に静脈叢があり，膣静脈から内腸骨静脈へ流出する。

リンパ液の流出経路
- 上方：内腸骨リンパ節/外腸骨リンパ節。
- 中央：内腸骨リンパ節。
- 下方：浅鼠径リンパ節。

神経支配
- 膣上部(膣円蓋)：骨盤内臓神経。
- 膣下部：内陰部神経。

内部の解剖
- 膣粘膜と外部の筋層(内層に輪走筋，外層に厚い縦走筋)で構成されている。
- 前壁と後壁の正中粘膜面に縦走する隆起がある。横走する膣粘膜皺は，これらから伸びている。

断層解剖
【超音波】(図14.30)
- 子宮と鋭角をなす高エコーの線構造として描出される。

【MRI】(図14.31)
- 内部構造は，T2強調像で評価することができる。
- 増殖期の初期では，膣壁は低信号，粘膜と粘液が高信号を示す。
- 分泌期は膣壁が最も厚く粘液も多くなるため，最も高信号を示す。

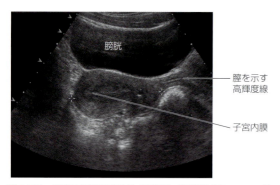

図14.30 膣壁の経腹超音波（矢状断像）。膣粘膜は高エコーの線構造を示す

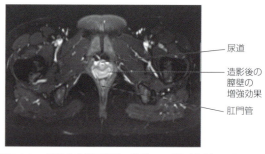

図14.31 膣壁と粘膜下組織の造影 MRI（脂肪抑制 T1 強調像，横断像）

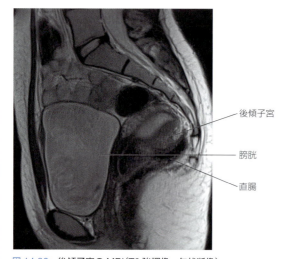

図14.32 後傾子宮のMRI（T2強調像，矢状断像）

表14.2 生涯における子宮の解剖学的変化

	長さ (cm)	前後径 (cm)	特徴	
新生児	2.3〜4.6	0.8〜2.1	高エコーの子宮内膜/液体	子宮頸＞子宮体
思春期前	2〜3.3	0.5〜1.0	管状	子宮頸は子宮の長さの2/3
成人			洋ナシ形	子宮体の径と長さは子宮頸の2倍
未経産	8	5		
初産	+1	+1		
多重産	+2	+2		
閉経後	3.5〜6.5	1.2〜1.8		

- 閉経後になると粘膜の信号強度が低下し，粘液も薄くなる。
- 造影後，膣壁と粘膜下組織が濃染する。

子宮

- 逆位の洋ナシ形の器官で，膀胱と直腸の間にある。
- 子宮底，子宮体，子宮頸に分ける。子宮体は下方で細くなり，子宮峡部と呼ばれる縊れがある。これより下方が子宮頸になる。
- 膣は子宮頸を膣上部と膣部に分ける。
- 卵管は子宮体の上側面の子宮角から入る。
- 子宮腔は冠状断面で三角形を示し，前後方向の断面では扁平である。外子宮口から子宮底まで 6 cm になる。子宮腔は内子宮口を通して子宮頸管と連続する。頸管は外子宮口を通して膣と連絡する。
- 子宮頸は子宮体より狭く，かつ円筒状を示す。約 2.5 cm ある。
- 子宮は腹膜外にある。子宮膣部を除いて子宮の前方および上方は腹膜に覆われる。腹膜は子宮の前下方の表面で反転し膀胱子宮窩をつくる。後方は子宮の後面で反転し直腸を覆い，直腸子宮窩（Douglas 窩）を形成する。

位置（図 14.32）
- 小骨盤にあるが，位置は変化することがある。
- 屈曲（flexion）は子宮体の軸に対する頸部の長軸に対する曲がりを指す。
- 傾斜（version）は子宮頸の軸と膣がなす傾きを指す。
- 未経産婦では，しばしば前傾・前屈を示す。すなわち，矢状断面でみると，子宮の長軸が水平方向にある。
- 10〜15％の女性では後傾している。子宮頸は後上方を向くが，子宮体は前屈したままである。
- 後屈した場合には，子宮体は子宮頸の後方に向かう。

他臓器との関係
- 前方：膀胱子宮窩，膀胱の上面。
- 後方：大腸，小腸の入った Douglas 窩。
- 外側：子宮広間膜と子宮動脈・静脈。

大きさと形状
　表 14.2，図 14.33 参照。

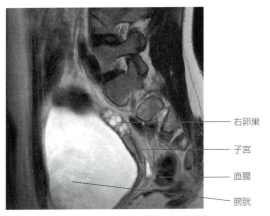

図 14.33 小児骨盤の MRI（T2 強調像，矢状断像）

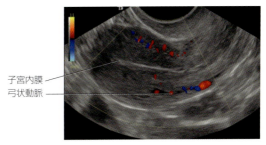

図 14.34 正常の子宮筋層の血流（カラードプラ法）。弓状動脈が顕著に認められる

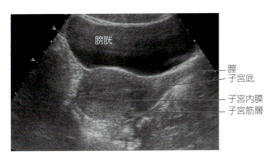

図 14.35 子宮の経腹超音波（長軸方向）

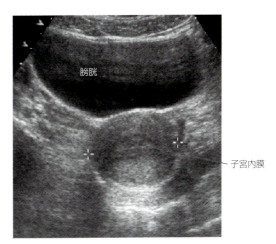

図 14.36 子宮の経腹超音波（横断像）

血液供給

図 14.34 参照。

【動脈】

- 子宮動脈（内腸骨動脈の枝）と卵巣動脈から2重の血液供給を受ける。内子宮口の高さで尿管の上を通過し，子宮広間膜内を子宮の外側面に沿って上行し，卵巣動脈と吻合する。子宮動脈から弓状動脈を出し，子宮の外側 1/3 に血液供給する。

【静脈】

- 子宮静脈は子宮動脈に伴走し，内腸骨静脈へ流出する。

リンパ液の流出経路

- 子宮底：大動脈傍リンパ節。
- 子宮体/子宮頸：内腸骨リンパ節および外腸骨リンパ節に流れる。少数では子宮円索とともに鼠径管を通過して浅鼠径リンパ節に流れる。

神経支配

- 下下腹神経叢，特に子宮広間膜にある子宮膣神経叢に由来する。
- 副交感神経線維は骨盤内臓神経から分布する。

内部の解剖

子宮壁は，以下の3層からなる。

- 外層：漿膜または子宮外膜。薄い1層の結合組織で支えられた腹膜で構成されている。
- 中層：筋層または子宮筋層。
- 内層：粘膜または子宮内膜。結合組織または間質の層によって形成されている。円柱上皮（非繊毛性）と管状腺が裏打ちしており，以下の2層に分ける。
  1) 機能層（月経周期の間に変化する）。
  2) 基底層（一定している構造で，子宮筋層に接する）。ラセン動脈を含む。

【子宮頸】

- 子宮頸管は粘液分泌する円柱上皮によって覆われている。しばしば，棕状ヒダがみられる。
- 子宮頸膣部は重層扁平上皮で覆われている。

断層解剖

【超音波】

- 経腹超音波（図 14.35，図 14.36）は，骨盤全体の評価ができる。子宮の大きさと位置は，肉眼的な病変と同様に判定できる。
- 経膣超音波は子宮の内部構造の詳細な評価を可能にする（図 14.37〜図 14.39）。
- 筋性の子宮筋層は子宮壁の主部を構成する。
- 子宮筋層は3層からなるが，超音波で識別することができる。
  1) 内層または移行層：薄く，緻密な低エコー層。高

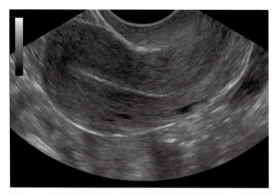

図 14.37　正常子宮内膜の経腟超音波（増殖期の初期，矢状断像）

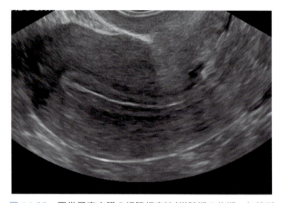

図 14.38　正常子宮内膜の経腟超音波（増殖期の後期，矢状断像）。3 層の線構造を認める。中心の高エコーは対向する内膜の境界面の反射による。より厚い低エコーの機能層が囲み，その外層に高エコーの基底層が接する

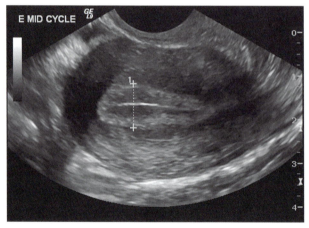

図 14.39　正常子宮内膜の経腟超音波（分泌期，矢状断像）。内膜厚の計測を示す。中心の線状高エコーは対向する子宮内膜の境界面反射による。この線状高エコーを囲む子宮内膜の機能層は，分泌期に高エコーを示す

　　エコーの子宮内膜を取り囲んでおり，内膜下の低エコー帯（ハロー）として描出される。
2）中間層：最も厚い層で，均一な低〜中程度のエコーレベル。
3）外層：中層よりもエコーが低い。弓形血管によって中間層と分けられる。
- 弓状動脈から放線動脈が分枝し，中間層を走行しつつ内層に向かう。放線動脈がさらにラセン動脈となり，子宮内膜の機能層に血液供給する。
- 子宮静脈は子宮動脈より大きく，しばしば無エコー域として描出される。
- 子宮動脈のドプラ波形は，流速が早く，血管抵抗の高いパターンを示す。
- 子宮内膜は，子宮筋層の内面を裏打ちする粘膜層である。
- 子宮内膜は外子宮口を通して腟粘膜と連続し，卵管の腹腔口を通じて腹膜に続く。

- 超音波では，対向する子宮内膜の接触面での鏡面反射により薄い高エコーの線構造として描出される。
- 子宮内膜は，浅部の機能層と深部の基底層からなる。
- 機能層は月経周期を通じて厚くなり，月経で脱落する。
- 基底層は月経周期の間，一定の状態にあるが，ラセン動脈を含んでいる。ラセン動脈は，機能層が厚くなるにしたがって蛇行・延長し機能層に血液供給する。

【増殖期（初期）0〜6 日，厚さ 4〜8 mm】
対向する子宮内膜の境界面での鏡面反射により，薄い線状高エコーとして描出される。子宮筋層の内層が薄い低エコーとして描出されている（図 14.37）

【増殖期（後期）6〜14 日，厚さ 6〜10 mm】
子宮内膜は 3 層を示す。中心の線状高エコーは対向する子宮内膜の表面を示す。厚くなった機能層による低エコー帯に囲まれている。その外層に高エコーの基底層がある（図 14.38）

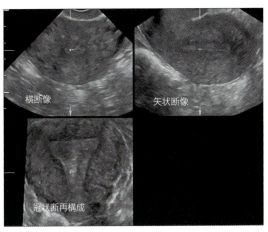

図14.40　子宮と子宮内膜の3D超音波

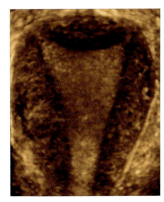

図14.41　子宮内膜の全体像と子宮底の輪郭の3D超音波（再構成画像）

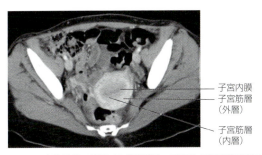

図14.42　女性骨盤の造影CT（横断像）。子宮体の造影効果を示す

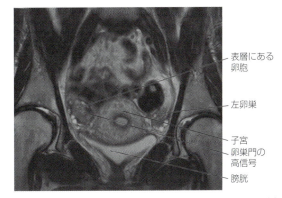

図14.43　女性骨盤のMRI（T2強調像，冠状断像）。子宮と両側卵巣を示す。卵巣の中心部（卵巣門）が高信号，表層はやや低信号になる

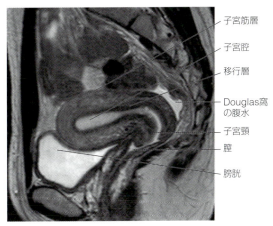

図14.44　女性骨盤のMRI（T2強調像，矢状断像）。子宮と周囲との関係を示す

【分泌期 15〜28日，厚さ7〜14 mm】
線状高エコーを取り囲む機能層がさらに高エコーとなる。粘液の増加，腺内のグリコーゲンの増加に加え，ラセン動脈の蛇行が強くなることで反射する境界面が増えることによる

【閉経後8 mm未満】
子宮内膜は萎縮し，薄い線状高エコーとして描出される

　3D超音波（図14.40，図14.41）は多断面を1回の走査で再構成できる。収集したデータから，3方向の断面を同時に表示する。多断面再構成MPRやボリュームレンダリングで作成した画像は，CTやMRと同様に回転させたり割面を出すことができる。それぞれの画像の中心位置を照合し，3方向の断面すべてにおいて正確な位置を示す。

【CT】（図14.42）
・膀胱の背側に均一な軟部組織塊として描出される。中心部に低吸収域を認める可能性がある。
・膣タンポンが使われている場合，管状の空気に満ちた構造としてみえる。
・造影剤投与により，子宮は造影される。尿管も子宮頸の側方に描出される。
・子宮広間膜は，子宮から骨盤側壁まで前側方に広がる薄い軟部組織影として認められる。

【MRI】（図14.43〜図14.47）
・子宮。
　・T1強調像：子宮頸と子宮体は同じ信号強度。
　・T2強調像：3つの明瞭な区画が識別できる。
　　―子宮内膜：高信号。

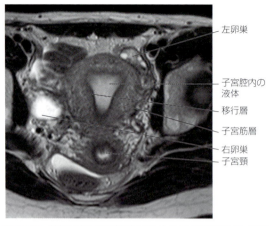

図14.45 前傾子宮と卵巣（卵胞を持つ）のMRI（T2強調像，横断像）

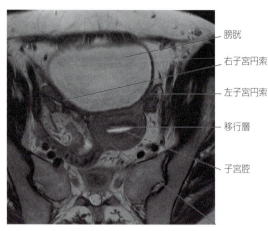

図14.46 女性骨盤のMRI（T2強調像，横断像，FOVの小さい撮像）

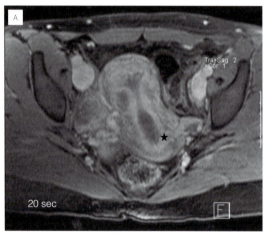

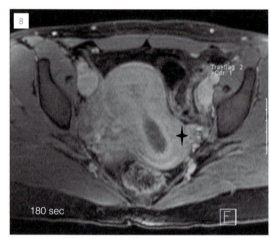

図14.47 子宮の造影ダイナミックMRI（T1強調像，横断像）。A：造影早期における粘膜下の早期濃染（20秒後）。B：子宮筋層の濃染が最大（180秒後）

- ―移行層（junctional zone）：幅2〜8 mmの低信号帯，内層の子宮筋で含水量の低い部分。
- ―外層の子宮筋層：中間の信号強度。
- ・造影後。
  - ―造影パターンは月経周期とホルモンの状態に依存する。
  - ―20秒後に内膜下の増強。
  - ―造影剤投与後180秒で子宮筋層の造影ピークになり，それ以後は時間とともに造影効果が減少する。
  - ―子宮内膜は造影早期相にわずかに染まり，遅延相で著明に増強される。
- ・閉経前。
  - ―子宮内膜の厚さは分泌期に1 cmまで達する。
  - ―分泌期では含水量と血流が増加するため，子宮筋層の信号強度が上昇する。
  - ―子宮収縮による信号低下。子宮輪郭が膨らむ場合がある。
  - ―経口避妊薬（OCP）：子宮内膜と移行層はともに薄くなる。
- ・閉経後。
  - ―サイズが小さく，内部構造の区画も不鮮明。
  - ―子宮内膜の厚さは2〜3 mm未満。
  - ―子宮筋層は低信号で，周期的な変動がない。卵巣の機能の損失により，放射線治療後の子宮と類似した所見を示す。
- ・ホルモン療法（HRT）。
  - ―生殖可能年齢層に比較して，周期的な変動がない。
- ・子宮頸。
  - ―画像所見は月経周期または経口避妊薬で変化しない。

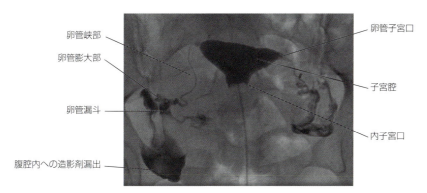

図 14.48　子宮卵管造影法

　　—T2 強調像：信号強度の異なる 3 区画。
　　　−子宮頸管：高信号，3.8〜4.5 mm。
　　　−間質：低信号，3.8〜4.2 mm，弾性線維組織，移行層と連続する。
　　　−外層：中間の信号強度，平滑筋，外側の子宮筋層と連続する。

卵管

卵管は子宮を腹膜腔に接続しており，卵管間膜によって子宮広間膜の上縁に取りつけられている。

- 長さ 7〜12 cm で，子宮広間膜の上方の自由縁を走行する。
- 以下の 4 部で構成される。
  ・子宮部：子宮壁を貫く部分。幅0.7 mm，長さ1 cm で，最も狭い部分。子宮口を通して子宮腔に開く。
  ・峡部：幅 1〜5 mm，長さ 3 cm，子宮の外側にある長く狭い部分。
  ・膨大部：幅 1 cm，長さ 5 cm，拡張・蛇行した外縁部。受精は通常ここで起こる。
  ・漏斗部：漏斗型をした外側部で広間膜を越えて広がる。外側端は房状の卵管采となり，そのうち 1 本が卵巣に達する（卵巣采）。腹膜腔に通じており，腹腔口と呼ばれる。

血液供給
- 卵巣動脈および子宮動脈，伴走する流出静脈。

リンパ液の流出経路
- 大動脈傍リンパ節。

神経支配
- 卵巣神経叢および子宮神経叢，卵管からの求心性線維は，第 11，第 12 胸神経と第 1 腰神経に含まれる。

X 線撮影の解剖
【子宮卵管造影法（HSG）】（図 14.48）
- 卵管峡部と内子宮口は通常確認できる。
- 子宮腔は多くの場合，三角状の平滑な壁を示す。狭い卵管峡部を通過し，広く蛇行した膨大部へとつながる。
- 造影剤は自由に腹膜腔に広がらなければならない。

- 子宮頸管の前壁および後部壁に縦走ヒダがみられることがある。
- 未産婦ではさらに側方に走行するヒダがみられることがある（棕状ヒダ）。
- 分泌期の子宮壁には縦走するヒダやポリープ様の充盈欠損をみる場合がある。

卵巣

- 1 対の生殖器かつ内分泌器官で，卵巣窩にある。前方には退縮した臍動脈，後方には内腸骨動脈と尿管がある。
- 卵巣間膜によって広間膜の背面に固定されている。
- 前方境界面は，卵管漏斗に付着する。
- 卵巣提索は子宮広間膜の一部で，卵巣間膜の外側にあり，骨盤側壁へと向かう。卵巣の上端と骨盤側壁を結ぶ。
- さらなる支持組織として固有卵巣索がある。子宮円索と連続し，卵巣の内側側面から子宮の外側角を結ぶ。

位置
- 卵巣の位置は変動するが，通常は前屈子宮に対して側方または後外側で，卵巣窩（骨盤側壁の陥凹）にある。
- 後屈子宮に対して側方および上方。
- 自由縁は尿管および内腸骨動脈・静脈より後方に向かう。
- 下方：肛門挙筋。
- 外側：壁側腹膜により，卵巣は閉鎖動脈・静脈と神経から切り離される。
- 内側：子宮および子宮広間膜内の子宮動脈・静脈。
- 後方：尿管動脈/内腸骨動脈。
- 前方：退縮した臍静脈。

大きさと形状（表 14.3）
- 楕円体をしており，長軸は内腸骨動脈・静脈に対して平行となる。
- それぞれの卵巣には内側面と外側面，前方と後方の境界，上極と下極がある。

表14.3 生涯における卵巣の解剖学的変化

	体積 (0.523× 長さ×幅× 高さ)	重量	大きさ	卵胞
新生児	2.7 cm³		1.5×0.5 ×0.5 cm	母体のホルモンの影響により多数
1〜8歳	1.7 cm³			多囊胞性卵巣 卵胞の大きさ <2 mm
>8歳	4.2+/− 2.3 cm³			多囊胞性卵巣 卵胞数>6 卵胞の大きさ >2 mm
成人	10+/−6 cm³	2〜8 g	3×1.5×2 cm 妊娠中は2倍 の大きさ	
閉経後	2〜6 cm³ >8 cm³は 異常	1〜2 g	2×1.5× 0.5 cm	

血液供給
図14.49 参照。
【動脈】
- 卵巣動脈は第1, 第2腰椎の高さで, 大動脈から起こる。
- 卵巣間膜を通して卵巣門に入る。

【静脈】
- 蔓状静脈叢が合流し卵巣静脈となる。右卵巣静脈は下大静脈へ, 左卵巣静脈は腎静脈へ流出する。

リンパ液の流出経路
- 卵巣動・静脈に沿って流れ, 第1, 第2腰椎の高さで大動脈前リンパ節に流れる。

神経支配
- 卵巣神経叢には, 大動脈神経叢, 腎神経叢, 上下腹神経叢および下下腹神経叢が分布する。

内部の解剖
- 卵巣内部は髄質と皮質に分けられる。髄質は中心部の脈管に富んだ領域, 皮質は表層の細胞に富んだ領域である。
- 皮質は細網線維と紡錘形細胞からなり, 卵胞と黄体を含んでいる。
- 卵巣の表面は腹膜ではなく, 胚上皮と呼ばれる単層立方上皮(または円柱上皮)に覆われており, 卵巣門で腹膜と連続する。
- 胚上皮の下に皮質の密生結合組織があり, 白膜(外面を覆う線維性被膜)を形成する。
- 髄質は線維組織と脈管からなる。

断層解剖
【超音波】(図14.50〜図14.52)
- 卵巣は均一なエコーパターンを示すが, 中心部の髄質はエコーが高い。

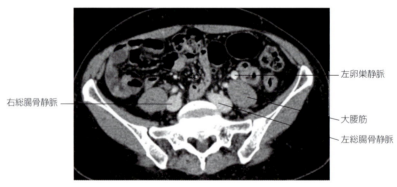

図14.49 拡張した左卵巣静脈のCT(横断像)

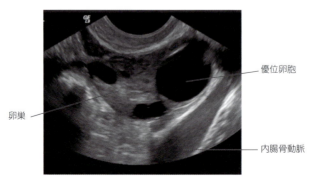

図14.50 左卵巣の優位卵胞の経腟超音波

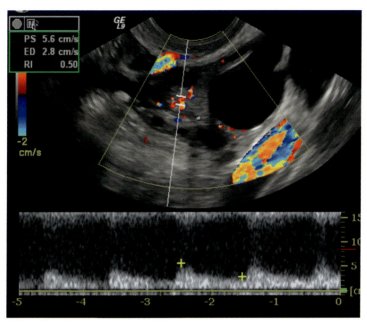

図14.51 卵巣の正常の血流（経腟カラードプラ法）。低流速かつ血管抵抗の低い波形を示す

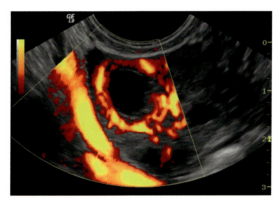

図14.52 「ring of fire」サイン（経腟カラードプラ法）。黄体嚢胞周辺で増加した血流を示す

- 小さい無反射の卵胞が皮質の末梢側に複数描出される。
- 高エコースポットが一般的にみられる。これらは音響陰影を伴わず，びまん性にみられる場合がある。解像できないような小さな囊胞構造による反射に起因する。
- 限局した石灰化を認める場合がある。
- ドプラ法では，低流速かつ血管抵抗の低い動脈波形を示す。
- 増殖期（初期）：多くの卵胞を認める。
- 排卵前期：1つの卵胞が優勢となり，2〜2.5 cm大になる（優位卵胞）。その他の卵胞は退化する。
- 排卵後。
  - 黄体が発達。
  - 多彩な所見。
    - 低エコー/等エコー。
    - 厚い環状高エコー。
    - 出血は通常みられる所見。
    - カラードプラ法で「ring of fire」サイン（辺縁部にみられる環状の著明な血流増加）。
- 月経：黄体は退縮する。
- 閉経期：卵巣は萎縮し，卵胞は次第に消えていく。

【MRI】（図14.53，図14.54）
- T1強調像：均一な中間の信号強度で，卵胞は低信号を示す。
- T2強調像：多数の卵胞が低信号の被膜を伴う高信号としてみえる。髄質は皮質よりやや高信号を示す。
- 閉経後の卵巣は，T1強調像とT2強調像ともに均一な信号強度を示す。
- 造影剤を投与すると卵巣間質が濃染し，低信号の卵

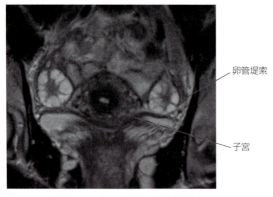

図 14.53　卵巣の MRI(T2 強調像, 冠状断像)

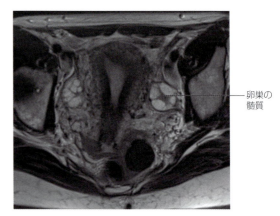

図 14.54　卵巣の MRI(T2 強調像, 横断像)

表 14.4　子宮の先天異常			
Müller 管の発達停止	無形成:		10%
	・単角子宮	1×子宮角／1×子宮頸	20%
Müller 管の癒合不全	完全型:		5%
	・重複子宮	2×腟／2×子宮頸／2×子宮角	
	部分型:		10%
	・双角双頸子宮	1×腟／2×子宮頸／2×子宮角	
	・双角単頸子宮	1×腟／1×子宮頸／2×子宮角	
	・弓状子宮	子宮底に部分的な圧痕を認めるが, 子宮腔は正常	
中隔の再吸収不全	中隔子宮または亜中隔子宮, 最も一般的な異常	正常の外観を示すことから, 上記の先天異常と区別する	55%

胞がよりいっそう明瞭に描出される。

先天異常(表 14.4, 図 14.55〜図 14.58)

- 2 本の Müller 管の尾側の癒合端から子宮体, 子宮頸および腟上部が形成される。
- 癒合しない終末端が卵管になる。
- Müller 管の内側壁がつくる中隔は再吸収され, 単一の子宮腔となる。
- Müller 管の発現不全および／または癒合不全は, 様々な先天異常を示す。しばしば, 腎臓の先天異常を合併する。

妊娠中の画像検査

妊婦の骨盤入口(上口)および骨盤出口(下口)の矢状断面および横断面の正確な計測は, 経腟分娩が可能か予測するうえに役立つ。産科的骨盤計測には以下のものがある。

【骨盤入口】
- 解剖学的結合線(矢状面での岬角と恥骨結合の上縁の距離)。
- 最大横径。

【骨盤出口】
- 棘間径(左右の坐骨棘の距離)。
- 前後径(矢状面での尾骨先端と恥骨結合下縁の距離)。
  それぞれの基準値は, 11 cm, 11.5 cm, 9 cm, 10 cm である。

日常診療のなかで時々, 上記のような X 線や MRI による骨盤計測が行われる。

画像診断は妊娠中であっても, 腹部臓器, 骨盤臓器または胎盤を評価するために必要となる場合がある。この場合にも超音波が第 1 選択の画像検査となる。しかし, 超音波で十分な診断ができない場合には, CT や MRI によるさらなる検査が必要となる可能性がある。

CT は胎児を撮影範囲に含み, 胎児の線量は推定で 12.5〜35 mSv となる。

したがって, 電離放射線を用いない MRI の方が有益である可能性がある。

しかし, 妊娠中の安全性を考慮すべきであり, 他の非電離放射線による手段で情報が得られない場合に限り MRI を施行すべきである。特に第 1 三半期(妊娠前期)では, MRI の安全性は十分確立されているとはいえないので, 避けるべきである。

同様にガドリニウム製剤の胎児への影響は完全には

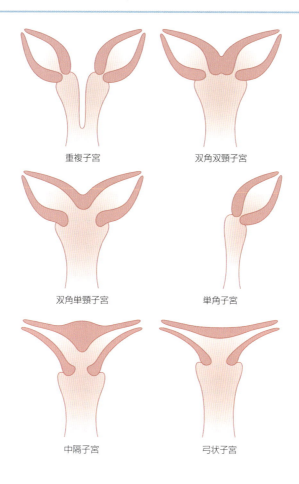

図 14.55　子宮の先天異常

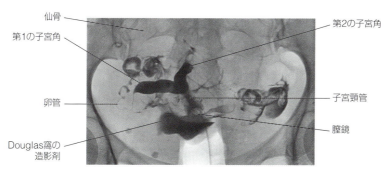

図 14.56　双角単頸子宮（子宮卵管造影法）

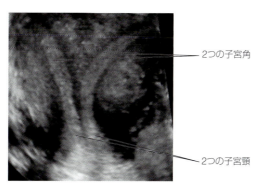

図 14.57　双角総頸子宮の 3D 超音波（冠状断再構成画像）

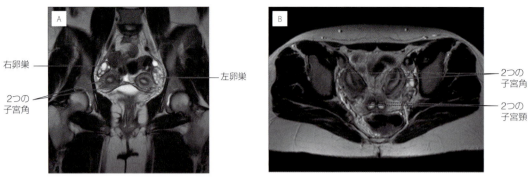

図 14.58　重複子宮の MRI。A：冠状断像。B：横断像

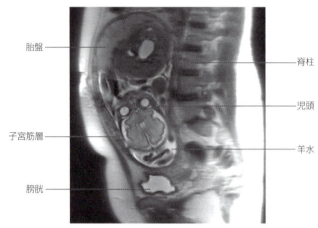

図 14.59　正常な頭位の MRI（T2 強調像，矢状断像）

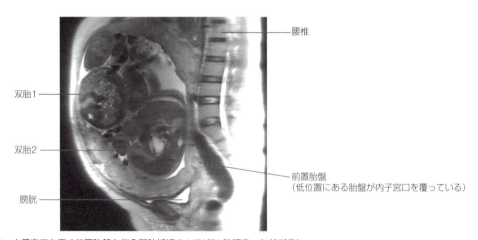

図 14.60　内子宮口を塞ぐ前置胎盤を伴う双胎妊娠の MRI（T2 強調像，矢状断像）

理解されておらず，妊娠中の造影剤使用も極力避けるべきである。また，造影剤は低濃度であるが，母乳に分泌されるので，造影剤投与後の 24〜48 時間は母乳栄養を中断することが望ましい。

- MRI は胎盤の位置を評価するのに優れている（図 14.59）。
- 胎盤の付着部位は，胚盤胞が着床した点で決定される。妊娠初期に胎盤は子宮腔のかなりの部分を占拠するが，しばしば内子宮口の近くにある。
- 1％では胎盤が内子宮口に接するか，覆ったままの状態となり，前置胎盤と称する（図 14.60）。
- その他の胎盤の異常に癒着胎盤がある。癒着胎盤では，胎盤が底部脱落膜に癒着し子宮から剥離しない。子宮筋層内に深く侵入したものを嵌入胎盤，子宮壁を貫き漿膜に達するものを穿通胎盤という。

【Catriona L. Davies】

第3部 上肢，下肢

15章　上肢　256
16章　下肢　295

15章 上肢

単純X線撮影，X線透視検査

　単純X線撮影は骨の解剖学的詳細と軟部組織の一定の情報を提供する検査である．また，X線透視を利用すれば，骨関節の構造をリアルタイムの動画として評価したり，透視下で関節造影を行うことができる．

断層解剖

CT

　マルチスライスCT（MDCT）は骨小柱をきわめて詳細に描出可能で，骨に関して単純X線撮影よりも多くの情報を提供するモダリティである．また，高分解能の3次元再構成技術により，上肢の任意の断面を表示することができる．MDCTで筋肉，腱などの軟部組織や関節構造も評価できるが，軟部組織の診断にはCTよりも超音波検査とMRIが優れている．

超音波

　超音波検査は，骨に隠れていない軟部組織について，高分解能かつ動的な画像診断ができる．特に小さな体表領域の構造（靱帯，腱）ならびに筋肉を描出するのに適している．

MRI

　MRIは骨軟部領域において高コントラスト分解能の画像を得られる．関節内構造はMR関節造影で最も良好に描出することができる．

肩

　上肢は，肩，上腕，前腕および手から構成される．これらは肩関節，肘関節および手根関節により連結している．移行部に腋窩，肘窩，手根管があることで，神経・血管の通過が容易になっている（図15.1）．

単純X線解剖

　肩関節は鎖骨，肩甲骨および上腕骨近位端で構成される．

鎖骨

　鎖骨下面の外側1/3で，烏口鎖骨靱帯が付着する．

- 骨性の突起である円錐靱帯結節．
- 外側粗面である菱形靱帯線．

肩甲骨

- 肩甲骨は，4つの主要な突出部を持つ．
  - 烏口突起：前方にある．
  - 関節窩：外側にあり，上腕骨頭と関節する．
  - 肩甲棘：後方にあり，肩甲骨後面を棘上窩および棘下窩に分ける．
  - 肩峰：肩甲棘の外側面をつくり，鎖骨と関節する．
- 関節上結節と関節下結節は，それぞれ上腕二頭筋長頭腱と上腕三頭筋腱が付着する．
- 肩峰の形態にはBiglianiによる3型の分類があるが，最近は以下のようなVanarthosによる4型の分類が用いられている（図15.2）．
  - Type 1：flat（平面型）．
  - Type 2：concave（凹面型）．
  - Type 3：hooked（鈎型）．
  - Type 4：convex（凸面型）．
- 肩峰の形態がType 3またはType 2であると，動的な回旋運動中に直下を通過する棘上筋腱と肩峰が衝突し，腱板損傷をきたしやすくなる（図15.3）．

上腕骨近位端

- 上腕骨の2つの骨性結節（大結節および小結節）は，解剖学的構造を定義するのに役立つ．これらの結節の境界に以下の構造がある．
  - 解剖頸：上腕骨頭との境界．
  - 外科頸：上腕骨体（骨幹）との境界．
  - 二頭筋腱溝（結節間溝）：互いを隔て，上腕二頭筋長頭腱が通過する．
- 腋窩神経と上腕回旋動脈は，外科頸を取り囲んで走行しており，この部位の骨折により損傷を受ける恐れがある．

肩甲上腕関節（図15.3，図15.4）

- 半球状をした上腕骨頭と肩甲骨の浅い関節窩でつくる滑膜性，多軸性の球関節である．
- 運動の自由度が高く，広い可動性（上肢の屈曲・伸展，外転・内転，内旋・外旋）と描円運動があるが，安定性が不足している．
- 単純X線写真の正面像（前後方向）で，上腕骨と関節

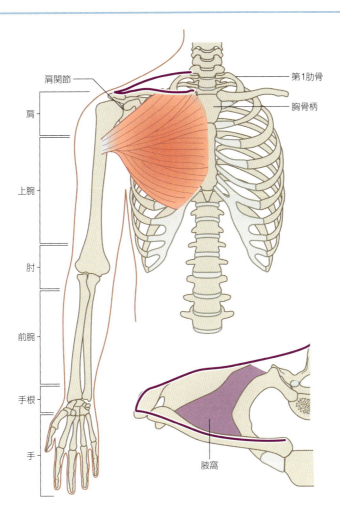

図 15.1 上肢の全体

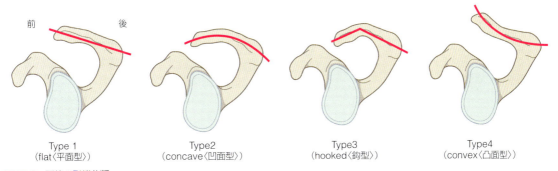

図 15.2 肩峰の形態分類

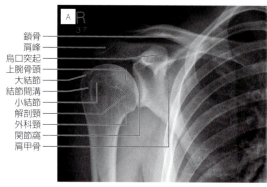
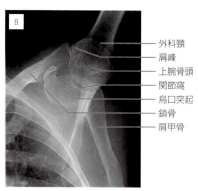

図 15.3　右肩関節の単純 X 線写真。A：正面像（前後方向）。B：軸位

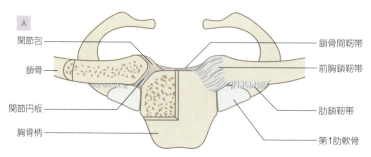

図 15.4　左肩関節の X 線関節造影（正面像，前後方向）。X 線透視下で穿刺後，造影剤を関節内に注入し，関節包を描出している

窩の関節面は，平行な弓型をなす。

胸鎖関節（図 15.5）

- 鞍状の滑膜関節である。
- 関節包に付着する線維軟骨性の関節円板が介在し，2 区画に分けられる。
- 多少の回転運動と同様に，水平方向および垂直方向に可動性がある。
- 関節包で覆われ，4 つの靭帯により補強されている。
  - 前胸鎖靭帯および後胸鎖靭帯。
  - 鎖骨間靭帯。
  - 肋鎖靭帯。

肩鎖関節（図 15.6）

- 平面型の滑膜関節である。
- 線維軟骨性の不完全な関節円板が，関節腔の上部から楔型に入り込んでいる。
- 多少の回転運動と同様に，水平方向および垂直方向に可動性がある。
- 以下によって補強される。
  - 肩鎖靭帯：肩峰-鎖骨間の距離は，成人で 3〜8 mm である。
  - 烏口鎖骨靭帯：正常の烏口突起-鎖骨間の距離は 10〜13 mm である。鎖骨の下面と肩峰は通常直線上にある。

図 15.5　A：胸鎖関節

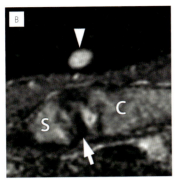

図 15.5 続き。B：右胸鎖関節の骨関節炎の MRI（プロトン密度，脂肪抑制）。関節円板（白矢印）は関節内の低信号の線状構造として描出される。骨関節炎により貯留した関節液が高信号を示すため，関節円板の輪郭が強調されている。肝油カプセルを皮膚面のマーカー（白矢頭）とし，痛みのある位置を示す。C：鎖骨，S：胸骨

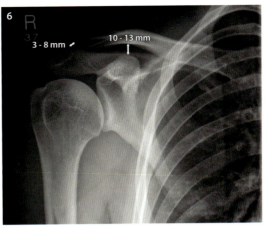

図 15.6 右肩の単純 X 線写真（正面像，前後方向）。肩峰鎖骨間距離（0.3～0.8 mm），烏口鎖骨間距離（10～13 mm）が正常であれば，肩峰鎖骨靱帯および烏口鎖骨靱帯が障害されていないことを意味する

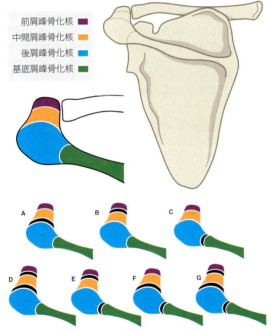

図 15.7 肩峰の骨化と Os acromiale の分類。肩峰には肩峰底（基底）と分離して最大 3 つの骨化核（前，中間，後）がある。癒合不全が起こる部位（黒色の領域）に応じて，最大 7 種類の Os acromiale（Type A～G）が形成される。最も頻度が高いものは Type A で，中間肩峰骨化核と後肩峰骨化核の間の癒合不全がある

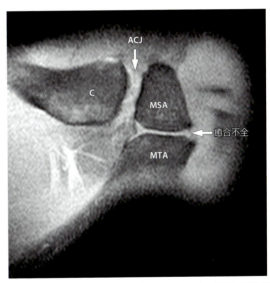

図 15.8 Os acromiale（Type A）の MRI（プロトン密度，脂肪抑制）。中間肩峰骨化核（MSA）と後肩峰骨化核（MTA）の間に癒合不全を認める。ACJ：肩鎖関節，C：鎖骨

肩の骨化

- 胎児の骨格ははじめに軟骨から形成される。成長するにつれて骨化が起こり，段階的に骨が形成される。
- それぞれの骨には一次骨化中心（通常は骨の中心）がある。時に複数の二次骨化中心（通常は骨端）を持つ。
- 二次骨化中心が主骨と癒合不全をきたすと，副骨（accessory ossicle）となる（正常変異）。

表 15.1 肩甲骨の骨化中心

	出現時期	癒合時期
肩甲骨体部	胎生第 8 週	25 歳
烏口突起（2 つの骨化中心）	15～18 カ月	15 歳
関節窩	10～11 歳	25 歳
椎骨縁（内側縁）	14～20 歳	25 歳
肩峰（3 つの骨化中心）	14～20 歳	25 歳
下角	14～20 歳	25 歳

表15.2 上腕骨近位端の骨化中心

	出現時期	癒合時期
骨幹	胎生第8週	20歳
上腕骨頭	<6カ月	20歳
大結節	1, 2歳	20歳
小結節	5歳	20歳

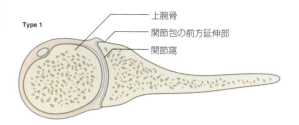

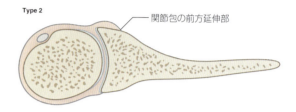

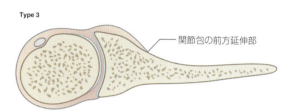

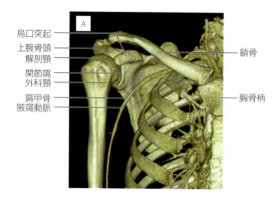

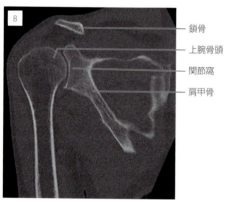

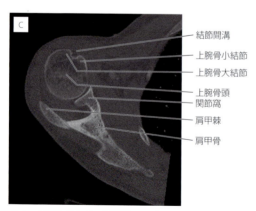

図15.9 右肩のCT。A：冠状断3D再構成画像。B：冠状断像。C：横断像

図15.10 肩関節の分類。関節包の前方延伸部の位置により、以下の3型に分類する
- Type 1：関節唇/関節窩周縁の直上
- Type 2：関節窩周縁から1cm未満
- Type 3：関節窩周縁から1cm以上

- 副骨と二次骨化中心を骨折と間違えてはならない。
- Os acromialeは副骨の一種で、肩峰の骨端線閉鎖不全で生じ、人口の1〜15％にみられる。これにより烏口肩峰アーチ下の空間が狭くなり、インピンジメント症候群の原因となることがある。肩峰には最大で3つの骨化中心（前肩峰骨化核，中間肩峰骨化核，後肩峰骨化核）があるため、癒合不全が起こる部位によって7種類のOs acromialeがつくられる（図15.7，図15.8）。

肩甲骨は7つ以上の骨化中心を持つ（表15.1，表15.2）。

断層解剖（図15.9）

肩関節の関節包

- 線維包は内側で関節窩の周縁に付着し、関節包内の上腕二頭筋長頭腱を包んでいる。外側で上腕骨解剖頚に付着する（下内側を除く）。線維包は緩く、広い範囲の関節の可動性を提供する。
- 前方関節包の関節窩への停止部は多様である。
  - Zlatkinは関節包の付着部が関節窩の周縁に近接する程度に基づいて、Type 1〜3の3型に分類している。

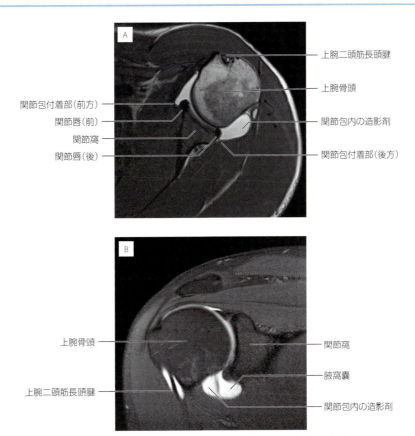

図 15.11 左肩関節の MRI 関節造影。A：T1 強調像，横断像。B：T1 強調像，冠状断像，脂肪抑制

・付着部が関節窩周縁から離れるほど，関節は不安定になる（図 15.10，図 15.11）。

肩関節の滑膜
- 滑膜は線維包の内面を裏打ちし，関節軟骨を覆っている。
- 上腕二頭筋長頭腱を包む滑液鞘をつくり，二頭筋溝に沿って外科頸まで下方に伸びている。
- 様々な部位で関節包を通じて突出し，以下のように多数の囊または滑液包を形成する。
  - 上・中関節上腕靱帯の間にあり，肩甲下筋腱の上縁の上に覆い被さる（上肩甲下囊または肩甲下包）。
  - 中・下関節上腕靱帯の間で，肩甲下筋腱より深部（下肩甲下囊）。
  - 肩甲下筋腱の前面と烏口突起の間（烏口下包）。
  - 大円筋と上腕三頭筋長頭の間。
  - 広背筋の前方腱および後方腱の間。
  - 腱板，肩峰と三角筋の間（肩峰下-三角筋下包）（図 15.12）。
- 肩峰下-三角筋下包と烏口下包を除く，すべての囊/滑液包は関節腔と通絡があり，相互に交通する。
- 烏口下包の液体は肩甲下包の液体としばしば混同される。通常前者は病的所見であるが，後者は生理的

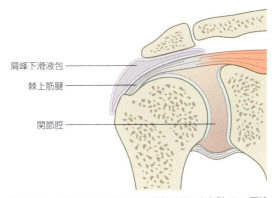

図 15.12 肩峰下-三角筋下包。回旋筋腱板の表在側，かつ肩峰および三角筋の深部に位置する。そのため肩の運動（特に外転）で容易にインピンジメントを生じる

である。

関節唇
- 関節窩の周縁を輪状に囲む線維軟骨である。
- 関節唇により，関節窩の関節面が深くなる。
- 上腕二頭筋長頭腱が付着する。
- MRI はすべてのパルス系列で低信号を示す。
- 多様な形態：三角形状，円形，裂け目，鋸歯状，平坦型（頻度の順）。

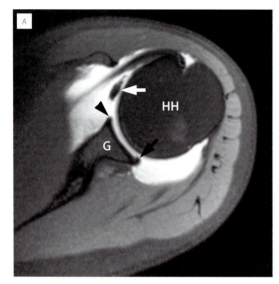
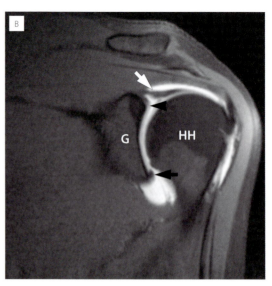

図15.13　左肩関節のMRI関節造影（T1強調像，脂肪抑制）。A：横断像。B：冠状断像。buford complex（関節唇損傷に類似する関節上唇の正常変異）を示す。前上方の関節上唇（黒矢頭）の欠損に中間関節上腕靱帯（白矢印）の肥厚を伴っている。一方，黒矢印で示す関節唇は正常の外観を示している。HH：上腕骨頭，G：肩甲骨の関節窩

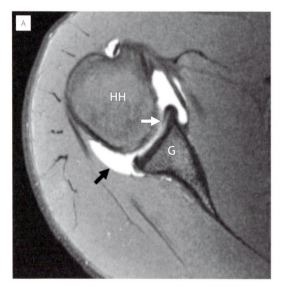
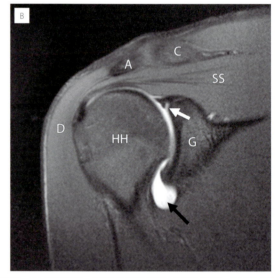

図15.14　右肩関節のMRI関節撮影（T1強調像，脂肪抑制）。A：横断像。B：冠状断像。関節唇下孔は関節唇断裂に類似した正常変異である。造影剤の注入により，関節包が拡大している（黒矢印）。前上方の関節上唇が関節窩から分離し，隙間に造影剤がみられる（白矢印）。関節唇下孔は，上腕二頭筋長頭腱の付着部の後方には達しない。HH：上腕骨頭，G：肩甲骨の関節窩，A：肩峰，C：鎖骨，D：三角筋，SS：棘上筋

- 関節唇の正常変異が関節唇損傷と間違えられることがある。
  - buford complex：関節唇前上部の先天的欠損に中関節上腕靱帯の肥厚を伴うもの。
  - 関節唇下孔：前上部で関節唇が完全に関節窩から離れているが，上腕二頭筋腱付着部の後方には達しない（図15.13，図15.14）。

肩関節の靱帯
- 肩関節は，静的および動的安定化機構によって補強されている。靱帯は静的安定化機構になる。
  - 関節上腕靱帯（図15.15）：前方関節包が限局性に肥厚したもので，上，中，下の3つの線維束がある。冠状面方向（正面）からみると，Z字型をなしている。下関節上腕靱帯は関節の安定化に最も重要な靱帯であり，腋窩嚢により，前索および後索に分けられている。後索は後方関節包を補強する。
  - 横上腕靱帯：結節間溝をまたいで大結節および小結節に付着し，上腕二頭筋長頭腱を覆い，脱臼を防ぐ。
  - 烏口上腕靱帯。
  - 烏口肩峰靱帯：烏口肩峰アーチをつくる（図15.16）。

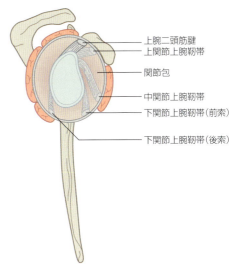

図15.15　関節上腕靱帯

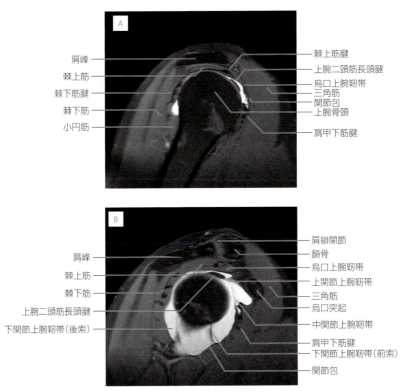

図15.16　右肩のMRI関節撮影（T1強調像，斜矢状断像，脂肪抑制）。外側から内側の順

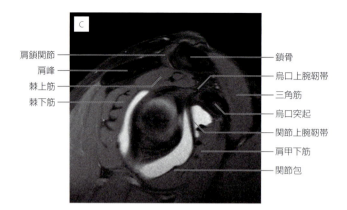

図 15.16 続き

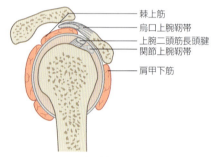

図 15.17 biceps pulley（滑車）

biceps pulley（滑車）／回旋疎部
- 回旋疎部：棘上筋腱と肩甲下筋腱の間の三角形の空間で，上腕二頭筋長頭腱が通る。
- biceps pulley（図 15.17）。
  - 「滑車」と呼ばれる長頭腱の屈曲部を安定化する機構で，結節間溝外への脱出（内側脱臼）を防いでいる。
  - 烏口上腕靱帯，上関節上腕靱帯，横上腕靱帯＋肩甲下筋腱によるトンネル様の構造でつくられている。

肩の筋群
- 肩の筋群は肩関節の動的安定化機構となっており，最も重要なのは回旋腱板の筋群である。
- 腱板（rotator cuff）は棘上筋，棘下筋，小円筋と肩甲下筋（STTS 筋群）からなり，肩関節を安定化し保護するうえで重要な構造となっている（図 15.18〜図 15.20，表 15.3〜表 15.5）。

烏口肩峰アーチ
- 烏口突起，胸肩峰靱帯および肩峰によりつくられる（前方から後方の順）。
- 烏口肩峰アーチ内には肩峰下-三角筋下包，棘上腱および上腕二頭筋長頭腱がある（上方から下方の順）。
- 烏口肩峰アーチの空間を狭くするものは，どのようなものであっても，肩インピンジメントの原因とな

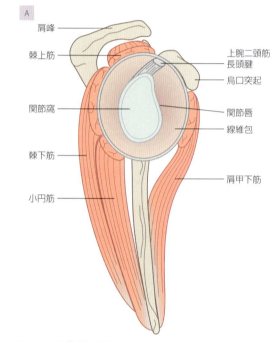

図 15.18 回旋腱板筋群

りうる（図 15.20）。

腋窩

断層解剖
　腋窩は錐体形の潜在的空間であり，頸部および胸部と上肢をつなぐ構造が双方向性に通過する。
　腋窩の内容には，上肢の主要な神経血管構造（鎖骨下動脈・静脈，腋窩動脈・静脈および腕神経叢），リンパ管，上腕二頭筋および烏口腕筋の近位部が含まれる（図 15.21，図 15.22）。

腕神経叢
　腕神経叢は中枢側から末梢側に向かって，以下に示すように根（root），幹（trunk），束（cord）の 3 部に区分

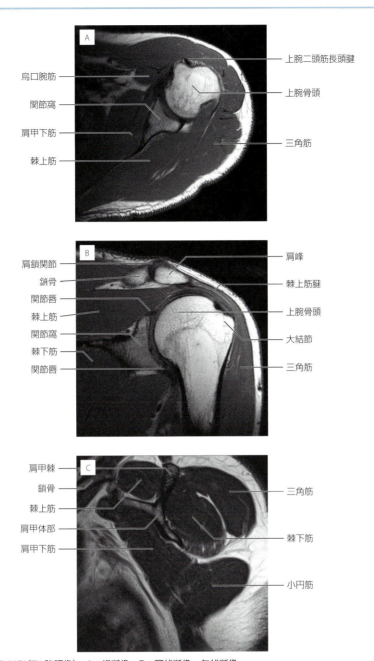

図 15.19 左肩関節の MRI(T1 強調像)。A：横断像。B：冠状断像。矢状断像

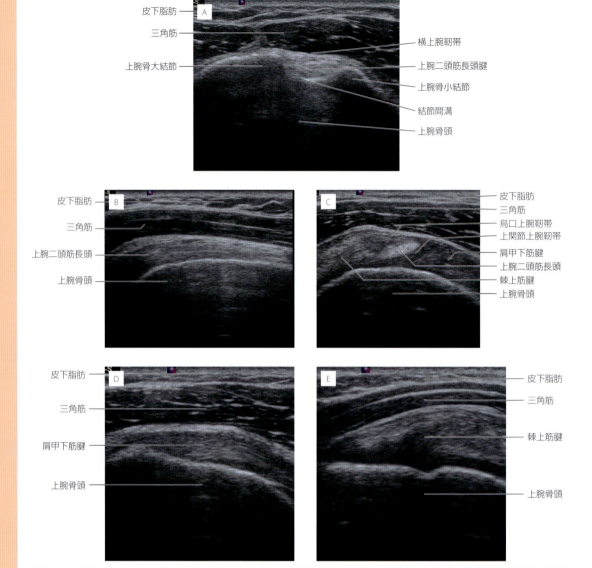

図15.20 腱の超音波。A：右側長頭腱（横断像）。B：右側長頭腱（縦断像）。C：右側回旋疎部（横断像）。D：右側肩甲下筋腱（縦断像）。E：右側棘上腱（縦断像）

表15.3	肩甲上腕筋群（内肩筋）		
筋	起始	停止	作用
三角筋	鎖骨の外側1/3、肩峰、肩甲棘	三角筋粗面（上腕骨体の外側）	外転、屈曲・内旋（前方線維）、伸展・外旋（後方線維）
棘上筋	棘上窩	上腕骨大結節	外転、外旋・屈曲の補助
棘下筋	棘下窩	上腕骨大結節	外旋、外転（上部）、内転（下部）
小円筋	外側縁の上2/3	上腕骨大結節	外旋、内転の補助
大円筋	外側縁の下1/3	結節間溝	内旋・内転
肩甲下筋	肩甲下窩	上腕骨小結節	内旋

表15.4	前体幹上肢筋群		
筋	起始	停止	作用
大胸筋	鎖骨、胸骨、上位6肋軟骨	大結節稜	内転・内旋
小胸筋	第3～第5肋骨	烏口突起	肩を引き下げる、肩甲骨が固定されていれば第3～第5肋骨を挙上する
鎖骨下筋	第1肋軟骨	鎖骨	鎖骨を引き下げる
前鋸筋	第1～第8肋骨	肩甲骨内側縁	肩甲骨を回旋し、前方に動かす

表 15.5　後体幹上肢筋群（外肩筋）

筋	起始	停止	作用
僧帽筋	外後頭隆起，項靱帯，下位6胸椎の棘突起	鎖骨の外側1/3，肩峰，肩甲棘	他の筋肉とともに肩甲骨を安定化，挙上，回旋
広背筋	下位6胸椎の棘突起，腰椎～仙椎の椎体，腸骨稜，下位3～4肋骨，肩甲骨下角	結節間溝の底	上腕の伸展，内転・内旋
肩甲挙筋	上位4頸椎の横突起	肩甲骨内側縁	肩甲骨内側縁の挙上
小菱形筋	第7頸椎～第1胸椎の棘突起，項靱帯の下部	肩甲骨内側縁	肩甲骨内側縁の挙上，肩甲骨を引きつけ固定する
大菱形筋	第2～第5胸椎の棘突起	肩甲骨内側縁	肩甲骨内側縁の挙上，肩甲骨を引きつけ固定する

されている。
- 5本の神経根（第5頸神経～第1胸神経の前枝）から形成される。
- 3本の神経幹（上神経幹，中神経幹，下神経幹）をつくり，それぞれが前部，後部に分かれる。
- 各部が合して，3本の神経束（外側神経束，内側神経束，後神経束）を形成する。

これらの終枝は以下の5本になる。
- 筋皮神経は外側神経束の終枝。
- 尺骨神経は内側神経束の終枝。
- 橈骨神経および腋窩神経は後神経束の終枝。
- 正中神経は外側神経束と内側神経束の合流の終枝。

神経根は斜角筋隙（斜角筋三角）から現れる。斜角筋隙は前方を前斜角筋，後方を中斜角筋，下方を第1肋骨によって構成される空隙である。

神経根は鎖骨の直下で鎖骨下動脈に隣接しており，MRIを読影するときに鎖骨下動脈が解剖学的指標になる（図 15.23）。

上腕

単純X線解剖
上腕骨（図 15.24）
- 三角筋粗面：上腕骨体の外側部にある粗い突出で，三角筋が停止する。
- 橈骨神経溝：上腕骨体の後面をらせん状に斜走し，橈骨神経に適合する。
- 外側・内側顆上稜：上腕骨遠位の外側・内側面にある線状の高まりで，上腕筋膜の中隔が付着する。

断層解剖
- 上腕は深筋膜鞘（上腕筋膜）に包まれている。
- 筋間中隔（外側・内側上腕筋間中隔）はそれぞれ対応する顆上稜に広がり，上腕を前・後の筋膜区画に分割する。
- それぞれの区画には固有の筋群および神経・血管支配がある（図 15.25）。

前区画（屈筋側）
- 前区画の筋：上腕二頭筋，烏口腕筋および上腕筋。
- 血液供給：上腕動脈。
- 神経支配：筋皮神経（表 15.6，図 15.26）。

後区画（伸筋側）
- 後区画の筋：上腕三頭筋。
- 血液供給：上腕深動脈と尺側側副動脈。
- 神経支配：橈骨神経（表 15.7）。

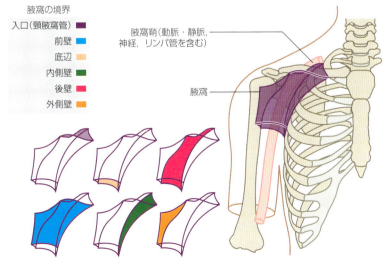

図 15.21　腋窩の位置と境界

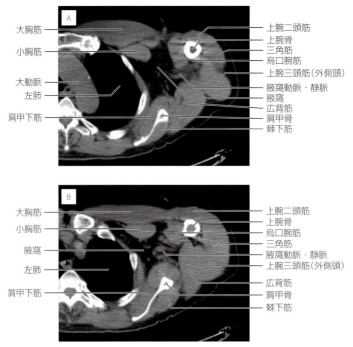

図15.22　左腋窩のCT(横断像)。上方から下方の順

肘関節

単純X線解剖
上腕骨遠位部
- 上腕骨遠位部の関節面は，内側が小頭，外側が滑車となっている。
- 2つの突出部(内側上顆，外側上顆)は関節包外にある(図15.27)。

肘関節
- 肘関節は3つの関節，すなわち，腕橈関節，腕尺関節(150度の屈曲・伸展が可能)および上橈尺関節(90度の回内・回外が可能)を共通の関節包に包む構造をしている。
- 肘関節を完全伸展位にすると，前腕の長軸は上腕の長軸に対して一定の角度で外側を向いている。この角度をcarrying angle(運搬角，肘角)という。
- 脂肪塊が線維包を滑膜と隔てている。
  - 正常の単純X線写真(側面像)では，前脂肪体のみ描出される。明瞭なX線透過性の構造として上腕骨遠位の前面に現れる。
  - 肘関節に滲出液があると，脂肪体を外方へ偏位させる。前脂肪体がより明瞭になり，後脂肪体も描出される(図15.28)。

肘関節単純X線解剖の基準線
【前上腕線(anterior humeral line：AHL)】
- 腕骨の遠位面は，骨幹にして前方に40〜45度の角度をなしている。
- 単純X線写真(側面像)で，上腕骨小頭の約1/3が上腕骨体の前面に沿って引いた延長線より前方にある。
- 上腕骨小頭の1/3未満が前上腕線より前方にある場合は，上腕骨の顆上骨折が示唆される。

【RCL】
- RCL(radiocapitellar line)は橈骨体の中心軸に沿って引いた線で，単純X線写真の正面像(前後方向)および側面像ともに上腕骨小頭を通過する。
- この線が上腕骨小頭を通過しない場合，橈骨頭の脱臼が考えやすい(図15.29)。

肘関節の骨化
骨化の順序の変更は，どのようなものであれ通常は骨折を意味する。したがって，正確な骨化の時期よりも，骨化の順序(CRITOE)を知っておくことが重要である(図15.30，表15.8)。

断層解剖
肘関節の靱帯(図15.31)
- 関節包の肥厚部が外側側副靱帯(橈側)および内側側副靱帯(尺側)をつくる。

【外側側副靱帯複合体】
- 内反に対する安定性。
- 橈骨側副靱帯，橈骨輪状靱帯，副外側側副靱帯と外側尺骨側副靱帯からなる。

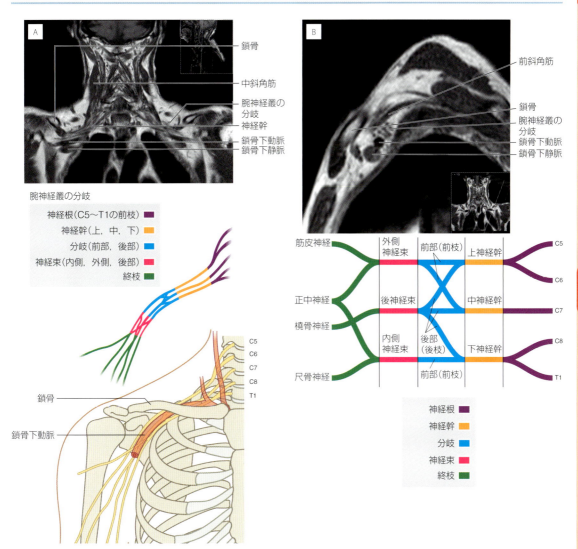

図 15.23 腋窩の MRI（T1 強調像）。A：両側の冠状断像。B：右側の斜矢状断像

【内側側副靱帯複合体】
- 外反に対する安定性。
- 3つの線維束からなる：前束，後束，斜束（図15.32）。

肘関節レベルの正中神経
- 肘窩で上腕筋の前方かつ上腕二頭筋腱膜より深部を走行する。
- 円回内筋の上腕頭と尺骨頭の間を通過して肘窩を出る。
- 上腕動脈の二股分岐の近位で，前骨間神経を分岐する。

肘関節レベルの尺骨神経
- 肘関節内側で骨線維性の管である肘部管（cubital tunnel）を通過する。
  ・底面は尺骨肘頭と上腕骨の内側上顆の間にある屈曲した溝になる。
  ・近位の上壁は腱膜性構造である肘部管支帯（滑車上肘靱帯）によって形成され，骨性の床との間に架橋している。
  ・遠位の上壁は弓状靱帯（Osborne 靱帯）である。弓状靱帯は尺側手根屈筋の上腕頭と尺骨頭の間にかかる腱膜鞘であり，肘部管支帯の遠位と連続する（図 5.33）。

肘関節レベルの橈骨神経
- 上腕骨外側上顆の前方で上腕筋と腕橈骨筋の間を走行する。
- 深枝（運動神経）と浅枝（感覚神経）に分岐する。深枝は後骨間神経となる。
- 後骨間神経は，回外筋の浅頭・深頭の間から前腕の後区画に入る。

肘窩（図 15.34）
- 肘前面にある三角形状の潜在的空間である。
- 上腕から前腕へ至る構造を通す。

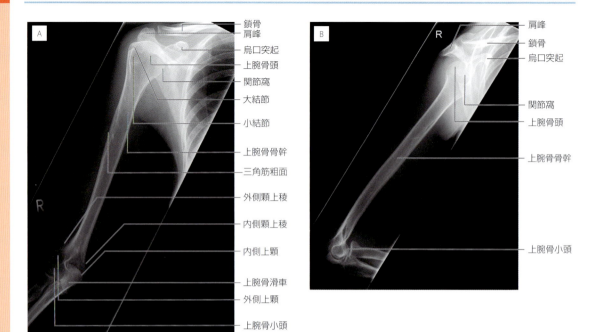

図 15.24　右上腕骨の単純 X 線写真。A：正面像（前後方向）。B：側面像

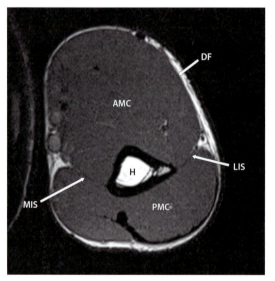

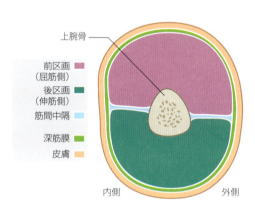

図 15.25　右上腕の筋膜区画の MRI（T1 強調像，横断像）。外側上腕筋間中隔（LIS）と内側上腕筋間中隔（MIS）が，深筋膜（DF）から上腕骨（H）へと伸び，前腕を前区画（AMC）と後区画（PMC）に分割している

表 15.6　上腕の前区画の筋			
筋	起始	停止	作用
上腕二頭筋	長頭：肩甲骨関節上結節 短頭：烏口突起	橈骨粗面，二頭筋腱膜を通じて前腕内側	前腕の屈曲と回外，上腕屈曲の補助
烏口腕筋	烏口突起先端	上腕骨内側の中央 1/3	前腕の屈曲，内転の補助
上腕筋	上腕骨前面の遠位半分	鉤状突起，尺骨粗面	前腕の屈曲

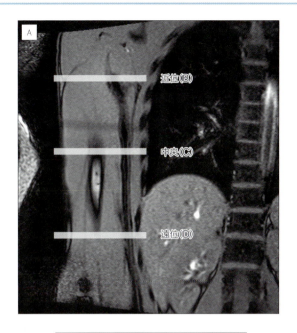
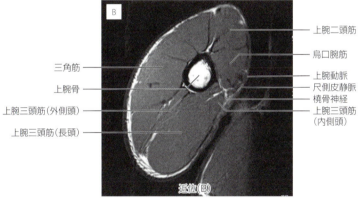
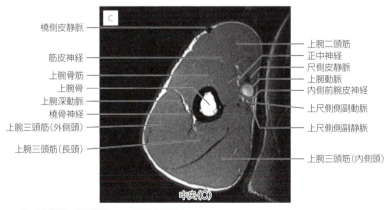

図 15.26　右上腕の MRI（T1 強調像，横断像）。A：位置決めスキャン

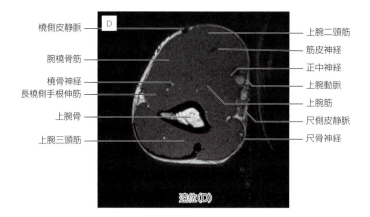

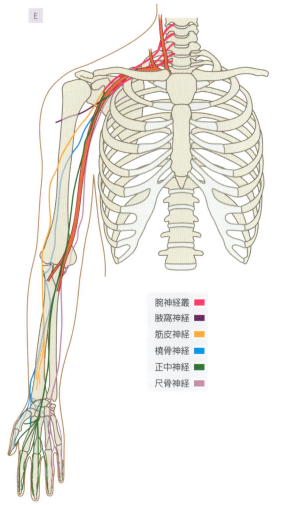

図15.26 続き。E：上肢の神経の走行

表15.7 上腕の後区画の筋			
筋	起始	停止	作用
上腕三頭筋	長頭：肩甲骨の関節下結節 外側頭：上腕骨体後面の上1/2 内側頭：上腕骨体後面の下1/2	尺骨肘頭の後面	前腕の伸展

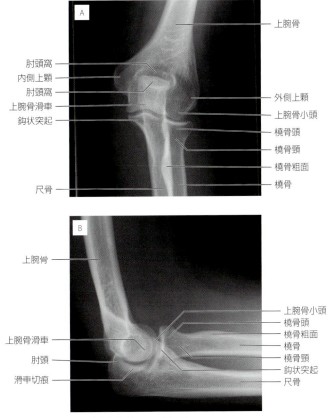

図15.27　右肘関節の単純X線写真。A：正面像（前後方向）。B：側面像

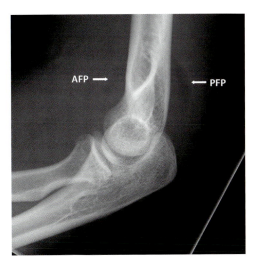

図15.28　左肘関節の単純X線写真（側面像）。前脂肪体（AFP）が持ち上がり、後脂肪体（PFP）が確認できる。ともに異常所見であり、脂肪体の外方偏位は関節液貯留を示唆する

- 底：上腕骨の内側・外側上顆を結ぶ架空の水平線。
- 頂：腕橈骨筋（外側縁）と円回内筋（内側縁）の辺縁が交叉する点。
- 内容（外側から内側に向かって）：二頭筋腱、上腕動脈（橈骨動脈および尺骨動脈に分岐する）および正中神経。

前腕

単純X線解剖

橈骨、尺骨

橈骨と尺骨は前面、後面および骨間辺縁でつくる三角形状の長骨である。それぞれの骨間辺縁を結ぶ骨間膜が付着している。橈尺連結には上橈尺関節（近位）および下橈尺関節（遠位）がある。

- 橈骨近位端には橈骨頭がある。肘関節において、橈骨頭は上腕骨小頭と橈骨頭窩で関節し（腕橈関節）、尺骨の橈骨切痕と関節冠状面で関節する（上橈尺関節）。
- 橈骨遠位端には手根骨との広い関節面がある。下橈尺関節で尺骨遠位端と関節する。
- 橈骨の茎状突起の近位に腕橈骨筋が付着する。また、茎状突起には手関節の外側側副靱帯（橈側側副

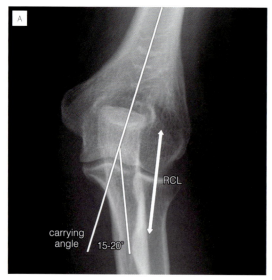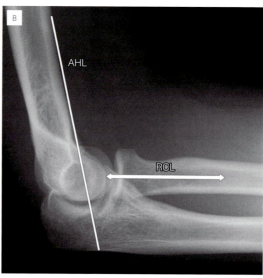

図 15.29 右肘関節の単純 X 線写真。A：正面像（前後方向）。B：側面像。前上腕線（AHL）は，上腕骨体（骨幹）の前面に沿って引く線である。上腕骨小頭の 1/3 は AHL の前方を通過しなければならない。RCL は橈骨近位の中心軸および上腕骨小頭を通る。carrying angle（運搬角）は上腕と前腕の長軸のなす角度のことで，正常値は 15〜20 度

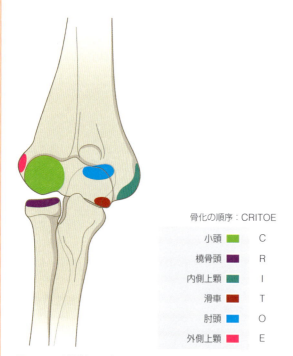

図 15.30 肘関節の正常の骨化中心。CRITOE（小頭，橈骨頭，内側上顆，滑車，肘頭，外側上顆）の順に従って骨化する

表 15.8 肘関節の骨化中心		
		出現時期
Capitellum	小頭	1 歳
Radial head	橈骨頭	5 歳
Internal (medial) epicondyle	内側上顆	4〜6 歳
Trochlea	滑車	9〜10 歳
Olecranon	肘頭	9〜10 歳
External (lateral) epicondyle	外側上顆	12 歳

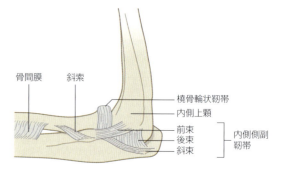
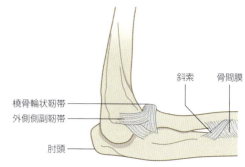

図 15.31 肘関節の内在靱帯

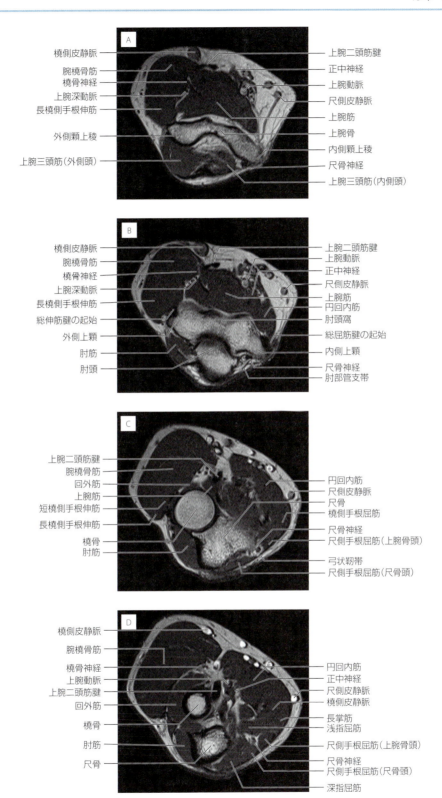

図 15.32　右肘関節の MRI（T1 強調像，横断像）。上方から下方の順

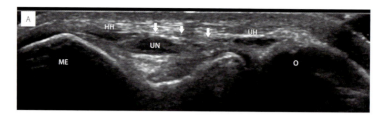

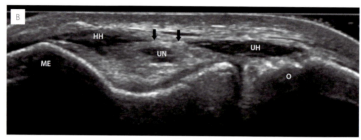

図15.33　肘部管の超音波（横断像）。A：近位。B：遠位。肘部管の近位の上壁は腱膜性構造物である滑車上肘靭帯（白矢印）である。遠位は弓状靭帯/Osborne 靭帯（黒矢印）に続いている。弓状靭帯は尺側手根屈筋の上腕骨頭（HH）と尺骨頭（UH）を結ぶ腱膜鞘である。肘部管の後壁は尺骨の肘頭（O）と上腕骨の内側上顆（ME）の間にある溝である。UN：尺骨神経

靭帯）が付着する。
- 尺骨近位端には肘頭と上腕骨滑車と関節するため滑車切痕がある。
- 鉤状突起は近位端前面の突出で、外側にある橈骨切痕で橈骨頭と関節する。
- 尺骨遠位端には尺骨頭があり、手根骨および橈骨遠位端と関節する。
- 尺骨の茎状突起には手関節の内側側副靭帯（尺側側副靭帯）が付着する。

前腕の骨化

表 15.9，図 15.35 参照。

断層解剖

- 上腕と同様に、前腕は深筋膜鞘（前腕筋膜）に包まれている。筋膜は尺骨の後縁（皮下縁）に付着している。
- 外側筋間中隔は深筋膜から橈骨にかけて広がっている。
- 前腕骨間膜は橈骨と尺骨の骨間縁の間を連結しており、その線維は斜下方かつ内側へ向かって走行している。
  - 前腕の半回内の状態で最も緊張する。
  - 遠位1/3に円形の開口部があり、血管が通過する。
- 前腕筋膜、外側筋間中隔および骨間膜により、前腕は前区画および後区画に分けられる（図 15.36）。

前腕の前区画（屈筋側）

- 前区画の筋群は浅層、中間層および深層に分けられる。
- 血液供給：橈骨動脈および尺骨動脈が栄養する。
- 神経支配：尺側手根屈筋以外は正中神経に支配される。深指屈筋の内側（尺側）半分は尺骨神経に支配される。
- 浅層の4つの屈筋群（円回内筋、橈側手根屈筋、長掌筋、尺側手根屈筋）は、上腕骨の内側上顆を共通の起始としている（表 15.10〜表 15.12，図 15.37）。

前腕の後区画（伸筋側）

- 後区画の筋群は浅層および深層に分けられる。
- 血液供給：尺骨動脈の枝である総骨間動脈から分かれた前骨間動脈および後骨間動脈が栄養する。
- 神経支配：橈骨神経に支配される。
- 浅層の4つの伸筋群（短橈側手根伸筋、総指伸筋、小指伸筋、尺側手根伸筋）は、上腕骨の外側上顆と外側顆上稜に共通の伸筋起始腱を持つ（表 15.13，表 15.14）。

手根関節

単純 X 線解剖

橈骨手根関節

橈骨手根関節は橈骨遠位端と手根骨近位列（舟状骨、月状骨、三角骨）の間でつくる楕円状の滑膜関節である。

手根関節の重要な X 線解剖学的特徴

手根関節の単純 X 線写真の正面像および側面像で評価する重要な解剖学的計測法がある。それらは整形外科医が外傷後の手術計画を立てるのに役立つ。

ulnar variance（図 15.38）

- ulnar variance は橈骨と尺骨の長さの個人差に関わるものである。
- 前腕遠位の単純 X 線写真（正面像）で、橈側茎状突起は尺骨関節面から 9〜12 mm 遠位にある。
- ulnar variance は橈骨月状骨関節のレベルで、橈骨関

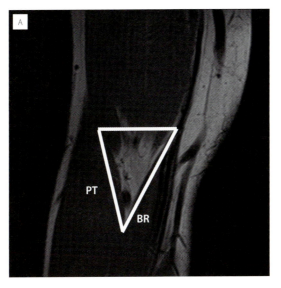

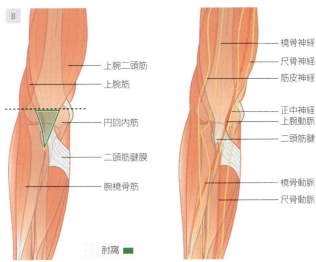

図 15.34　右肘窩の MRI(T1 強調像，冠状断像)。肘窩は三角の形の潜在的仮空間であり，その底辺は上腕骨の内側・外側上顆を結ぶ架空の線で境界される。三角形の頂は円回内筋(PT)と腕橈骨筋(BR)の筋肉の内側辺縁が交叉する点である

表 15.9　前腕の骨化中心

	出現時期	癒合時期
橈骨体（骨幹）	胎生第 8 週	
橈骨近位端（骨端）	4〜6 歳	13〜16 歳
橈骨遠位端（骨端）	1 歳	16〜18 歳
尺骨体（骨幹）	胎生第 8 週	
尺骨近位端（骨端）	8〜10 歳	13〜15 歳
尺骨遠位端（骨端）	5〜7 歳	16〜18 歳

節面と尺骨関節面の高さを比較して，以下のように分類する。

- neutral：関節面は，同じ高さにある。
- positive：尺骨は橈骨より遠位にある。
- negative：尺骨が橈骨より近位にある。
- 手首の位置が変化することで偽陽性または偽陰性となることがある。ulnar variance を正しく評価するための撮影条件は，手関節を平面に置き，前腕を中間位，肘関節を 90 度屈曲，肩関節を 90 度外転位としている。

橈骨傾斜(図 15.39)
- 単純 X 線写真（正面像）上で，橈骨遠位関節面と橈骨長軸の垂線となす角度。
- 正常値：15〜25 度。

278 ● 第3部 上肢，下肢

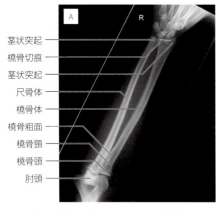
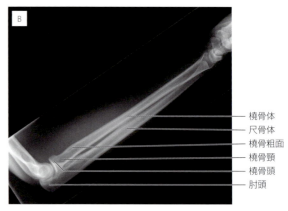

図 15.35　前腕の単純 X 線写真。A：正面像（前後方向）。B：側面像

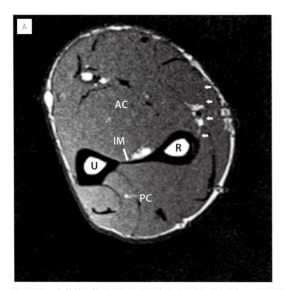
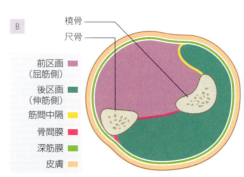

図 15.36　右前腕の筋膜区画の MRI（T1 強調像，横断像）。骨間膜（IM）は橈骨（R）と尺骨（U）を連結する。筋間中隔（白矢印）は深筋膜を橈骨に結びつける。これらの構造により，前腕の筋膜区画は屈筋側の前区画（AC）と伸筋側の後区画（PC）に分けられる。U：尺骨，R：橈骨，IM：筋間中隔

表15.10　前腕の前区画（浅層の筋）			
筋	起始	停止	作用
円回内筋	上腕骨頭：上腕骨内側上顆，尺骨頭：尺骨鉤状突起	橈骨骨幹の外側	前腕の回内・屈曲
橈側手根屈筋	上腕骨内側上顆	第 2，第 3 中手骨底	手関節の屈曲・外転
長掌筋	上腕骨内側上顆	屈筋支帯，手掌腱膜	手関節の屈曲
尺側手根屈筋	上腕骨頭：上腕骨内側上顆，尺骨頭：肘頭・尺骨後縁	豆状骨，有鉤骨鉤，第 5 中手骨底	手関節の屈曲・内転

表15.11　前腕の前区画（中間層の筋）			
筋	起始	停止	作用
浅指屈筋	上腕尺骨頭：上腕骨の内側上顆，尺骨鉤状突起，橈側：橈骨前縁の上部	4 本の腱として，第 2～第 5 中節骨体の掌面	PIP 関節の屈曲，MP 関節・手関節の屈曲の補助

表15.12　前腕の前区画（深層の筋）			
筋	起始	停止	作用
長母指屈筋	橈骨の前面，隣接する骨間膜	母指の末節骨	母指指骨の屈曲
深指屈筋	尺骨の前内側，隣接する骨間膜	4 本の腱として，第 2～第 5 末節骨の掌面	DIP 関節の屈曲，PIP 関節・手関節屈曲の補助
方形回内筋	尺骨遠位の前面	橈骨遠位の前面	前腕の回内

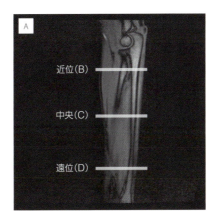
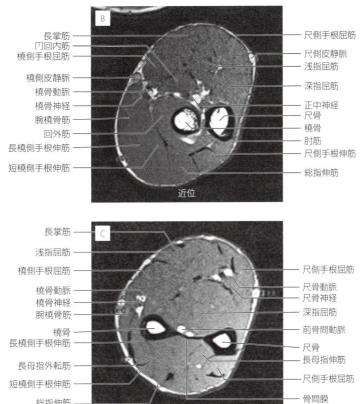

図 15.37　右前腕の MRI。A：位置決めスキャン。B, C：T1 強調像（横断像）

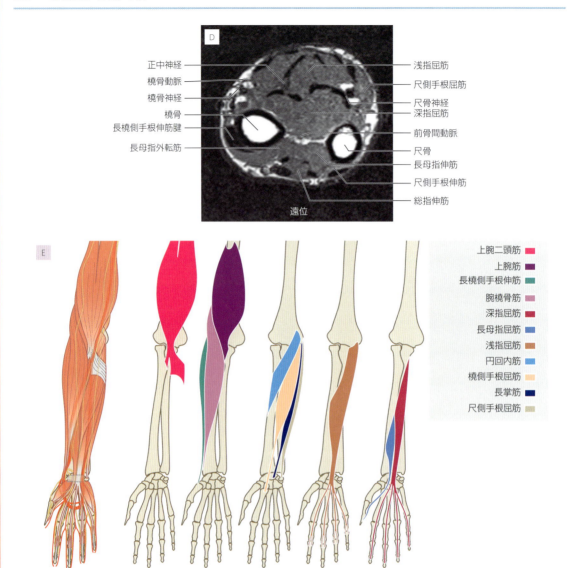

図15.37 続き。D,E：前腕の前区画の浅層，中間層，深層の筋・血管・神経

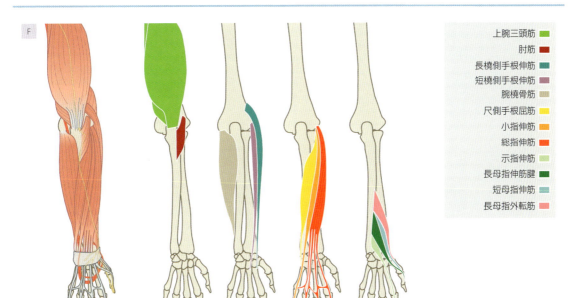

図 15.37　続き。F：前腕の後区画の浅層，深層の筋・血管・神経

表 15.13　前腕の後区画（浅層の筋）

筋	起始	停止	作用
腕橈骨筋	上腕骨外側顆上稜	橈骨茎状突起より近位の橈骨遠位端外側面	肘関節の屈曲，前腕の半回内
長橈側手根伸筋	上腕骨外側顆上稜	第2中手骨の背面	手関節の伸展・外転
短橈側手根伸筋	上腕骨外側上顆	第3中手骨の背面	手関節の伸展・外転
総指伸筋	上腕骨外側上顆	第2〜第5指の中節骨・末節骨の指背腱膜	第2〜第5指の伸展
小指伸筋	上腕骨外側上顆	第5指の指背腱膜	第5指の伸展
尺側手根伸筋	上腕骨外側上顆	第5中手骨底	手関節の伸展・内転
肘筋	上腕骨外側上顆	肘頭	肘関節の伸展

表 15.14　前腕の後区画（深層の筋）

筋	起始	停止	作用
回外筋	上腕骨外側上顆，橈骨輪状靱帯，尺骨の回外筋稜	橈骨近位の外側	前腕の回外
長母指外転筋	橈骨・尺骨の後面	第1中手骨底	母指の外転・伸展
短母指伸筋	橈骨後面	母指基節骨底	母指のMP関節の伸展
長母指伸筋	尺骨後面	母指末節骨	母指の指節間関節の伸展
示指伸筋	尺骨後面	示指の指背筋膜	示指のMP関節の伸展

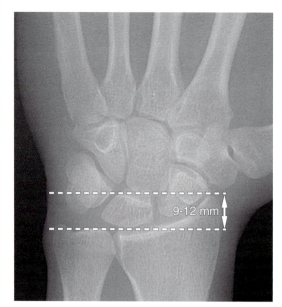

図 15.38　ulnar variance。手関節の単純 X 線写真(正面像)。橈骨と尺骨の関節面は同じ高さにあり，ulnar variance は neutral である。橈骨茎状突起は尺骨関節面より 9〜12 mm 遠位にある

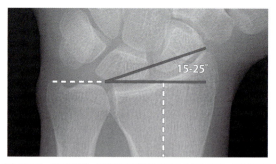

図 15.39　橈骨傾斜。手関節の単純 X 線写真(正面像)。尺骨関節面の高さで橈骨の長軸に垂直方向に水平線を引く。次いで橈骨茎状突起と橈骨関節面の尺骨端を結ぶ線を引く。この 2 本の線のなす角度を橈骨傾斜といい，正常値は 15〜25 度である

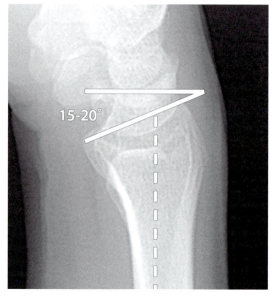

図 15.40　掌側傾斜。手関節の単純 X 線写真(側面像)。茎状突起の高さで橈骨の長軸に垂直方向に水平線を引く。次いで橈骨関節面の掌側・背側を結ぶ線を引く。この 2 本の線のなす角度を掌側傾斜といい，正常値は 15〜20 度である

掌側傾斜(図 15.40)
- 単純 X 線写真(側面像)で，橈骨遠位関節面(月状窩)と橈骨長軸の垂線のなす角度。
- 正常値：15〜20 度(図 15.41)。

手根骨，手根間関節(図 15.42)
- 手根骨は 8 つの骨で組み合わされており，近位列および遠位列にそれぞれ 4 つの骨がある。外側から内側の順に以下のように配列している。
  - 近位列：舟状骨，月状骨，三角骨，豆状骨。
  - 遠位列：大菱形骨，小菱形骨，有頭骨，有鉤骨。
- 豆状骨は他の手根骨よりも前方の平面上にあり，尺側手根屈筋腱内にある。真の手根骨か種子骨か，異なる意見がある(「手」の項参照)。
- 多数の手根間関節があり，連続した共通の滑膜腔がつくられている。多数の骨間靱帯により手根骨の結合を補強している。
- 手根骨の間隔は一定でなければならず，成人では 2 mm を超えない。ただし，舟状月状骨間は 3 mm 未満とし，3 mm 以上は舟状月状骨靱帯断裂を示唆する。
- 単純 X 線写真(側面像)で，有頭骨，月状骨および橈骨遠位端は互いに関節しており，直線上に配列してみえる。

手根関節の安定性
- 手根関節の安定性を説明する理論として，Lichtman によって提唱された Ring theory がある。
  - 手根骨近位列は橈骨遠位端および尺骨遠位端と手根骨遠位列との間に介在する区画として働く。
- 手根骨近位列は骨間靱帯により安定化した構造となっており，手根関節の運動を制御している。
- 手根骨骨折や骨間靱帯断裂を発生すると制御不能な動きとなり，近位列の不安定を引き起こす。主として以下の 2 型がある。
  —近位列背側回転型手根不安定症(DISI)。
  —近位列掌側回転型手根不安定症(VISI)。
- 手根関節の安定性は，手関節単純 X 線写真(側面像)で以下を計測することにより評価できる(図 15.43)。
  —舟状月状骨角(SL angle)：正常値 30〜60 度。
  —有頭月状骨角(CL angle)：正常値 0〜30 度。

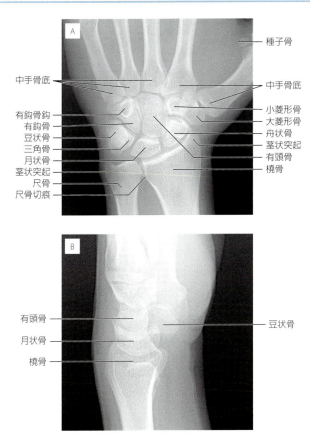

図15.41 右手関節の単純X線写真。A：正面像。B：側面像

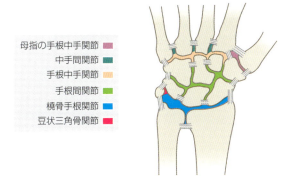

図15.42 手関節の区画

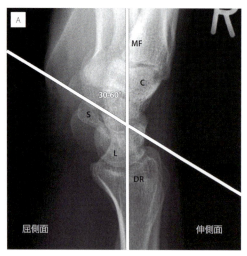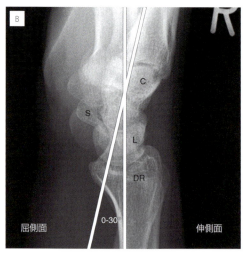

図 15.43　単純 X 線写真（側面像）による手根関節安定性の評価（正常例）。A：舟状月状骨角（SL angle）：舟状骨長軸と月状骨の水平軸のなす角度で，正常値は 30〜60 度。B：有頭月状骨角（CL angle）：有頭骨長軸と月状骨水平軸のなす角度で，正常値は 0〜30 度。C：有頭骨，S：舟状骨，L：月状骨，MF：第 3 中手骨，DR：橈骨遠位端

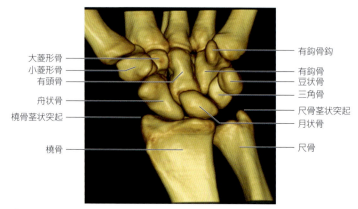

図 15.44　右手関節の CT（3D 再構成画像）

手根関節の骨化

図 15.44，表 15.15，図 15.45 参照。

断層解剖

手根関節の靱帯（図 15.46）

- 内在性（手根骨の間）および外在性（橈骨遠位端と手根骨の間）の靱帯に分類する。
- 内在性の靱帯。
  - 舟状月状骨靱帯（SLL）と月状三角骨靱帯（LTL）が最も重要な靱帯である。
  - 舟状月状骨靱帯（図 15.47）。
    - 掌側部（台形），中央部（三角形），背側部（帯状）の 3 つの部分からなる。
    - 中央部にはよく穿孔がみられるが，臨床的には重要でない。
- 外在性の靱帯。

表 15.15　手根骨の骨化中心

	出現時期		出現時期
有頭骨	1〜3 カ月	舟状骨	4〜6 歳
有鉤骨	2〜4 カ月	大菱形骨	4〜6 歳
三角骨	2〜3 歳	小菱形骨	4〜6 歳
月状骨	2〜4 歳	豆状骨	8〜12 歳

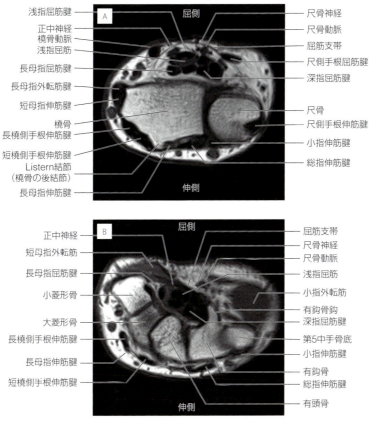

図 15.45　右手関節（下橈尺関節と手根管レベル）の MRI（T1 強調像，横断像）

- 橈骨遠位端を手根骨に結合する掌側および背側の靱帯からなる。

三角線維軟骨複合体（図 15.48，図 15.49）

- 三角線維軟骨複合体（triangular fibrocartilage complex：TFCC）は手関節の尺骨側にあり，次の 5 つの構造からなる。
  - 三角線維軟骨。
  - 橈尺靱帯（背側および掌側）。
  - 内側側副靱帯（尺側側副靱帯）。
  - メニスカス類似体。
  - 尺側手根伸筋腱鞘。
- TFCC は下橈尺関節と手根関節の尺骨面を安定させる。外傷により損傷を受けることがある。

手根管（図 15.50，図 15.51）

- 手根管（carpal tunnel）は前腕から手に至る神経・血管を通す骨線維性の管である。
- 底面：手根弓の凹面によってつくられる。
- 上壁：屈筋支帯によってつくられる。筋膜の肥厚であり，橈側は舟状骨と大菱形骨，尺側は豆状骨および有鈎骨に付着し，囲まれたトンネルを形成する。
- 内容。
  - 正中神経。
  - 4 つの浅指屈筋腱。
  - 4 つの深指屈筋腱。
  - 長母指屈筋腱。
- 屈筋支帯の外側部（大菱形骨側）は分かれており，手根管外で腱鞘に包まれた橈側手根屈筋腱を取り囲んでいる。

Guyon 管

- 骨線維性の管で，尺骨神経および尺骨動脈・静脈が通過する。
- Guyon 管の底面は屈筋支帯，上壁は掌側手根靱帯によってつくられる。
- 近位橈側壁は豆状骨，やや遠位の尺骨壁は有鈎骨鈎でつくられる。

手根関節の伸筋支帯の腱区画

- 手根関節伸筋側の解剖は，伸筋支帯と Lister 結節（橈骨の後結節）によって境界を定めている。
- 伸筋支帯は斜走する筋膜肥厚で，橈側は橈骨遠位端，尺側は三角骨と豆状骨に付着している。橈骨および尺骨の深部への付着部は手根関節の背側を 6 区画に分割する。各区画に 1 つの腱鞘を入れており，それぞれ 1 つ以上の腱が通過する（表 15.16，図 15.52）。

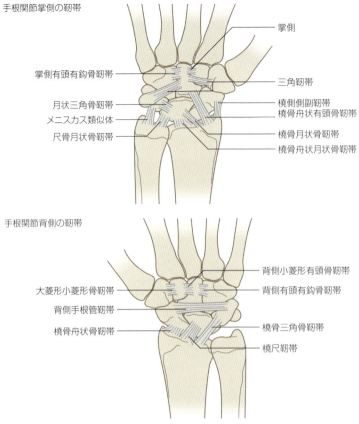

図15.46 手根関節靭帯

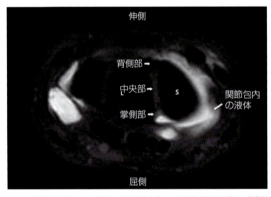

図15.47 舟状月状骨靭帯(SLL)のMRI関節造影(T1強調像,脂肪抑制)。舟状月状骨靭帯の背側部,中央部,掌側部を示す。L：月状骨,S：舟状骨

15章　上肢　287

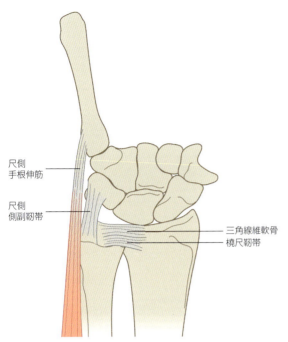

図 15.48　三角線維軟骨複合体（TFCC）の構成要素

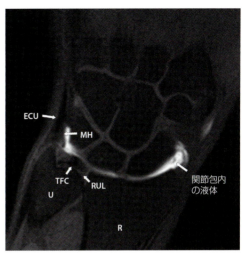

図 15.49　右手根関節の MRI 関節撮影（T1 強調像，冠状断像，脂肪抑制）。三角線維軟骨複合体の構成要素を示す。ECU：尺側手根伸筋腱，MH：メニスカス類似体，TFC：三角線維軟骨，RUL：橈尺靱帯，U：尺骨，R：橈骨

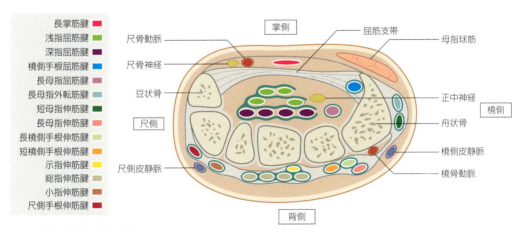

図 15.50　手根管・伸筋支帯下 6 区画

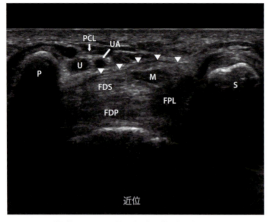
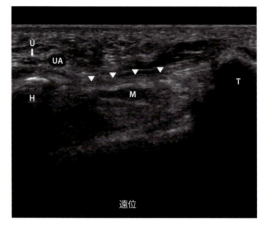

図 15.51　手根管，Guyon 管の超音波（横断像）。手根管の上壁は屈筋支帯（白矢頭），底面は手根骨によってつくられる。Guyon 管の上壁は掌側手根靱帯によってつくられる。FDP：深指屈筋腱，FDS：浅指屈筋腱，FPL：長母指屈筋腱，H：有鈎骨，M：正中神経，PCL：掌側手根靱帯，P：豆状骨，S：舟状骨，T：大菱形骨，U：尺骨神経，UA：尺骨動脈

表 15.16　伸筋支帯の腱区画		
区画	位置	内容
第 1 区画	橈骨の外側縁	長母指外転筋腱，短母指伸筋腱
第 2 区画	第 1 区画の尺側（Lister 結節の橈側）	短・長橈側手根伸筋腱
第 3 区画	Lister 結節の尺側	長母指伸筋腱
第 4 区画	第 3 区画の尺側	4 つの指伸筋腱，示指伸筋腱
第 5 区画	第 4 区画の尺側（橈骨と尺骨の間の背側）	小指伸筋腱
第 6 区画	尺骨頭と茎状突起の間	尺側手根伸筋腱

手

単純 X 線解剖（図 15.53）
中手骨
　錯乱を避ける意味では，指は番号よりもむしろ個々の名称（母指，示指，中指，薬指または環指，小指）で呼ぶ方が容易である。

　5 本の中手骨があり，それぞれの指に対応している。中手骨には，近位端の底，中央の体，遠位端の頭の 3 部がある。

指骨
- 指骨は指をつくる管状骨である。
- 母指は 2 本の指骨，その他の指は 3 本の指骨（基節骨，中節骨，末節骨）からなる。母指には中節骨がない。
- 各指節骨には近位端の底，中央の体，遠位端の頭の 3 部がある。

種子骨
- 種子骨は，骨や関節表面を覆う腱の中にみられる小骨である。
- 大多数の種子骨は腱の中にあり，その自由面は軟骨で覆われている。
- 上肢では最大 5 つの種子骨があり，いずれも手または手根にある。3 つは母指（MCP 関節に 2 つ，指節間関節に 1 つ），示指と小指の MCP 関節に 1 つずつある。
- 豆状骨は他の手根骨の前方平面にあり，尺側手根屈筋腱の中に含まれているため，豆状骨が真の手根骨か種子骨か，意見が分かれている。

手根中手関節（図 15.54）
- 手根骨が 5 つの中手骨となす関節を手根中手関節（carpometacarpal：CM 関節）という。
- 母指の CM 関節は大菱形骨と第 1 中手骨の間でつくられ，他の指と独立した滑膜性鞍関節であるため，最も可動性がある。

中手指節関節
- 中手指節関節（metacarpophalangeal：MCP 関節または MP 関節）は中手骨頭と基節骨の間の滑膜性蝶番関節である。

指節間関節
- 指節間関節（interphalangeal：IP 関節）は指の屈曲と伸展を可能とする滑膜蝶番関節である。

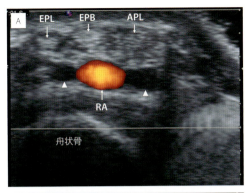
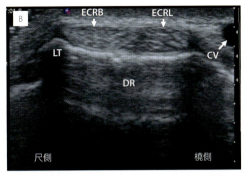
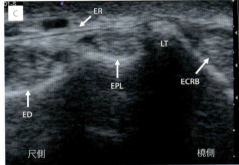
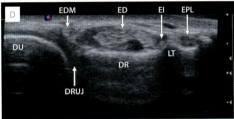
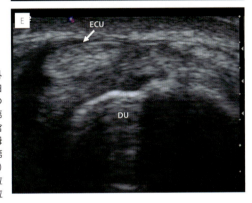

図 15.52 伸筋支帯の腱区画の超音波（横断像）。第1区画（A）は，長母指外転筋腱（APL），短母指伸筋腱（EPB）を含む。橈骨動脈（RA）と橈骨静脈（白矢頭）よりも浅層にある。第3区画の長母指伸筋腱（EPL）は遠位に進むにつれて尺側から橈側へ向かい，第2区画を乗り越えて第1区画側に出る。第2区画（B）は，短橈側手根伸筋腱（ECRB），長橈側手根伸筋腱（ECRL）を含む。この区画は Lister 結節（LT）の橈側にある。第3区画（C，D）は，長母指伸筋腱（EPL）腱を入れる。第3区画は Lister 結節（LT）の尺側にある。第4区画（C，D）は，指伸筋腱（ED），示指伸筋腱（EI）を含む。第5区画（D）は，小指伸筋腱（EDM）を含む。第5区画は下橈尺関節（DRUJ）の表層に位置する。第6区画（E）は，尺側手根伸筋腱（ECU）を入れる。DR：橈骨遠位端，DU：尺骨遠位端，CV：橈側皮静脈，ER：伸筋支帯

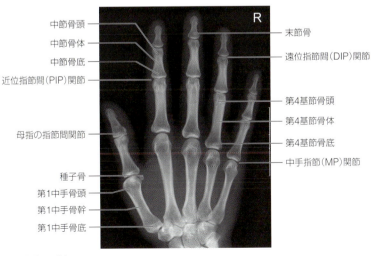

図 15.53 手の単純 X 線写真（正面像）

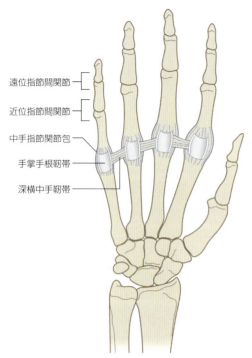

図15.54 手根中手関節(CM関節), 中手指節関節(MCP関節), 指節間関節(IP関節)

手の骨化

表15.17参照。

断層解剖

屈筋腱鞘(図15.55, 図15.56)

- 手の屈筋腱の円滑な動きは, 屈筋腱鞘によって維持されている。
- 内層の滑液鞘と外層の線維層からなる。
- 内層は閉ざされた滑膜系であり, 屈筋腱を滑液に浸し, 栄養を供給し, 屈曲時の腱の滑らかな動きを可能としている。
- 外層の線維鞘は, 腱と滑液鞘を取り囲む線維帯である。屈曲により, これらの構造が浮き上がらないようにとどめる。指の線維鞘は, 5つの輪状部(A1〜A5)と4つの十字部(C1〜C4)からなる。

指屈筋腱(図15.57, 図15.58)

- 浅指屈筋腱は手掌で深指屈筋腱より浅部にある。
- MCP関節レベルで2分し, 深指屈筋腱の両側方を回って深指屈筋腱より深部に入る。最終的には中節骨体に停止する。
- 深指屈筋腱は末節骨底に停止する。

表15.17 手の骨化中心	出現時期	癒合時期
中手骨体	胎生9週	
中手骨頭	1〜2歳	14〜19歳
指骨体	胎生8〜12週	
指骨底	1〜3歳	14〜18歳

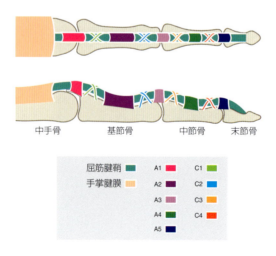

図15.55 屈筋腱鞘

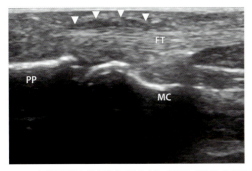

図15.56 屈筋腱鞘の超音波（長軸方向）。異常に肥厚した輪状部（A1）を容易に確認できる。通常，厚さ1.5 mm未満である。FT：屈筋腱，PP：基節骨，MC：中手骨

指背（伸筋）腱膜（図15.59）

- 指背筋膜は線維性腱膜である。それぞれの指の伸筋腱に対応して基節骨の背面に広がっている。
- 三角状に広がり，MCP関節の背側面を包んでいる。
- 骨間筋と中様筋に付着し，深横中手靱帯と同様に指の運動をより正確にするのに役立つ。
  - それぞれの腱膜は可動性があり，MCP関節の屈曲とともに遠位に移動する。

手掌腱膜（図15.60）

- 手掌腱膜は深在筋膜の肥厚部である。
- 三角状に広がり，その頂は屈筋支帯と長掌筋腱につながっている。

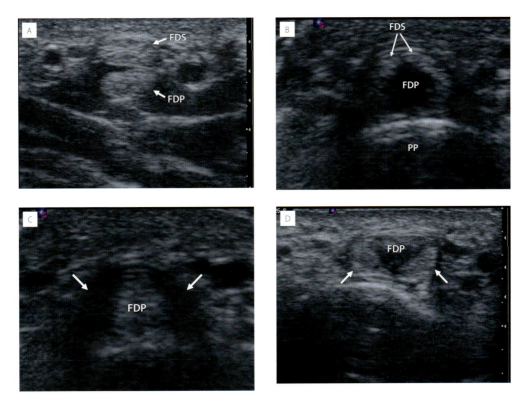

図15.57 指屈筋腱の超音波（横断像）。手掌から中節骨まで浅指屈筋腱（FDS）と深指屈筋腱（FDP）の関係を示す（A〜Dは近位から遠位の順）。手掌のレベル（A）で，浅指屈筋腱は，深指屈筋腱よりも表在にある。基節骨の近位1/3のレベル（B）で浅指屈筋腱は2つに分かれる。末梢に向かうにつれて深指屈筋腱の橈側面，尺側面を通過する（Cの白矢印）。浅指屈筋腱は再び合流し，深指屈筋腱の深部を走行したのち（Dの白矢印），中節骨に停止する

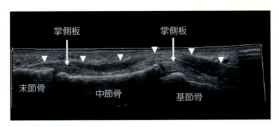

図15.58 深指屈筋腱の超音波（拡大FOV，縦断像）。深指屈筋腱（白矢頭）は指骨の屈側にあり，末節骨に停止する。掌側板は指節間関節を静的に安定化する

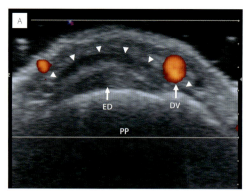
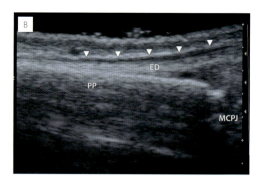

図 15.59　指背腱膜の超音波（横断像，縦断像）。指背腱膜（白矢頭）は指伸筋腱（ED）の背面を覆い，両側の基節骨（PP）に付着している。DV：指静脈，MCPJ：中手指節関節

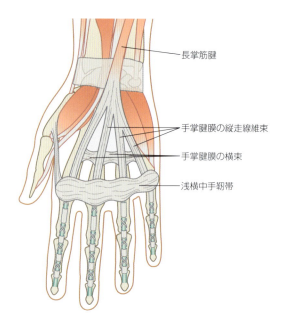

図 15.60　手掌腱膜

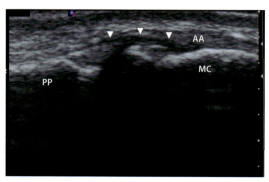

図 15.61　母指 MCP 関節の超音波（尺側面，縦断像）。内側側副靱帯（白矢頭）は，MCP 関節において過度の外反に対する静的制限となっている。中手骨（MC）の遠位，基節骨（PP）の近位に付着している。通常，母指内転筋腱膜（AA）の深部にある

表15.18 手の内在筋

筋	起始	停止	作用
短掌筋	屈筋支帯，手掌腱膜	尺側縁の皮膚	小指球の皮膚の緊張
虫様筋（第1～第4）	深指屈筋腱	第2～第5指背腱膜	MCP関節の屈曲，IP関節の伸展
掌側骨間筋（第1～第3）	第2，第4，第5中手骨の側面	第2，第4，第5基節骨と指背腱膜	第2，第4，第5指を軸に向かって内転
背側骨間筋（第1～第4）	中手骨の両側面	第2～第4基節骨と指背腱膜	第2～第4指を軸から外転
母指内転筋	斜頭：第2，第3中手骨 横頭：第3中手骨	母指基節骨底	母指の内転
母指球筋群			
短母指外転筋	舟状骨，大菱形骨，屈筋支帯	母指基節骨底	母指の外転
短母指屈筋	屈筋支帯	母指基節骨底	母指のMP関節の屈曲
母指対立筋	屈筋支帯	第1中手骨体	母指の内旋
小指球筋群			
小指外転筋	豆状骨	第5基節骨底	小指の外転
短小指屈筋	屈筋支帯	第5基節骨底	小指の屈曲
小指対立筋	屈筋支帯	第5中手骨	小指を回旋し，母指と対立させる

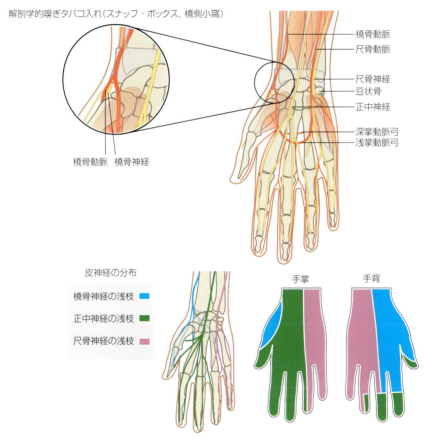

図15.62 手の神経支配と血液供給

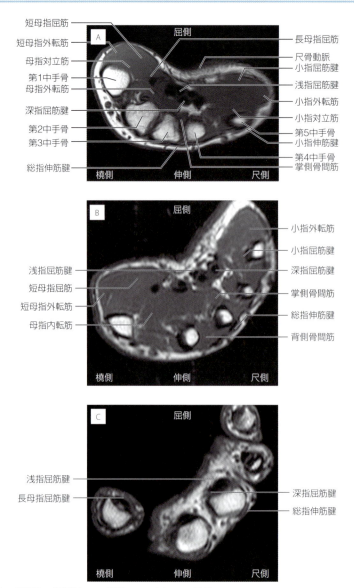

図15.63　右手のMRI（T1強調像，横断像）。A：近位。B：中央。C：遠位。

- 指の方へ広がる縦走線維束とそれらを束ねる横束がある。

母指のMCP関節（図15.61）

- 母指のMCP関節は，以下によって安定する。
  - 静的制限：内側側副靱帯，外側側副靱帯，掌側板，背側面の関節包。
  - 動的制限：母指の内在筋群および外在筋群。
- 内側側副靱帯（ulnar collateral ligament：UCL）は，母指の過度の外反により損傷することがある。
  - 正常では，母指内転筋腱膜（AA）はUCLの浅側にある。
  - UCLの完全断裂では，AAが断裂部に入り込んで治癒を妨げるため（Stener lesion），外科的処置が必要となる。

手の内在筋

- 手の内在筋は，手の中に起始があり，巧緻動作や握りにおいて重要な役割を担っている。
- 内在筋は尺骨神経支配である。ただし，3つの母指球筋群と外側の2つ虫様筋は正中神経支配である（表15.18，図15.62，図15.63）。

【Gajan Rajeswaran, Justin C. Lee】

16章 下肢

画像診断法

単純X線撮影
単純X線撮影は骨の解剖学的構造を描出する検査であるが，軟部組織についても一定の情報を提供することができる。

断層解剖
CT
マルチスライスCTにより骨関節系の高分解能の3次元画像再構成が可能となり，骨の解剖学的詳細を飛躍的に描出できるようになった。CTで筋肉，腱を含む軟部組織や関節の構造も描出できるが，これらは超音波検査とMRIが適している。

超音波
超音波検査は骨に隠されていない軟部組織を対象とする。高い空間分解能の画像の取得と動的診断が可能であり，特に小さな表在構造（靱帯，腱），筋区画，新生児/幼児の股関節の評価に適している。

MRI
MRIは骨軟部領域でコントラスト分解能の高い画像を提供する。関節内構造は，MRI関節造影により理想的な評価ができる。

骨盤

骨解剖
成人の寛骨
寛骨は3つの骨（腸骨，坐骨，恥骨）で構成されている。これらは三放線の軟骨（Y字軟骨）で結合しており，癒合前の小児の骨格では臼蓋に透亮像として描出される（図16.1〜図16.3）。

仙骨
- 5つの癒合脊椎からなる三角形状の骨である。
- 仙骨神経は4対の腹側および背側仙骨孔のそれぞれから出る。
- 仙骨底は上方で腰椎と関節をつくる。
- 仙椎翼は仙骨体の底の両側に大きな三角形状の面をなし，大腰筋と腰仙骨神経幹を支える。
- 耳状面は腸骨と関節し，仙骨外側面の上部を幅広く占めている。
- 仙骨裂孔は，仙骨背面の下端にある馬蹄形の欠損部で，仙骨管と連絡している。

尾骨は3〜5個の癒合脊椎によって形成される三角形状の骨で，仙骨尖と関節する。

仙骨と寛骨は恥骨結合と左右一対の仙腸関節により骨環を形成する。ポロミント（訳注：穴あきミントタブレット菓子）のように，骨環は1カ所では壊れない。骨環が壊れるには2カ所以上の場所で損傷を受ける必要がある（図16.4）。

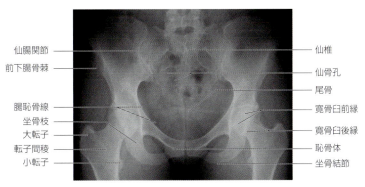

図16.1 骨盤の単純X線写真（正面像）

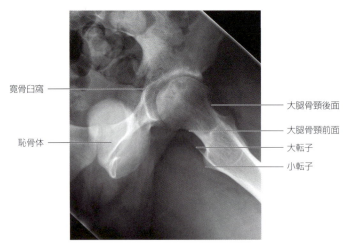

図 16.2 股関節の単純 X 線写真（後斜位像，Lauenstein I）

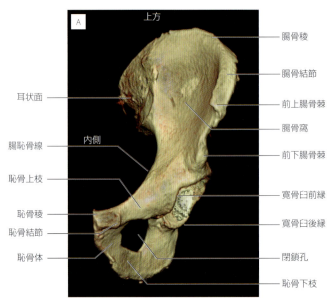

図 16.3 寛骨の CT（3D 画像）。A：前面観

小児（幼児）の骨盤

大腿頭骨の骨端は，生下時から骨化するまで（3〜6 カ月）は超音波検査，それ以降は単純 X 線撮影で評価することができる（図 16.5）。

寛骨と仙骨の骨化

- 骨端は長骨の末端における二次骨化中心であり，関節の一部を構成している（表 16.1，表 16.2）。
- 骨突起（apophyse）は二次骨化中心であるが，関節をなさず，腱が停止する部位となる。
- 小児の骨格では，正常でも二次骨化中心が不整で断片化していることがある。

骨盤 X 線計測（図 16.6，図 16.7）

- Shenton 線：閉鎖孔の上縁と大腿骨頸の内側面でつくられる弓状線。滑らかな曲線でなければならない。
- 腸恥骨線（腸骨と恥骨の接合部）：恥骨上枝の上縁から上方にのびる滑らかな曲線。
- 腸坐骨線（腸骨と坐骨の接合部：恥骨下枝の上縁から上方にのびる滑らかな曲線。
- 涙痕：涙痕の内側は腸骨の内側壁，下方は寛骨臼窩の下部，外側は寛骨臼窩の前部でつくられる。涙痕から大腿骨頭の内側面までの距離（tear-drop distance）は 11 mm 未満かつ左右対称（± 2 mm）でなければならない。
- 寛骨臼の前部（恥骨側）の外縁は，恥骨上枝の下縁からの臼蓋天井の上外縁へ至る滑らかな線である。
- 寛骨臼の後部（坐骨側）の外縁は，恥骨下枝の下縁か

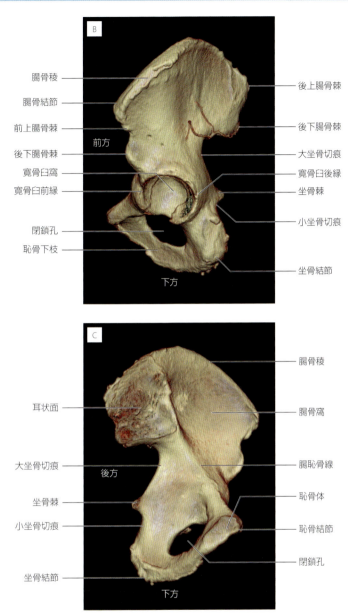

図16.3 続き。B：外面観。C：内面観

らの臼蓋天井の上外縁へ至る滑らかな線である。寛骨臼の後部は前部よりも外側に広い。

発育性股関節形成不全（DDH）と脱臼について，小児の股関節を以下の方法で評価する。

- Shenton線。
- Y線（Y軟骨線）：3つの骨盤骨の接合部はY字型の軟骨をなしている。Y線は両側の軟骨性の寛骨臼の中心を結ぶ。
- Perkins線は，骨性寛骨臼の上方角（臼蓋縁）からY線に対して垂直に下ろした線である。正常の大腿頭骨の骨端は，この線の内側下1/4の位置にある。
- 臼蓋角：Y線と臼蓋嘴を結ぶ線のなす角で，正常値は15〜35度。
- 腸骨角：腸骨翼外側と臼蓋嘴を結ぶ線とY線のなす角で，正常値は44〜74度。
- Von Rosen法：両大腿を45度外転かつ内旋位で撮影する。大腿骨長軸の延長線は正中線上で交叉する（図16.8）。

関節

股関節

異なる画像検査法により股関節を評価できる（図16.9）。関節内の構造の評価にはMRI関節造影（図16.10）がベストである。

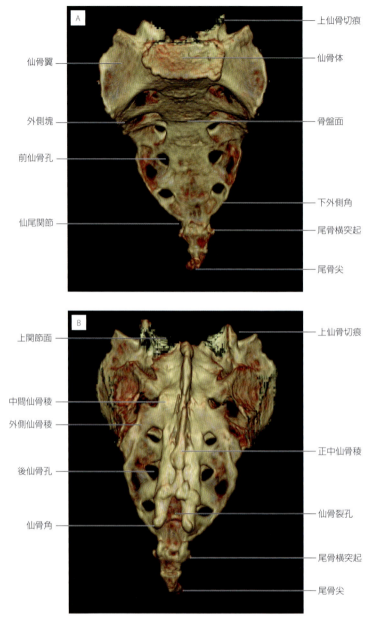

図 16.4　仙骨の CT（3D 画像）。A：前面観。B：後面観

- MRI 直接関節造影では，ガドリニウム造影剤を関節内へ経皮的に投与することで，関節包が拡張する。
- MRI 間接関節造影では関節包の拡張は生じないが，経静脈性に投与されたガドリニウム造影剤が滑膜に徐々に蓄積し，関節造影に類似した効果を示す。滑膜の造影効果を最大とするために，適切な時間をおき，下肢の運動後に撮像する。

股関節
- 股関節は大腿骨頭と寛骨臼の間でつくる滑膜性球関節である。専用の表面コイルを用いた MRI 直接関節腔造影による評価がベストである。
- 寛骨臼の関節面は逆さまの馬蹄形をなし月状面と呼ばれる。寛骨臼の中心部の陥凹（寛骨臼窩）は脂肪体で満たされている。下方の欠損部は寛骨臼切痕と呼ばれ，寛骨臼横靱帯が架橋している。関節軟骨は，体重支持部である上面で最も厚い。
- 大腿骨頭靱帯は，軟骨を欠く大腿骨頭窩と寛骨臼窩に付着する。
- 線維軟骨性の関節唇（寛骨臼唇）によって関節窩が深くなっている。MRI 関節造影では，関節唇は寛骨臼縁に付着した三角形の造影欠損域として描出される。関節唇は後方上部が最も厚い。下方の不完全な

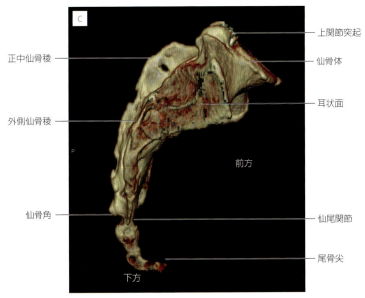

図16.4 続き。C：側面観

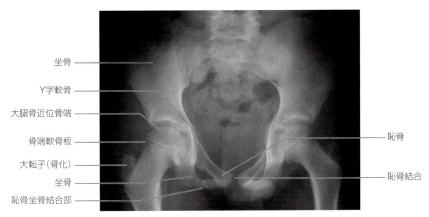

図16.5 小児の骨盤の単純X線写真（正面像）

表16.1 骨盤部の骨化中心

骨化中心	出現時期	癒合時期
腸骨	妊娠8週	7〜8歳
坐骨	妊娠18〜22週	
恥骨	妊娠18〜22週	
Y字軟骨（2つの骨化中心）	思春期	20〜25歳
腸骨稜	思春期	20〜25歳
大腿骨頭骨端	3〜6カ月	16〜20歳

表16.2 仙骨の骨化―他の椎骨の骨化と類似する

骨化中心	出現時期	癒合時期
椎体中心	妊娠10〜20週	椎体と両側の椎弓は8歳で癒合
1対の椎弓（神経弓）	妊娠10〜20週	同側の椎弓と肋骨要素は5歳で癒合
肋骨要素の痕跡	妊娠6〜8カ月	

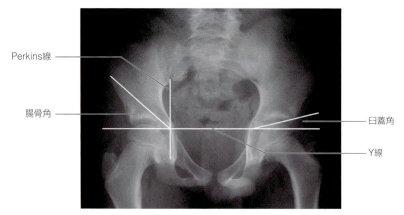

図 16.6　骨盤計測

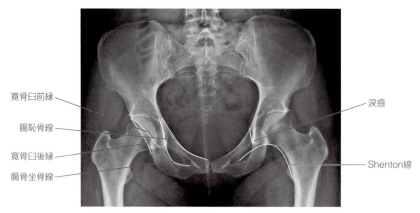

図 16.7　骨盤計測

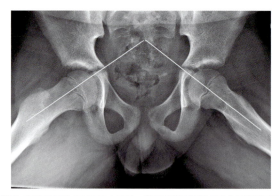

図 16.8　Von Rosen 法。両側大腿を 45 度外転かつ内旋位とする。発育性股関節形成不全の評価で使われる。大腿骨長軸の延長線は，正常な骨盤では正中線上で交叉する

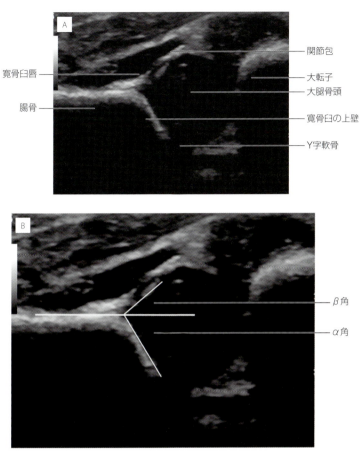

図 16.9　新生児股関節の超音波。Graf 法では，側臥位で股関節軽度屈曲内旋位とする。α 角は寛骨臼の上壁と腸骨のなす角度，β 角は腸骨外側縁に引いた直線と寛骨臼唇の端のなす角度である。成長した股関節は，α 角 60 度以上，β 角 55 度以下となる

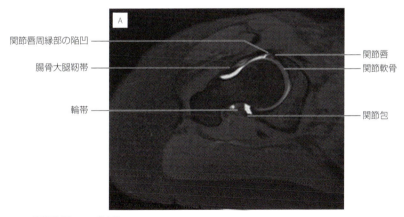

図 16.10　股関節の MRI 関節造影。A：横断像

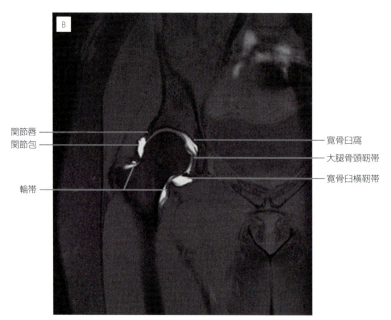

図 16.10　続き。B：冠状断像

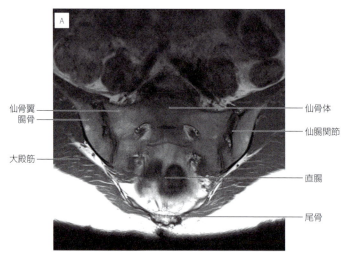

図 16.11　仙腸関節の MRI（斜冠状断像）

部位は寛骨臼横靭帯と連続している。関節包の基部は関節唇の外側面を取り囲む骨に付着しており，関節唇の外周縁に沿って明確な陥凹（perilabral recess）を認める。
- 関節包は上方および前方が最も強靭で，寛骨臼縁の辺端と寛骨臼横靭帯に付着している。遠位側では前方が大腿骨転子間線，後方は転子間稜から 1 cm 近位側に付着し，3 つの強靭な靭帯により補強されている。
  - 腸骨大腿靭帯は非常に強靭で Y 字型をしている。近位側は下前腸骨棘，遠位側は転子間線に付着している。

- 下方には三角形状の恥骨大腿靭帯がある。腸恥隆起恥骨上枝に付着し，遠位側で関節包と腸骨大腿靭帯と癒合する。
- 後方に坐骨大腿靭帯腸骨がある。腸骨に幅広い付着部があり，大転子の内側部に停止する。
- 滑膜は関節包の内面，関節包内の大腿骨頸，関節唇，寛骨臼窩および大腿骨頭靭帯を覆っている。関節包の欠損部を通じて前方の腰筋包と交通することがある。

仙腸関節（図 16.11）
- 仙腸関節は左右対称性である。斜冠状面方向にあるため，仙腸関節の正面は特別な方向からみる必要が

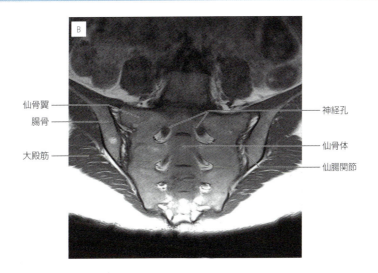

図 16.11 続き

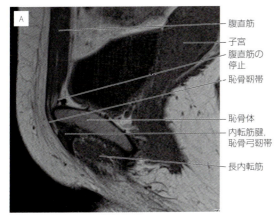
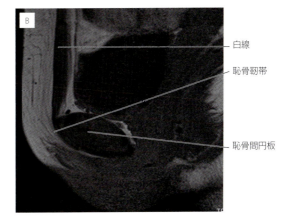

図 16.12 恥骨結合の MRI。A：傍正中断像。B：正中矢状断像

ある。
- 仙腸関節は，仙骨と腸骨にある平坦で不規則な表面の間でつくる滑膜関節である。仙骨および腸骨の関節面の前部にある硝子軟骨は，仙骨の後部の硝子軟骨よりも薄い。仙腸関節に線維性癒着と緩徐な癒合が年齢とともに進むため，高齢になって骨化することがある。

関節の安定性は関節面の弯曲と不整，および多くの靱帯によって保たれている。
- 骨間仙腸靱帯は密度が高く，人体で最も強靱な靱帯である。仙腸関節の後部で仙骨と腸骨の間を埋めている。
- 仙結節靱帯は仙骨・尾骨の側面から坐骨結節に走る靱帯で，小坐骨孔の後方限界を定めている。
- 三角形状の仙棘靱帯は仙骨・尾骨の側面(底)から坐骨棘(頂)に走る靱帯で，大坐骨孔と小坐骨孔を隔てている。
- 腸腰靱帯は，第 5 腰椎の横突起から腸骨に向かって扇状に広がる。

これらの靱帯は高齢になって石灰化する場合がある。特に妊娠中に仙腸関節でわずかな回転運動を可能とする。

恥骨結合
- 恥骨結合は密度の高い靱帯に覆われた軟骨性の連結で，椎間円板に類似した線維軟骨でできた円板(恥骨間円板)を入れている(図 16.12，図 16.13)。恥骨結合の安定性は，主に恥骨間円板，上恥骨靱帯および下恥骨靱帯(恥骨弓靱帯)によって保たれている。
- 上恥骨靱帯は恥骨の上縁で結合し，側方は恥骨結節まで達している。下恥骨靱帯は恥骨下面を結合する厚い弓状線維である。恥骨間円板に混じ，側方は恥骨下枝へとのびている。
- 前恥骨靱帯は恥骨間円板を補強している。外腹斜筋腱膜および腹直筋の内側腱の膠原線維を X 字型に交錯させて形成される。
- 恥骨体の前面にある薄筋，長内転筋および短内転筋

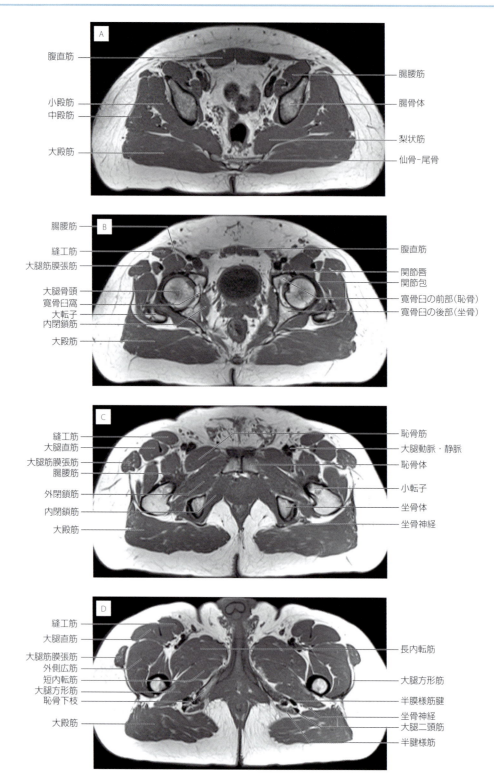

図 16.13 骨盤部の MRI（横断像，A〜D に上方から下方の順）

表16.3 殿筋群

筋肉	起始	停止	作用
大殿筋	仙骨外側，腸骨稜後方	殿筋粗面（大腿骨），腸脛靱帯	膝関節伸展，股関節外旋
中殿筋	腸骨外面	大転子，後面	股関節外転・内旋
小殿筋	腸骨外面	大転子，前面	股関節外転・内旋

近位側の起始は，前恥骨靱帯に隣接している。

下肢帯の筋
殿筋

- すべての殿筋群は股関節の伸筋および外転筋となっている。腸骨の後面，仙骨と隣接する深在筋膜から起始する（表 16.3）。
- 大殿筋は人体最大の筋で，他の殿筋群を覆っている。介在する関節包によって周囲の構造と隔てられている。
- 中殿筋と小殿筋は大転子に付着しており，歩行中に対側肢が持ち上がるときに股関節を安定化させる。

股関節の外旋筋（表 16.4，図 16.14～図 16.16）

- 梨状筋は股関節の後方を通過し，大坐骨孔を通る。
- 坐骨神経は梨状筋の下方を通過し，他の股関節の外旋筋の後方に出る。
- 大腿方形筋は，大転子に停止する他のすべての外旋筋群と異なり，転子間稜にある方形結節に停止する。
- 内閉鎖筋は，小坐骨孔を通過し大転子（転子窩）に付着する。
- 上双子筋および下双子筋は内閉鎖筋腱と結合し，三頭筋（股関節三頭筋）をなす。それぞれ内閉鎖筋腱の上方および下方にある。
- 内閉鎖筋と上・下双子筋は，上方の梨状筋と下方の大腿方形筋の間の隙間を埋める。
- 外閉鎖筋は股関節の下方を通過し，転子窩に付着する。最も深層にある筋で，大腿方形筋で覆われている。他の外旋筋群より前方にある。

神経，脈管
坐骨神経

坐骨神経（第 4，第 5 腰神経，第 1～第 3 仙骨神経）は梨状筋の下方で大坐骨切痕を通過して骨盤を出，他の股関節外旋筋群上に至る。大殿筋によって覆われている（図 16.17）。

大坐骨孔

- 大坐骨孔は，前外側に腸骨の大坐骨切痕，後内側で仙結節靱帯，下方は仙棘靱帯と坐骨棘によって囲まれている。
- 梨状筋は大坐骨孔を通過して骨盤を出，大坐骨孔を梨状筋上・下孔に二分する。通過する構造には，上・下殿動脈・静脈および神経，内陰部神経，坐骨神経がある（表 16.5）。

小坐骨孔

小坐骨孔は坐骨棘に結合する仙結節靱帯および仙棘靱帯によりつくられる。骨盤と大腿の後区画をつなぎ，内閉鎖筋腱，内陰部神経および動脈・静脈を通す（図 16.18）。

閉鎖管

閉鎖管は閉鎖孔を通過する経路で，閉鎖膜の欠損部にあたる。閉鎖動脈・静脈および閉鎖神経を骨盤から大腿の内側区画（内転筋群）へ導く。

大腿
骨解剖
大腿骨

大腿骨は人体最長の骨で，大腿骨頭，大腿骨頸，大腿骨体および膨隆した遠位骨端からなる（図 16.19，表 16.6）。

- 大腿骨頭は 1/2 以上が球面をなし，前方，内側かつ上方を向いている。大腿骨頭靱帯が付着する陥凹（大腿骨頭窩）がある。
- 大腿骨頭への動脈支配は 3 つの供給源がある。主要な血液供給は関節包に緊密に関連した血管輪である。次いで大腿骨体からの終末骨髄枝が関与する。大腿骨頭靱帯を通じた動脈枝（寛骨臼枝）による大腿骨頭の中心部への血液供給はわずかである。

表16.4 股関節の外旋筋群

筋肉	起始	停止	作用
梨状筋	仙骨前面	大転子の内側面の前部	股関節外旋と安定化
大腿方形筋	坐骨結節	大腿骨後面の方形筋結節	股関節外旋と安定化
外閉鎖筋	外閉鎖膜と周囲の坐骨/恥骨	大転子の内側面（転子窩）	股関節外旋
内閉鎖筋	内閉鎖膜と周囲の坐骨/恥骨	大転子の内側面（転子窩）	股関節外旋
上双子筋	坐骨棘	内閉鎖筋腱に混じる（転子窩）	股関節外旋と安定化
下双子筋	坐骨結節	内閉鎖筋腱に混じる（転子窩）	股関節外旋と安定化

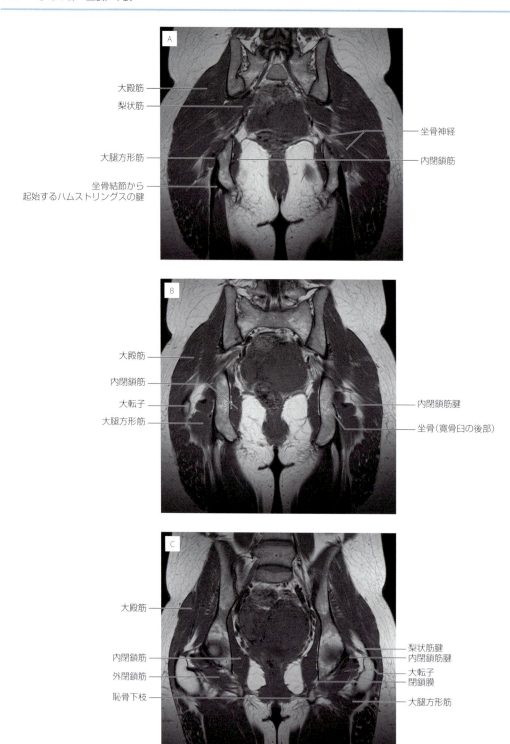

図 16.14　股関節外旋筋群の MRI（冠状断像，A～D に後方から前方の順）

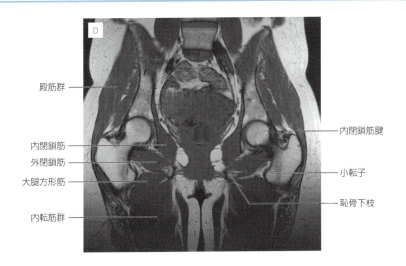

図 16.14 続き

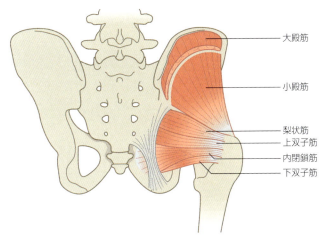

図 16.15 股関節の回旋筋群。殿筋群および股関節の外旋筋群の後面図。外閉鎖筋（図示せず）はより深部にある

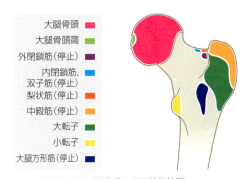

図 16.16 大転子を腱の停止部とする外旋筋群

- 大腿骨頸は長さが約 5 cm で，大腿骨体長軸と 125〜135 度の角度をなしている（頸体角）。また，頸部には 8〜15 度の前捻がみられる（前捻角）。前捻角は新生児でより大きく，年齢とともに徐々に減少する（図 16.20，表 16.7）。
- 大転子と小転子の間には，前面側に起伏の多い転子間線，後面側により滑らかな転子間稜がある。
- 大腿骨頭は骨性骨盤により離れているが，大腿骨体が内側に傾斜しているため（男性 14 度以上，女性 10 度以上），膝関節で左右の内側顆が近接する。
- 大腿骨体の遠位は後方に傾斜し，顆間窩により内側顆と外側顆に分かれている。
- 内側顆は外側顆よりも大きい。大腿骨の下面は大腿骨体の傾斜にもかかわらず，ほぼ水平である。
- 外側顆は大腿膝蓋関節の大部分を支える。後外側に膝窩筋腱溝がある。

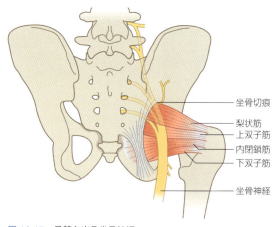

図 16.17　骨盤を出る坐骨神経

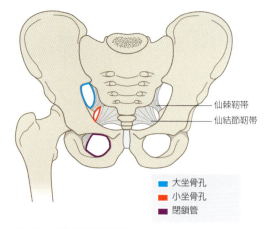

図 16.18　骨盤-下肢の連結経路

表 16.5　骨盤－大腿の連結経路			
孔	脈管	神経	そのほかの構造
梨状筋上孔	上殿動脈・静脈	上殿神経	
梨状筋下孔	下殿動脈・静脈，内陰部動脈・静脈	坐骨神経，下殿神経，陰部神経，後大腿皮神経，内閉鎖筋への神経，大腿方形筋への神経	
小坐骨孔	内陰部動脈・静脈	陰部神経，内閉鎖筋への神経	内閉鎖筋腱
閉鎖管	閉鎖動脈・静脈	閉鎖神経	

大腿の筋群

前区画

- 前区画(大腿神経支配)の筋群は股関節の屈曲と膝関節の伸展を担う。
- 大腰筋は第12胸椎～第5腰椎から起始し，鼠径靭帯の深部を下降する。腸骨の内面から起始する腸骨筋と合し，腸腰筋となり小転子に停止する。腰筋腱は腰筋包により股関節の関節包の前面と隔てられている。
- 大腿筋膜張筋は，外側の肥厚した大腿筋膜(腸脛靭帯)を経て，脛骨外側顆に停止する。
- 縫工筋は上前腸骨棘から起始し，脛骨内側顆に停止する。革ヒモ状の筋で，鵞足の一部をなす。
- 大腿四頭筋は膝蓋骨底に停止する。
- 大腿直筋の近位側は2頭となっており，下前腸骨棘および寛骨臼の上縁から起始する。
- 中間広筋，外側広筋および内側広筋は大腿骨から起始する。
- 内側広筋の筋腱移行部は外側広筋より下方にある。膝蓋骨の内側面に付着する線維があり，膝蓋骨を安定化させ側方脱臼を防ぐ(図16.21，図16.22，表16.8)。

内側区画(内転筋群)

- 内転筋群(閉鎖神経支配)は大腿骨の後面の粗線に沿って停止する。
- 薄筋は細い革ヒモ状の筋で，膝関節の屈曲と屈曲位で内旋を補助する筋として作用し，鵞足の一部をなす。
- 大内転筋は内転筋結節および粗線に幅広い付着を持った大きな筋である。内転筋結節に付着する腱の上方には粗線につく腱との間に間隙がある。内転筋腱裂孔と呼ばれ，大腿動脈・静脈はここを通過し膝窩に至る(図16.21，図16.22，表16.9)。

後区画(ハムストリングス)

- ハムストリングスは後区画(坐骨神経支配)にあり，坐骨結節に起始があり，股関節の伸展と膝関節の屈曲を担う。
- 半膜様筋は遠位で膜様腱を形成し，停止腱は複雑に分かれている。脛骨内側顆の後内側面に付着する部分，膝窩筋腱と合流する部分，斜膝窩靭帯となり，大腿骨外側顆に付着する部分がある。
- 半腱様筋は半膜様筋より後方にあり，内側側副靭帯の上を通過し，鵞足の一部となる。
- 大腿二頭筋は股関節と膝関節の2関節をまたいでおり，外傷性筋損傷を受けやすい傾向がある。大腿二頭筋は近位に2つの付着部(長頭および短頭)を持つ。短頭が欠損する場合がある(表16.10，図16.23，図16.24)。

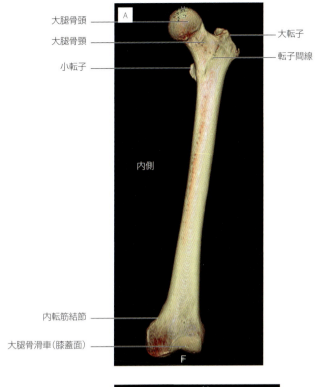

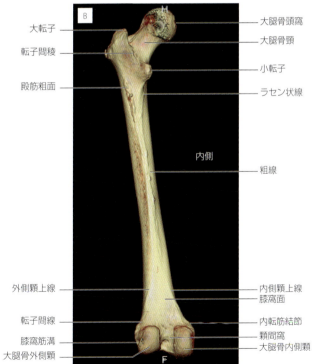

図 16.19　大腿骨の CT（3D 画像）。A：前面観。B：後面観

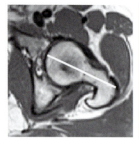
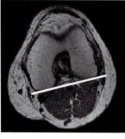

表 16.6	大腿骨の骨化	
骨化中心	出現時期	癒合時期
大腿骨体（一次骨化中心）	妊娠 7 週	すべて 18〜20 歳で癒合
遠位骨端（二次骨化中心）	妊娠 9 カ月	
大腿骨頭（二次骨化中心）	3〜6 カ月	
大転子（二次骨化中心）	4 歳	
小転子（二次骨化中心）	思春期	

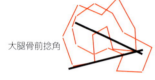

図 16.20　大腿骨頸の前捻角

表 16.7	大腿骨頸の前捻角					
年齢（歳）	1	2	3〜5	6〜12	13〜15	〜20
大腿骨頸の前捻角	<50 度	<30 度	25 度	20 度	17 度	11 度

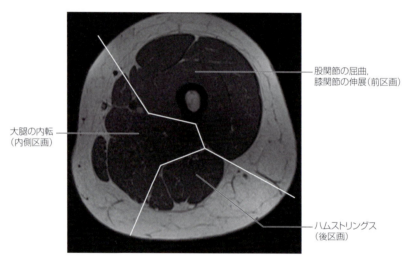

図 16.21　大腿の筋区画

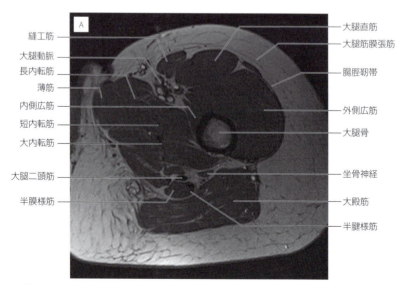

図 16.22　大腿の MRI（横断像，A〜C に上方から下方の順）

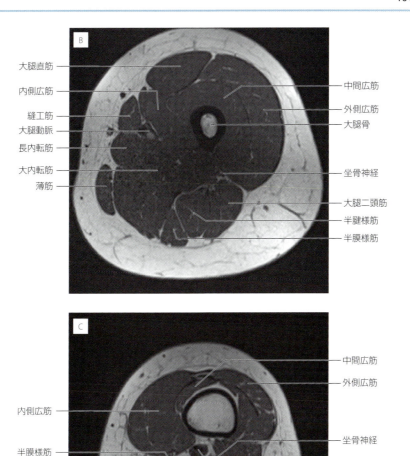

図 16.22 続き

鵞足

- 縫工筋，薄筋および半腱様筋（内側から外側の順）は脛骨内側顆の前側面に停止し，鵞足を形成する。
- これらの筋は鵞足を頂点とし，骨盤にある停止腱を底辺とした三脚をつくる（図 16.25）。
- 鵞足包は腱膜より深部にあり，酷使により損傷を招きやすい。

神経，脈管

坐骨神経

坐骨神経は大腿の後区画（ハムストリングス）を走行する。坐骨神経は近位で殿筋に覆われておらず，大腿の後区画内で大腿二頭筋の深部に入るまで深筋膜で覆われている。膝窩に到達する手前で後脛骨神経および総腓骨神経に分岐する。

大腿神経，脈管

大腿神経（第 2～第 4 腰神経），大腿動脈，大腿静脈およびリンパ管（外側から内側の順）は鼠径靱帯の下を通って大腿三角に入る。大腿神経は大腿三角内で分岐する。血管は大腿三角から遠位へ向かい，内転筋裂孔（大内転筋）を通って膝窩に至る（図 16.26）。

膝関節

単純 X 線撮影

- 膝関節は，大腿骨内側顆・外側顆，膝蓋骨および脛骨平面によって構成されている。
- 大腿脛骨関節および大腿膝蓋関節の関節裂隙は，3～8 mm の幅がある。
- 膝蓋上包は関節液が貯留していると，最もよく描出される。正常では側面像で 5 mm 以下である。5～10

表 16.8 大腿の前区画の筋群

筋	起始	停止	作用
腸腰筋	腸骨の内面（腸骨筋），腰椎横突起	小転子	股関節屈曲
大腿筋膜張筋	腸骨稜の外面（上前腸骨棘付近）	腸脛靱帯	股関節屈曲・外旋，膝関節伸展の維持
縫工筋	上前腸骨棘	脛骨粗面の内側	股関節屈曲・外旋，膝関節屈曲・内旋
大腿直筋	下前腸骨棘，寛骨臼上縁	大腿四頭筋腱	股関節屈曲，膝関節伸展
内側広筋	大腿骨の転子間線，粗線内側唇	大腿四頭筋腱，膝蓋骨の内側	膝関節伸展，膝蓋骨の安定化
外側広筋	大腿骨の大転子，粗線外側唇	大腿四頭筋腱，膝蓋骨の外側	膝関節伸展
中間広筋	大腿骨体の前面・外側面	大腿四頭筋腱	膝関節伸展

表 16.9 大腿の内側区画の筋群

筋	起始	停止	作用
大内転筋	坐骨結節，坐骨恥骨枝	粗線内側唇，内転筋結節	股関節内転・伸展・内旋
長転筋	恥骨体	粗線の中間 1/3	股関節内転・内旋
短内転筋	恥骨体，恥骨下枝	粗線の近位部	股関節内転
薄筋	坐骨恥骨枝	脛骨上部の内側面	股関節内転，膝関節屈曲・内旋
恥骨筋	恥骨上枝	大腿骨恥骨筋線，小転子の下方	股関節屈曲・内転・内旋

表 16.10 ハムストリングス

筋	起始	停止	作用
半膜様筋	坐骨結節	脛骨内側顆，斜膝窩靱帯	膝関節屈曲・内旋，股関節伸展
半腱様筋	坐骨結節	脛骨粗面の内側	膝関節屈曲・内旋，股関節伸展
大腿二頭筋	長頭：坐骨結節，短頭：粗線	腓骨頭	膝関節屈曲・外旋，股関節伸展（長頭）

mm を正常上限とし，10 mm 以上は関節液が持続的に貯留していると判断する（図 16.27，図 16.28）。

膝蓋骨，種子骨
- 膝蓋骨は大腿四頭筋腱内にある平坦な種子骨である。三角形状を呈し，立位で膝蓋骨尖が膝関節線（大腿脛骨関節の高さ）から約 1 cm 頭側にある（図 16.27）。
- 膝蓋骨後面（関節面）は，対向する大腿骨膝窩面に対し，中央の隆起によって内側面と外側面に分かれる。外側面は内側面より広い。膝蓋骨の前面は栄養孔があるため，不規則である。
- 1 つ以上の骨化中心が 3 歳で出現し，思春期に癒合する（表 16.11）。これらが正常に癒合せず，膝蓋骨が不整な外観を呈することがある。二分割（またはそれ以上）された膝蓋骨を分離膝蓋骨といい，上外側区画の癒合不全で起きる一般的な変異である。
- ファベラは，しばしば腓腹筋外側頭でみられる種子骨である（図 16.29）。

膝関節

膝関節は滑膜性蝶番関節で，人体最大の関節である（図 16.30）。

関節面
- 大腿骨および脛骨の間で対向する内・外側顆に対応して，内側大腿脛骨関節と外側大腿脛骨関節に分ける。関節裂隙は 3～8 mm の幅がある。
- 脛骨内側顆の関節面は，より円形を示す外側顆の関節面よりも大きい。
- 大腿骨内側顆と外側顆の間に溝（滑車溝）があり，膝蓋骨および脛骨に対応する関節面となっている。
- 大腿膝蓋関節は大腿骨滑車と膝蓋骨の間の鞍関節である。外側大腿膝蓋関節の関節面は内側よりも大きく，膝蓋骨の外側脱臼に抵抗する。
- 膝蓋骨の関節軟骨の厚さは個人差がある。

関節包
- 線維包は，関節面の辺縁に付着する。
- 上方で一部が欠損し，関節腔は膝蓋上包と交通している。後方では半膜様筋包と膝窩筋包と交通することがある。
- 関節包は脛骨粗面と腓骨頭を含んでいる。脛骨外側顆の後方で膝窩筋腱が通り抜ける。
- 関節包は複数の構造と混じりあい，以下に示す構造

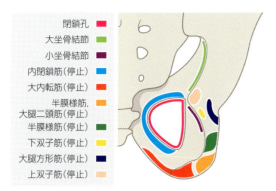

図16.23 ハムストリングスの起始。大腿二頭筋長頭と半腱様筋は共通腱から起始している。半膜様筋は遠位で大腿二頭筋より内側にあるが、坐骨結節にある近位付着部は共通腱よりも上方かつ外側にある

により補強されている。
- 後方：腓腹筋内・外側頭および斜膝窩靭帯。
- 内側：内側側副靭帯および内側半月板の外周縁。
- 前方：外側広筋、腸脛靭帯および内側広筋の腱が広がり、膝蓋支帯を形成。

滑膜

- 滑膜は関節包の大部分を裏打ちしており、膝蓋骨底より約10 cm上方にある膝蓋上包まで連続している。
- 膝蓋下包により滑膜は膝蓋腱と隔てられている。前方では、2つの滑膜ヒダ（内・外側翼状ヒダ）が中央で合して1つの膝蓋下ヒダをつくり、顆間窩の前部に入り込んでいる。
- 後方では、関節包から滑膜が前方へ折り返して、十字靭帯の前面と両側面を覆っている。したがって、十字靭帯は関節包内にあるが、滑液包外の構造となっている。
- 半月板は滑膜に覆われていない。

半月板

- 脛骨関節面の窪みは2つの半月状の線維軟骨（半月板）によって部分的に覆われている。半月板は関節面での荷重分散や衝撃を吸収するのに貢献し、関節の安定性を改善する。
- 半月板の断面は三角状または楔型を示す。
- 半月板は外周に部分的な血液供給があるだけで、全体に血流が乏しいため、外傷後は治癒しにくい。
- 内側半月板は、外側半月板よりも大きく、半円形をなしている。後方が最も厚い。
- 外側半月板は、内側半月板よりも小さく、かつ厚く、ほぼ環状をなしている。半月板の前角および後角は、対応する顆間領域に付着している。

半月板の付着

- 後半月大腿靭帯は外側半月板の後角に付着し、大腿骨内側顆に向かって走行しており、後十字靭帯によって前方のHumphrey靭帯、後方のWrisberg靭帯に分けられる。
- 内側半月板の外周縁は関節包と内側側副靭帯に結合している。外側半月板は関節包との結合が弱い。
- 膝窩筋腱は外側半月板に付着し、外側半月板と外側側副靭帯を隔てている。屈曲時には膝窩筋の収縮により、外側半月板後角が後方に牽引される。これにより大腿骨の外旋が可能となり、伸展した膝のロック状態から解放される。
- 膝横靭帯は両側の半月板の前縁をつないでいる。

十字靭帯

- 顆間にある十字靭帯は、滑膜外かつ関節包内の構造

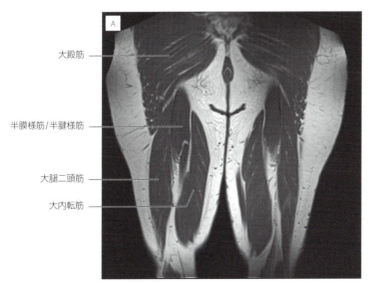

図16.24 大腿のMRI（冠状断像、A〜Cに後方から前方の順）

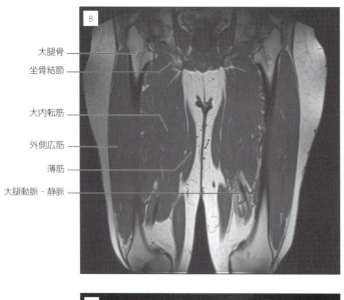

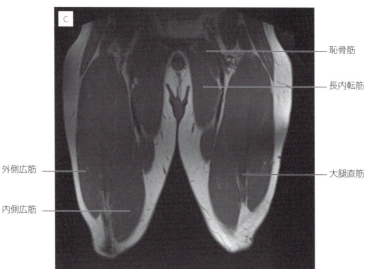

図 16.24 続き

である。
- 前十字靱帯（ACL）は，脛骨の前顆間区の内側部から生じて外側・後方へ上行し，大腿骨外側顆の内側面後部に付着する。MRIでみると周囲を高信号の結合組織に囲まれており，前内側束（AMB）とより垂直な後外側束（PLB）を区別できることがある。
- 前内側束はどの肢位においても緊張しており，30度以上の屈曲時には大腿骨の後方への移動を制限し，膝関節の機能的な等長性を維持している。後外側束は伸展時に緊張し，過伸展を防ぎ，脛骨平面上で大腿骨の後方への移動を制限する。
- MRIで前十字靱帯の信号強度は，他の腱および靱帯と比較して不均質である。
- 後十字靱帯（PCL）は脛骨の後顆間区に付着している。内側・前方に向かって上行し，大腿骨内側顆の側面前部に付着する。後十字靱帯は前十字靱帯より強靱であり，脛骨平面上で大腿骨の前方移動を制限している。前十字靱帯と同様に2つの線維束（前外側および後内側）からなるが，きわめて強固に接合しており，MRIでは解像できない。後十字靱帯はMRIで強い低信号を示すが，C型の形状をしているためmagic angle phenomenon（魔法角現象：静磁場方向〈Z軸〉に対して55度方向にみられる信号上昇）に影響されることがある。後十字靱帯のC型の頂点にみられる高信号は，一般的に病的意義がない。

側副靱帯複合体
- 内側側副靱帯の深部の線維は内側半月板と強固に結合している。表層の線維束は大腿骨内側顆から脛骨

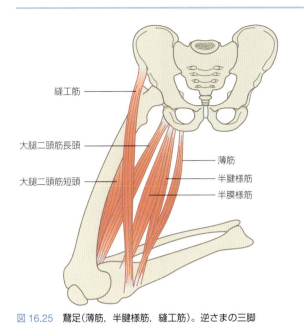

図 16.25　鵞足（薄筋，半腱様筋，縫工筋）。逆さまの三脚

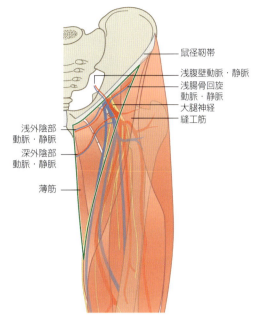

図 16.26　大腿三角

近位の内側面に至る幅の広い帯をつくっている。
- 外側側副靱帯複合体は，3層からなる。第1層（外層）は前方に腸脛靱帯，後方に大腿二頭筋腱，第2層（中間層）には外側膝支帯とヒモ状の外側側副靱帯，第3層（深層）は膝窩筋腱を含んでいる。

膝関節の後外側領域
　後外側領域には膝窩筋腱，膝窩脛骨靱帯，大腿二頭筋腱，弓状膝窩靱帯，関節包外側の肥厚部（半月大腿靱帯，半月脛側靱帯），腓腹筋外側頭がある（図 16.29）。

膝窩筋
- 脛骨の主な内旋筋であり，完全な伸展位から屈曲する前に膝のロック状態を解放する。
- 膝窩筋腱は大腿骨外側顆から起始し，膝窩筋腱溝を下内側に向かって下行し，脛骨近位の後内側面に停止する。
- 近位側の付着部は関節包と外側半月板後角の間に広がっている。半月板後角に隣接する部位を通過するため，MRIで半月板断裂と間違われることがある。
- 外側半月板および膝窩脛骨靱帯を介して腓骨頭にも付加的に停止し，膝関節の後外側領域の安定化に重要な役割を担っている。

膝窩腓骨靱帯
- 膝窩筋の外側面から腓骨頭の内側面まで走行する。
- おそらく膝窩筋の腓骨側の起源である。

大腿二頭筋
- 大腿二頭筋長頭と短頭の結合腱が腓骨頭の外側底面に停止する。
- 短頭の一部は外側関節包靱帯との結合腱として，脛骨の上外側面に停止する。

弓状膝窩靱帯
- 弓状靱帯はY字型をした関節包の肥厚で，内側脚と外側脚がある。
- 内側肢は腓骨頭から起始し，膝窩腓骨靱帯の外側から生じて，膝関節包の後部と斜膝窩靱帯線維に混じる。
- 外側脚はファベラ腓骨靱帯の直下から起こり，膝関節包の後部に混じる。

ファベラ腓骨靱帯
- ファベラから腓骨頭の外側面へ走行する。

膝関節の伸展機序
- 大腿四頭筋腱，膝蓋骨および膝蓋腱からなる（図 16.31）。
- 膝関節の屈曲の間，膝蓋骨はずっと大腿骨滑車に追従して動く。水平方向に内側広筋の強靱な線維があること，外側大腿膝蓋関節が内側関節より急峻でより大きな関節面であることから，外側方向の亜脱臼が抑制されている。
- 伸展に伴う外側への牽引は，膝関節が正常に持つ外反（Q角の正常値：15度以上）に起因する（図16.32）。
- 膝関節の屈伸運動の間に膝蓋骨が大腿滑車の上で正常な動きをするには，脛骨粗面-滑車溝間距離（TT-TG）が20 mm未満であることが必要である（図16.33）。

膝窩
- 膝窩は膝関節後方にある菱形の潜在的空間である。

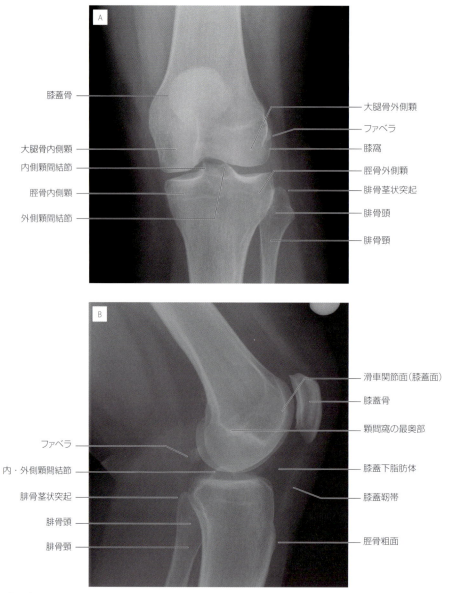

図 16.27 膝関節の単純 X 線写真。A：正面像。B：側面像

腓腹筋の内・外側頭はハムストリングス遠位部の深部にある。
- 床（深層）には，大腿骨，膝窩筋，膝関節包の後部がある。
- 天井（表層）には，膝窩筋膜，皮神経，小伏在静脈がある。
- 内容には脛骨神経，膝窩静脈および膝窩動脈が含まれる（表層から深層へ）。
- 総腓骨神経は大腿二頭筋後縁に沿って走行する。
- 小伏在静脈は，浅筋膜を穿通して深部に入り，膝窩静脈に合流する。
- 膝窩動脈は，前脛骨動脈および後脛骨動脈に分岐する（図 16.34，図 16.35）。

下腿

骨解剖
脛骨
- 脛骨の上端は内側顆と外側顆があるため，幅広く拡大されている（図 16.36）。内側顆は外側顆より大きい。
- 顆間領域には内側結節と外側結節からなる顆間隆起があり，関節面を内・外に区分している。
- 脛骨粗面は，膝蓋靱帯（膝蓋腱）が停止する粗い隆起である。小児の骨格では，断片化し不規則なことがある。
- 脛骨体は横断面で三角形状を呈する。脛骨の前縁と

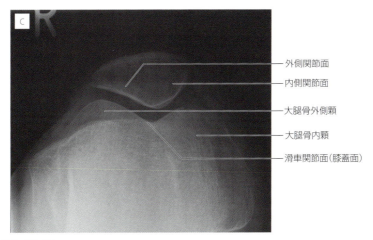

図16.27 続き。C：スカイライン

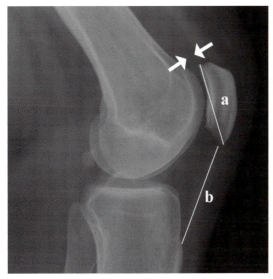

図16.28 膝関節の計測。膝蓋骨の計測は，30度屈曲位の膝関節X線写真（側面像）で行う。膝蓋骨の対角線の長さ(a)は，膝蓋腱の長さ(b)にほぼ等しい。b>aは膝蓋骨高位，b<aは膝蓋骨低位をあらわす。aとbの差が20度未満であれば正常範囲である。矢印の間の距離は膝蓋上包の位置を示し，正常は5mm未満である。

下腿の筋（図16.37，図16.38）
後区画
- アキレス腱（踵骨腱）は人体最大の腱であり，腓腹筋とヒラメ筋の合同腱である。
- 後脛骨筋は羽状筋の形をなし，長屈筋側より深部にある。
- 足底筋が腓腹筋とヒラメ筋の間を走行する。5〜10％の人で欠損している（表16.12）。

前区画
- 前区画（表16.13）を覆う筋膜の壁は弾力性に欠き，最もコンパートメント症候群が起こりやすい。

外側区画（腓骨筋群）
表16.14参照。

脛腓関節
- 上脛腓関節は，前・後脛骨靱帯によって補強された平板型の滑膜性関節である。
- 下脛腓関節は，前・後脛腓靱帯および骨間靱帯によって連結した靱帯結合である。
- 骨間膜は，両方の関節をさらに安定化させる。

神経，脈管
脛骨神経，後脛骨動脈
- 脛骨神経が坐骨神経で最大の枝であり，後脛骨神経とともに走行する（図16.39）。
- 近位ではヒラメ筋より深層を後脛骨動脈に沿って下行する。
- 遠位では表層を走行し，時に長母趾屈筋に覆われる。
- 屈筋支帯の深層で長趾屈筋と長母趾屈筋の間を走行する。
- 後脛骨動脈は下腿の中央から後足に至るまで脛骨神経より内側に位置する。

前内側面は皮下にある。外側面に骨間膜の付着部となる骨間縁がある。後面には斜走して内側に下行するヒラメ筋線があり，ヒラメ筋の起始腱が付着する。
- 脛骨の遠位端は前方に幅広く拡大されており，短い内側下方への突出である内果がある。

腓骨
- 腓骨は細長く，主として荷重分散に寄与しない筋が付着する。
- 総腓骨神経は，腓骨頸を回って下行し，損傷を受けやすい位置にある。
- 遠位端は拡大され，外果をつくる。外果は内果より下方，かつ後方に位置する。

表16.11 脛骨，腓骨の骨化		
骨化中心	出現時期	癒合時期
骨幹	妊娠7〜8週	
脛骨の近位骨端	通常生下時	16〜18歳
腓骨の近位骨端	3〜4歳	
遠位端（脛骨，腓骨）	1歳	15〜17歳
内果	脛骨遠位骨端に現れる（7歳），骨化中心と離れることがある	
脛骨粗面	脛骨近位骨端に現れる（10歳），骨化中心と離れることがある	

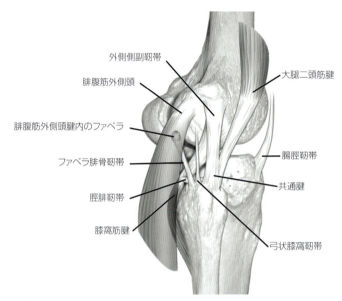

図16.29 膝関節の後外側領域

腓腹神経
- 脛骨神経の分枝である。
- 総腓骨神経から起こる腓腹交通枝と合わさる。
- 腓腹筋両頭より表層にある。
- 外果の後方で小伏在静脈とともに表層を走行する。

腓骨神経
- 総腓骨神経は長腓骨筋の深部で腓骨頸を取り巻いて下行し，浅腓骨神経と深腓骨神経に分かれる。
- 深腓骨神経は脛骨の前外側面の外側区画内を前脛骨動脈に伴走し下行する。
- 浅腓骨神経は外側区画を出て下腿の遠位1/3で皮下に現れる。

腓骨動脈
- 腓骨動脈は後脛骨動脈または膝窩動脈の三叉分岐から生じる。後区画（通常は長母趾屈筋）を腓骨の後縁に沿って下行する。

前脛骨動脈
- 前脛骨動脈は膝窩動脈の終枝であり，膝窩の下縁で起こる。
- 骨間膜の上端を乗り越えて前方に進み，骨間膜の前面に沿って下行する。
- 内果と外果の中間で伸筋支帯の深部から足に入り，長趾伸筋より深部かつ内側にある足背動脈となる。

足の関節と足

骨解剖

足根関節（距腿関節）
　足根関節は距骨と足関節天蓋でつくる関節である。足根関節天蓋は脛骨（下関節面と内果）と外果からなる（図16.40）。脛骨と距骨は前方で幅広く，足根関節の安定性を増し，背屈時の回旋運動を減じるのに寄与している。

足根骨
　足根骨は3列に配置された7つの骨で構成されている。
- 近位列：距骨，踵骨。
- 中央列：舟状骨。
- 遠位列：内側に3つの楔状骨と外側に立方骨。

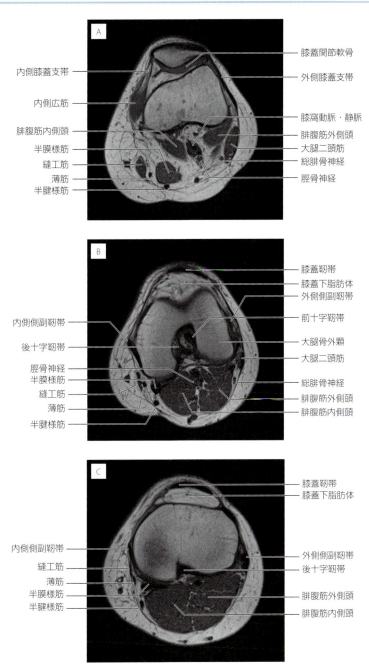

図 16.30　膝関節の MRI。A〜C：横断像

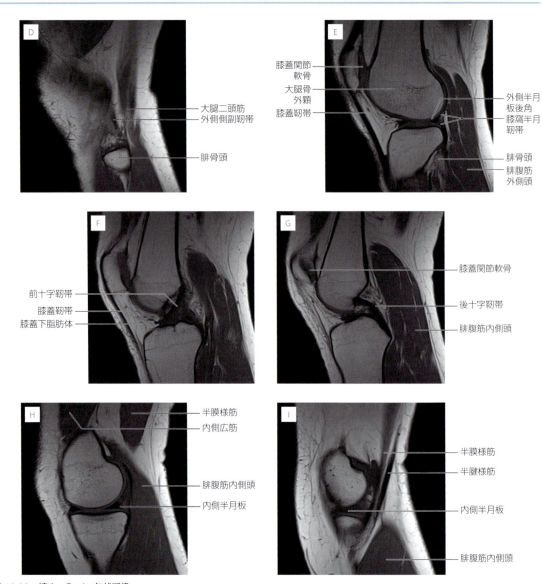

図 16.30 続き。D〜I：矢状断像

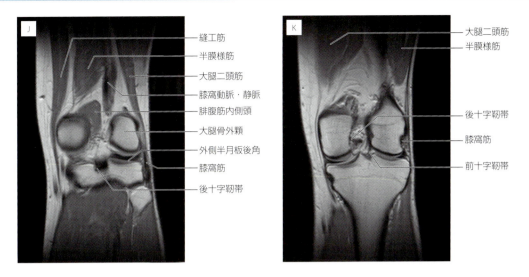

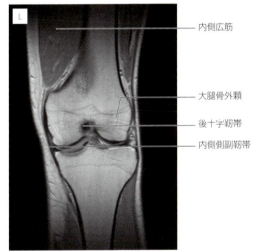

図 16.30 続き。J〜L：冠状断像

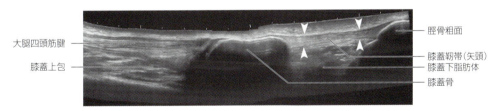

図 16.31 膝関節の伸展機序の超音波（拡大 FOV）

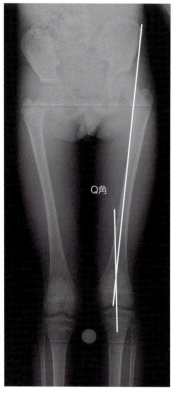

図16.32　Q角は，上前腸骨棘から膝蓋骨中央を結ぶ線，膝蓋骨中央から脛骨粗面を結ぶ線のなす角度である．Q角を求めるには，2本の線のなす角度を測定し，180度から減算する

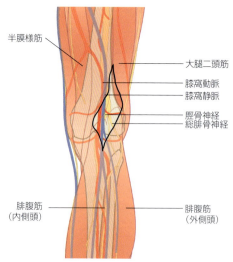

図16.34　膝窩

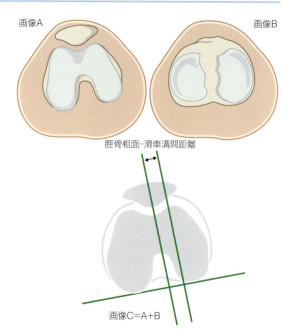

図16.33　脛骨粗面-滑車溝間距離（TT-TG）．膝関節の2つ軸位像，すなわち大腿骨滑車の最も深部の断面（画像A），脛骨粗面を通る断面（画像B）を重ねて，画像Cとする．画像Cの上で，大腿骨内・外側顆の後面に接する面と垂直に，脛骨粗面と顆間窩の最奥部を通過する2本の線を引く．この線の距離を脛骨粗面-滑車溝間距離といい，正常値は20 mm未満である

距骨

- 距骨は筋の付着部がない．
- 距骨体は内・外果の間に固定され，足根関節のために丸みを帯びた上関節面（距骨滑車）がある．
- 後突起には溝があり，三角骨として分離している場合がある．
- 距骨頸の下方に溝（距骨溝）があり，足根洞をつくる．
- 距骨頭は舟状骨と関節をなす．
- 5歳以降では，距骨の長軸は第1中足骨に沿う方向を向いている．
- 距骨下面には，踵骨に対する3つの関節面（前踵骨関節面，中踵骨関節面，後踵骨関節面）と足底靭帯に対する関節面（踵舟靭帯関節面）がある．
- 距骨体の足底面にある後踵骨関節面は最も大きく卵形をしており，足根洞によって距骨頭の他の関節面と隔てられている．
- 距骨頭には中踵骨関節面および前踵骨関節面があり，内側にスプリング靭帯（底側踵舟靭帯）に対する関節面がある．これらは距骨頭の前方で凸面状をなす舟状骨関節面へと続いている．

踵骨

- 最大の足根骨で，内側に棚状の突出である載距突起，外側に腓骨筋滑車がある（図16.41，図16.42）．
- 踵骨の長軸は，前方かつ外側方を向いている．

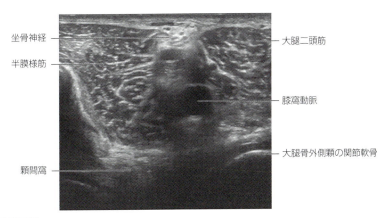

図 16.35　膝窩の超音波（横断像）

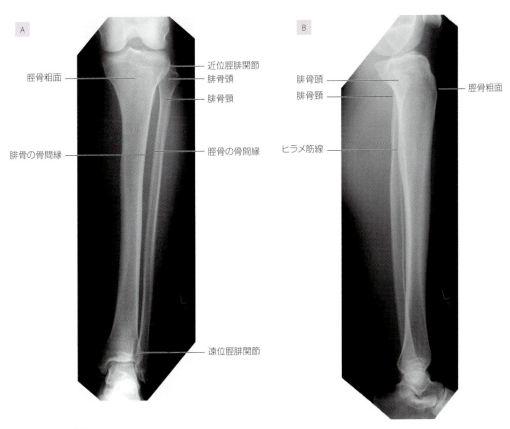

図 16.36　脛骨，腓骨

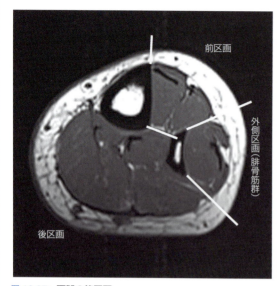

図 16.37　下腿の筋区画

- 踵骨の上面は，距骨の関節面に対応する3つの関節面を持つ。後距骨関節面および中距骨関節面は溝（踵骨溝）によって隔てられており，距骨溝とともに足根洞をつくる。中距骨関節面は載距突起の上にあり，前距骨関節面に連なっている。これらの位置関係は距骨と類似している。
- 踵骨隆起（踵骨粗面）は，足底腱膜の後方付着部である。
- 底面の前方にある踵骨結節は，長足底靱帯の付着部である。
- 踵骨隆起と皮膚の間の踵部脂肪体（足蹠軟部組織）の厚さは，女性で21 mmと男性で23 mmである。
- 後面はアキレス腱の付着部である。
- Boehler角（30～35度）は，踵骨隆起の後方上縁と踵骨後関節面の最上縁を結ぶ線，踵骨前方突起と踵骨後関節面の最上縁を結ぶ線のなす角度である（図16.41）。Boehler角が28度未満の場合，踵骨の構造的な損傷を意味する。

舟状骨
- 後面の関節面が大きく距骨頭と関節する。
- 前面に3つの小さな関節面があり，楔状骨と関節する。
- 外側面は立方骨と関節する。
- 内側の舟状骨粗面は，後脛骨腱の一部が付着する。

楔状骨
- 内側楔状骨，中間楔状骨および外側楔状骨は楔型の形状をした骨である。それぞれ対応する第1～第3中足骨底と関節する。楔状骨が並ぶ関節面は，足根中足関節（Lisfranc関節）に沿って直線的に配置されている。

立方骨
- 外側かつ下面に長腓骨筋腱の横走する溝（長腓骨筋腱溝）がある。
- 立方骨は遠位で第4および第5中足骨，近位で踵骨，内側で外側楔状骨と舟状骨と関節する。

中足骨，種子骨
- 中足骨は底，体，頸，頭に分けられ，底が足根骨と関節し，頭が趾骨と関節する。
- 第1中足骨が最も厚く，かつ最も短い。第1中足骨頭の足底関節面に2つの関節面があり，短母趾屈筋腱内にある1対の種子骨（内側種子骨，外側種子骨）と関節をなす。
  種子骨が2つに分裂している場合がある。この場合，二分種子骨の全体の大きさはもう1つの分裂していない種子骨よりも大きい。この特徴は骨折した種子骨にはみられない。
- 第5中足骨底に茎状突起（粗面）があり，短腓骨筋腱が付着する。茎状突起が単独に骨化する場合，成長板は縦方向にあり，骨折と異なる。基部骨折（裂離骨折）の骨折線は一般に横走する。
- 多くの種子骨（腱内の骨）と副骨（複数の骨化中心の癒合不全）を認めることがある（図16.43参照）。

趾骨（図16.42～図16.44）
　第1趾（母趾）には2つの趾骨（基節骨，末節骨），他の4趾指には3つの趾骨（基節骨，中節骨，末節骨）がある。母趾は，しばしば内転している。

足根関節（図16.45）
関節面
- 脛骨遠位端の下面と内果の内側面および外果の内側面で関節窩をつくる。
- 距骨滑車表面は前方がより広くなっており，背屈（直立）するとき，より安定する構造となっている（図16.45）。

関節包
- 線維包は関節面の辺縁に付着するが，距骨頭を含むために広がっている部位は除外される。

滑膜
- 関節包の内面を裏打ちし，脛骨および腓骨の遠位端の間で上方へ広がる。

靱帯
- 足根関節は強靭な側副靱帯により補強されている。しかし，前方と後方は弱い。
- 三角靱帯（内側靱帯）は複雑で，異なる線維束によってつくられ，三角形状に広がる。
  三角靱帯の頂点は，内果尖に付着している。
- 三角靱帯の底辺は距骨の内側面（前脛距靱帯および後脛距靱帯），載距突起（脛踵靱帯）と舟状骨粗面（脛

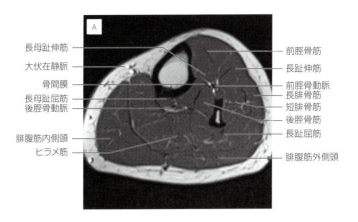

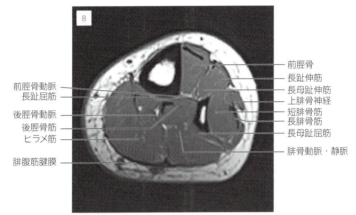

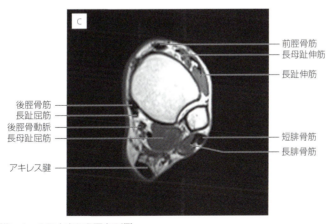

図 16.38　下腿の MRI（横断像，A〜C に上方から下方の順）

表 16.12　下腿後区画の筋

筋	起始	停止	作用
腓腹筋	外側頭：大腿骨外側上顆，内側頭：大腿骨内側上顆	アキレス腱を介して踵骨隆起	
ヒラメ筋	ヒラメ筋線，脛骨の後面中央1/3，腓骨後面の上1/4	アキレス腱を介して踵骨隆起	足の底屈
副ヒラメ筋（6%の人にみられる）	腓骨の遠位の後面，正常のヒラメ筋腱/屈筋腱の深筋膜	アキレス腱の前内側方	
足底筋	腓腹筋外側頭より上方の外側顆上稜，斜膝窩靱帯	アキレス腱の内側縁に合する	足の底屈，歩行時に膝の屈曲
後脛骨筋	脛骨/腓骨の上1/2，骨間膜	舟状骨の結節，楔状骨，立方骨，第2～第4中足骨底	足の内反・底屈，縦足弓の内側部の維持
長趾屈筋	ヒラメ筋線の下方の脛骨体の後面	外側4趾の末節骨底	外側4趾の屈曲，縦足弓の支持
長母趾屈筋	腓骨の下2/3と骨間膜	母趾の末節骨底	母趾の屈曲，縦足弓の支持

表 16.13　下腿前区画の筋

筋	起始	停止	作用
前脛骨筋	脛骨外側の上1/2，骨間膜	内側楔状骨，第1中足骨底	足の背屈・内反
長母趾伸筋	腓骨前の中1/2	母趾の末節骨底	母趾の伸展，足の背屈，縦足弓の支持
長趾伸筋	腓骨前の上2/3，骨間膜	外側4趾の趾背腱膜展開	外側4趾の伸展，足根の背屈
第3腓骨筋	腓骨の前下方	第4，第5中足骨近位	足の背屈・外反

表 16.14　下腿外側区画の筋（腓骨筋群）

筋	起始	停止	作用
長腓骨筋	腓骨の上部2/3，腓骨頭	内側楔状骨の底側面，第1中足骨底	足の底屈・外反，足底弓の維持
短腓骨筋	腓骨の下部2/3	第5中足骨底	足の底屈・外反，外側の足底弓を支持
第4腓骨筋（副筋）	腓骨筋から現れる（一定していない）	踵骨，立方骨または腓骨筋（一定していない）	直立位の姿勢の維持

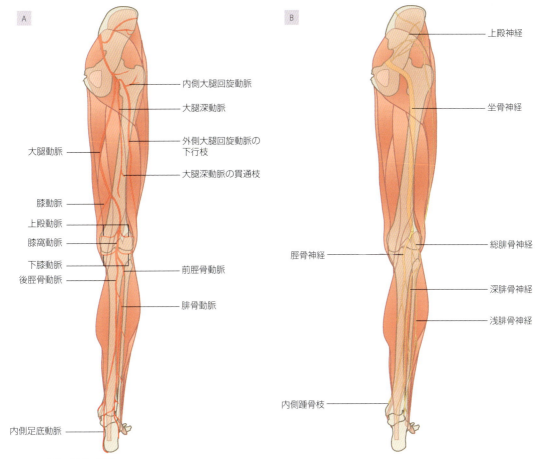

図 16.39　下腿の神経・脈管

舟靱帯）に付着する。
- すべての外側靱帯は外果から起こる。
- 前距腓靱帯（ATFL）は前内側にあり、距骨頭の外側面に停止する。
- 踵腓靱帯（CFL）はヒモ状をなしており、腓骨尖前方の陥凹から踵骨の外側結節まで走行する。
- 後距腓靱帯（PTFL）は外果窩から距骨の後突起まで内側を通過する。
- 通常外側靱帯の外傷で損傷を受けるのは、前距腓靱帯、踵腓靱帯、後距腓靱帯の順となる。

支帯
深在筋膜の肥厚であり、足根関節を跨ぐ腱を安定化・保持する働きがある。
伸筋支帯
- 上伸筋支帯と下伸筋支帯がある。
- 上伸筋支帯は脛骨と腓骨の遠位の前面に付着する。
- 下伸筋支帯は Y 字型をしており、基部は外側にあり、踵骨の上面に付着している。内側は足底腱膜と内果に付着する。
- 上・下伸筋支帯は、前脛骨腱（TA）、長母趾伸筋腱（EHL）および長趾指伸筋腱（EDL）を束ねる。このうち前脛骨筋腱が最も幅広い。これらの腱の疾患はまれである。
- 上伸筋支帯で滑液鞘に包まれている腱は前脛骨腱だけである（図 16.46）。下屈筋支帯では長趾伸筋腱と第 3 腓骨筋腱は総滑液鞘に包まれる。

屈筋支帯
- 屈筋支帯は足根管の天蓋にあたる（図 16.47）。内果尖、踵骨の内側突起および足底腱膜に停止する。
- それぞれの腱は独立した腱鞘として骨線維性の管を通過する。
- 後脛骨腱（TP）は、長趾屈筋腱（FDL）と長母趾屈筋腱（FHL）より幅広い（4〜6 mm）。

長母趾・長趾屈筋腱
- 後脛骨腱の遠位は舟状骨とスプリング靱帯に停止する際に広がる。停止部の近位で腱鞘から出る。腱鞘内の少量の液体は正常である。
- 長母趾屈筋腱は距骨後面の長母趾屈筋腱溝、踵骨の載距突起下面の溝を走行する。

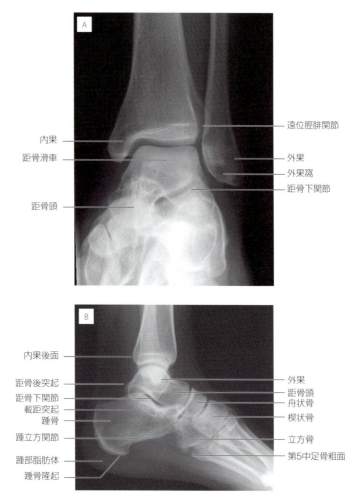

図 16.40　足関節の単純 X 線写真。A：正面像。B：側面像

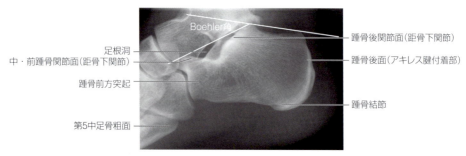

図 16.41　踵骨の単純 X 線写真（側面像）

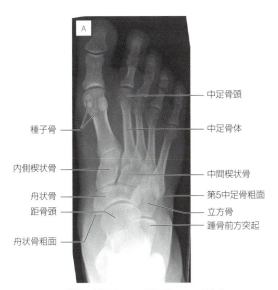

図 16.42 足の単純 X 線写真。A：正面像。B：斜方向

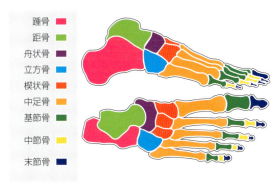
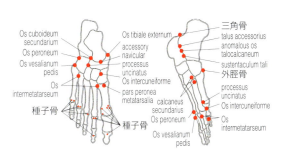

図 16.43 A：足の骨。B：足の副骨・種子骨

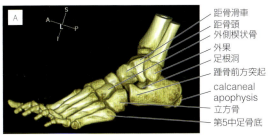
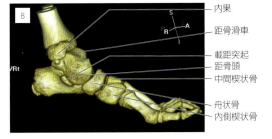

図 16.44 足の CT（3D 画像）

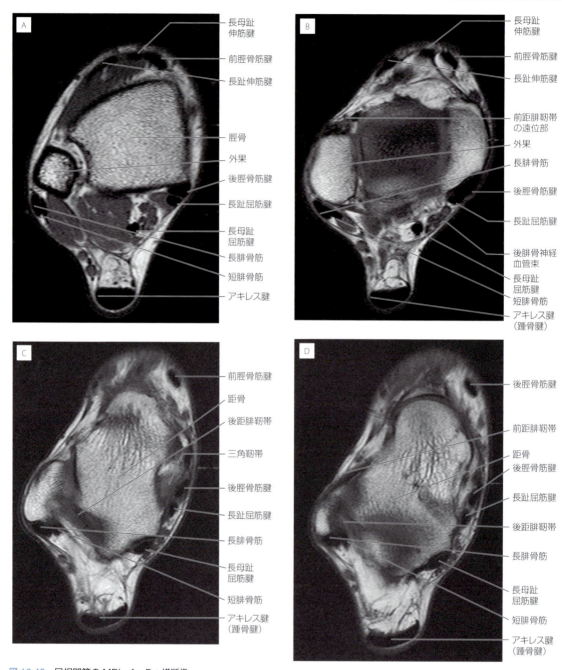

図 16.45　足根関節の MRI。A〜D：横断像

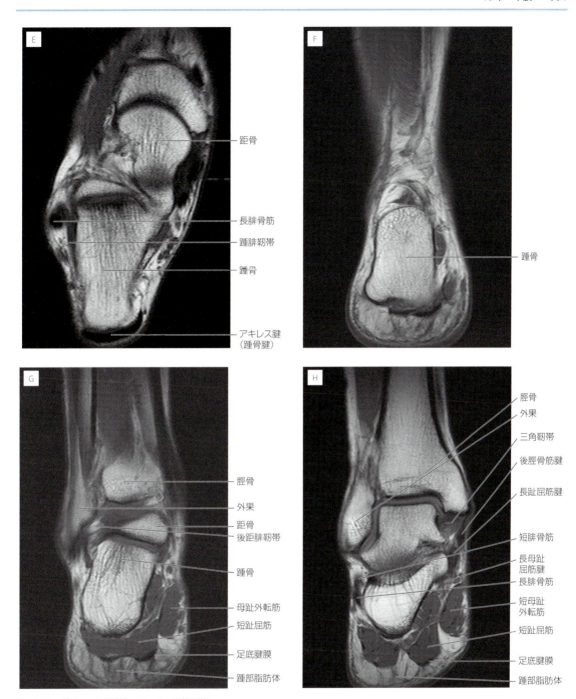

図 16.45 続き。E：横断像。F〜H：冠状断像

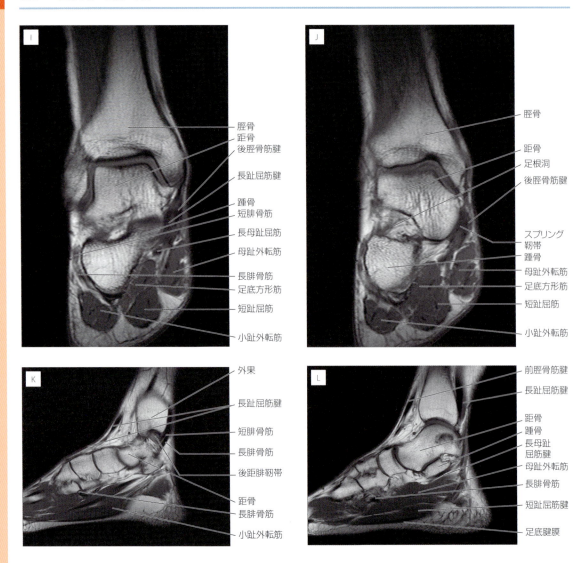

図16.45 続き。I, J：冠状断像。K〜M：矢状断像

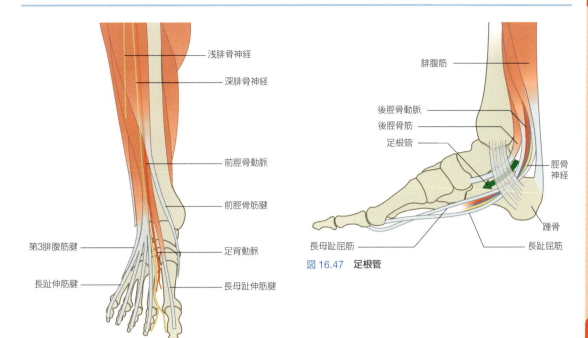

図 16.46　伸筋支帯

図 16.47　足根管

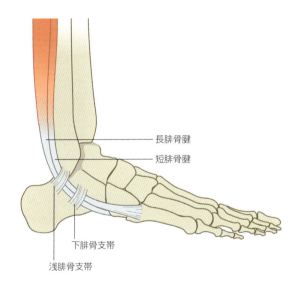

図 16.48　腓骨筋支帯

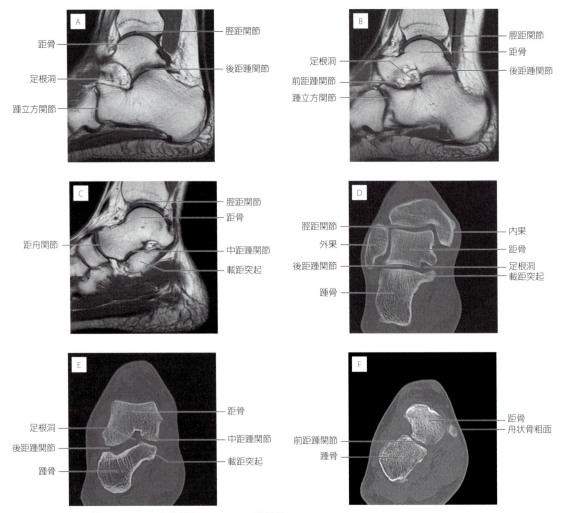

図 16.49　距骨下関節。A~C：MR 矢状断像。D~F：CT 冠状断像

- 長母趾屈筋腱と長趾屈筋腱は，足底後部の Henry 結節で交叉する。
- 長母趾屈筋腱の遠位は，母趾の中足趾節関節の 2 つの種子骨の間を通る。

腓骨筋支帯

- 上腓骨筋支帯は外果の後縁から踵骨外側面の間に張っている（図 16.48）。外果皮下包の後方で，総腱鞘を通す。
- 下腓骨筋支帯は下伸筋支帯と連続しており，踵骨の外側面（腓骨筋滑車）にも付着している。
- 下腓骨筋支帯の深層は線維束で区分され，総腱鞘は 2 つに分かれる。上区画を短腓骨筋腱（PB），下区画を長腓骨筋腱（PL）が通る。

腓骨筋腱

- 短腓骨筋の筋腱移行部は長腓骨筋腱よりも深層にあり幅広い。
- 短腓骨筋腱は長腓骨筋腱の深層で腓骨筋支帯を通過し，摩擦，損傷，縦走断裂を受けやすい。
- 短腓骨筋腱は，第 5 中足骨底（粗面）に付着する。
- 長腓骨筋腱は立方骨の長腓骨筋腱溝に入る。足底を斜めに横切り長足底靭帯の深部をくぐって，内側楔状骨と第 1 中足骨底の足底面に停止する。

足の関節

距骨下関節

- 距骨下関節は足の内・外反を可能とする複合的な多軸関節である（図 16.49）。
- 関節包と滑膜腔を持つ 2 つの独立した関節からなる。
  - 後関節面の間の距踵関節（後距踵関節）。
  - 距踵舟関節は，中距骨関節面と載距突起（中距踵関節），前距骨関節面とスプリング靭帯（前距踵関節），距骨頭と舟状骨（距舟関節）が連なって構成されている。
- 機能的安定性は，関節をつくる骨の輪郭，スプリング靭帯および足根靭帯によって保たれている。
  - スプリング靭帯（底側踵舟靭帯）は踵骨と舟状骨を

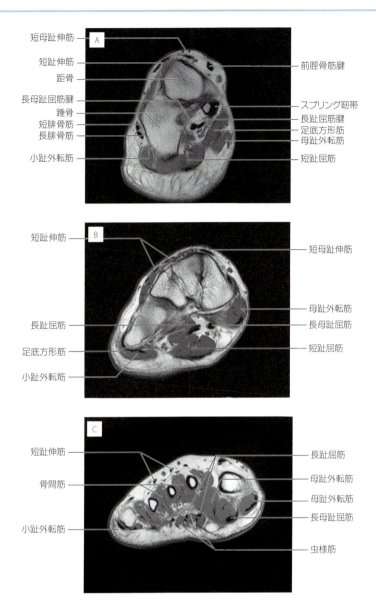

図 16.50 足の MRI。A〜C：軸位像

つなぐ幅広く厚い吊り革状の構造で，上面に距骨頭をのせて支持している。
- スプリング靱帯は距踵舟関節を補強し，距骨頭と縦足弓の内側部を支持する。

踵立方関節

踵立方関節は，上面の二分靱帯，底面の底側靱帯により支持される。

足根中足関節（TMTJ）

足根中足関節は滑り運動を制限しており，背側靱帯，底側靱帯および骨間筋膜（内側楔状骨から第 2 中足骨にかかる Lisfranc 靱帯など）によって補強されている。

足根中足関節または Lisfranc 関節の外傷は，まれに診断未確定か，不適切に治療されて長期にわたり治癒しないことがある。単純 X 線写真により，楔状骨と中足骨の正常な配列が保たれているかを明らかにする。

中足趾節関節（MTPJ）

中足趾節関節は，側副靱帯，底側靱帯および深横中足靱帯により支持される。後者の 2 つの靱帯は癒合している。

趾節間関節

趾節間関節は蝶番関節である。側副靱帯と底側靱帯により支持される。

足背（図 16.50）

- 短趾伸筋（EDB）は足背で唯一の内存筋である。
- 背側腱膜は中足趾節関節および趾骨レベルにある趾伸筋腱膜展開部であり，長母趾伸筋腱，長趾伸筋腱，

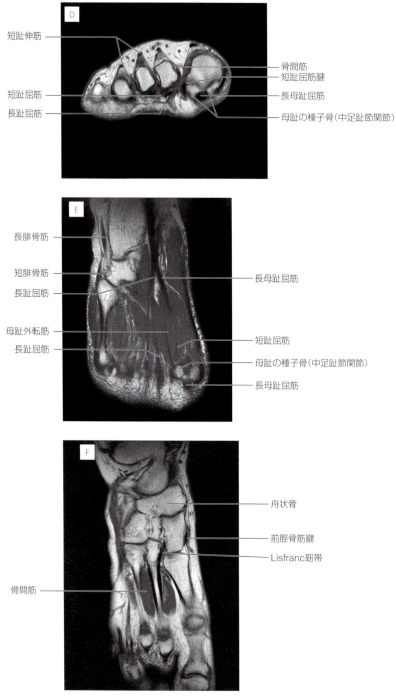

図 16.50　続き。D：軸位像。E，F：冠状断像

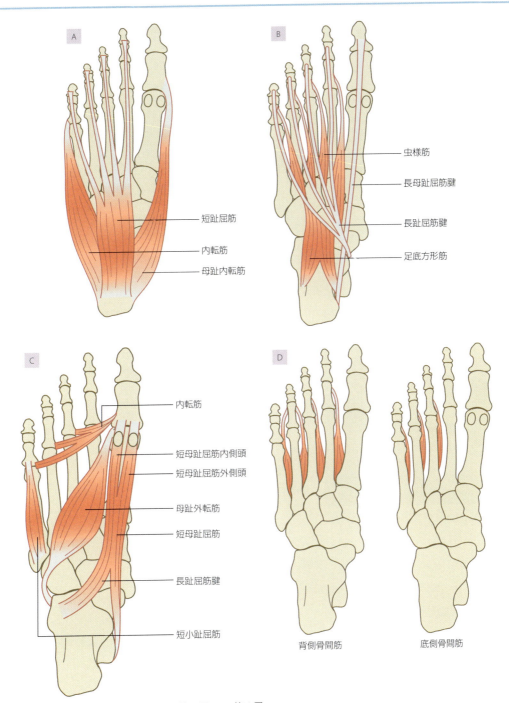

図16.51 足底。A：第1層。B：第2層。C：第3層。D：第4層

短趾伸筋腱，虫様筋および骨間筋が関与する。

足底（図16.50）

- 足底腱膜は深在筋膜の肥厚であり，踵骨隆起に付着している。前方に扇状に広がり，前足部の骨，靱帯および真皮に停止する。内側部は最も厚く，4 mmに達する。
- 長足底靱帯は踵骨の底側面から立方骨粗面に広がり，長腓骨筋腱が通過するトンネルをつくる。
- 短底側靱帯は幅広い靱帯で，長足底靱帯の深層にあり，踵骨結節から立方骨の底側面に広がる。
- 底側靱帯は縦足弓が押し下げられるのを制限する。
- 足底の内在筋は，4層に系統化される（図16.51，表16.15）。

中足間関節

中足間神経血管束が第3区画および第4区画の間を

表16.15 足底の筋群

層	筋	近位付着部	遠位付着部	注目点
第1層	母趾外転筋	踵骨隆起の内側突起	第1趾基節骨底の内側面	足趾の外転と屈曲，足底弓の維持
	短趾屈筋		長趾屈筋腱と合一	
	小趾外転筋	踵骨隆起の内・外側突起	第5趾の基節骨底の外側	
第2層	足底方形筋	踵骨の底面の内側面と外側縁	長趾屈筋腱の後外側縁	長母趾屈筋腱はHenry結節で長趾屈筋腱の深部で交叉する
	虫様筋	長趾屈筋腱	趾伸筋腱膜展開部	
第3層	長趾屈筋腱			
	短母趾屈筋	立方骨，外側楔状骨の底面	両側の種子骨を介して第1趾基節骨底の両側に付着	第1，第5趾に作用する筋群
	母趾内転筋	斜頭：第2～第4中足骨底，横頭：中足趾節関節の足底靱帯	外側種子骨を介して第1趾基節骨底に付着	
	短小趾屈筋	第5中足骨底	第5趾基節骨底	
第4層	骨間筋(背側，底側)，後脛骨筋腱，長腓骨筋腱	中足骨の側面	趾伸筋腱膜展開部，基節骨	歩行時に趾節関節の伸展に抵抗し趾節関節を屈曲する，足趾の内転・外転，足底弓の支持

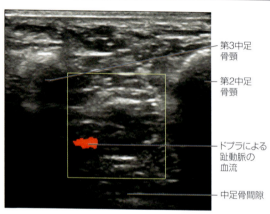

図16.52 中足骨間隙の超音波(横断像)

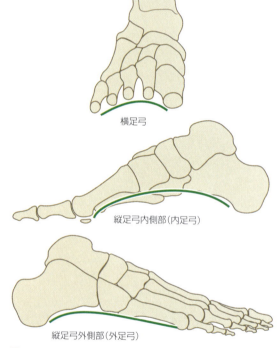

図16.53 足弓

走行し，中足趾節関節包(最大径3 mmまで)に隣接している(図16.52)．

足弓(図16.53)

- 足の骨は地面に対して縦足弓および横足弓をつくり，直立歩行の間，荷重を分散・吸収する．
- 足弓による安定化機構は靱帯と腱に依存している．
- 能動的支持構造：後脛骨筋腱(最も重要)，長母趾屈筋腱，母趾外転筋，短趾屈筋腱．
- 受動的支持構造：スプリング靱帯，三角靱帯，長足底靱帯，足底筋膜．
- 後脛骨腱が機能しない場合，過剰な荷重は足根関節の受動的な支持機構に伝達される．

【Gonzalo Ansede, Adam W. M. Mitchell, Jeremiah C. Healy】

第4部 産科，新生児

17章　産科領域と新生児　340

17章 産科領域と新生児

超音波検査は，依然として産科領域の画像診断の頼みの綱というべきだろう。妊娠中の全期間を通じて使用することが可能で，方向によらず高解像度の2D断層像として得ることができる。心血管系の診断では，静的な3D画像や動的な4D画像も補助的に利用できる。妊娠第2期後半または第3期では，胎児または母体の異常を評価するために，超音波検査に加えMRIが施行されることがある。

産科領域の超音波検査の適応を表17.1に示す。胎児項部透過像（nuchal translucency scan：NT）は妊娠11〜14週で確認される。特別な事情がない限り，出生前診断スクリーニングは第2期の妊娠18〜20週に行うのが最適である。その時期になると，心臓と脳のような解剖学的に複雑な臓器・器官について，先天異常の有無を確認する際，十分に良好な画質を得ることができる。

妊娠第1期（妊娠1〜12週）（表17.2）

胎嚢（gestational sac：GS）は妊娠4週3日には確認

表17.1 産科超音波検査の適応

妊娠第1期	妊娠第2期	妊娠第3期
子宮内妊娠の診断	胎児の身体的異常のスクリーニング	胎児発育の評価
子宮外妊娠の除外	胎児成長の評価	胎児健常性の評価（biophysical profile score：BPS，ドプラ検査）
妊娠週数の確認	羊水穿刺またはその他の手技の補助	胎位の決定
胎児生存の確認（心拍動の有無）	胎盤の位置	頸管無力症の評価
胎児数の決定，多胎妊娠における絨毛膜	一絨毛膜性妊娠における合併症の検出	膣出血の評価（例：胎盤剥離の疑い）
大まかな胎児異常の検出	胎児死亡の評価	胎児死亡の評価
胞状奇胎の評価		胎盤の位置評価
NT計測（染色体異数性のスクリーニング）		早産の予測

表17.2 妊娠第1期の正常超音波所見

	超音波所見
胎芽	胎児心拍数＞85 bpm
卵黄嚢	大きさ＜6 mm，円形または球形，辺縁高エコー帯と内部の無エコー域からなる
羊膜	羊膜がみえる場合は胎芽を常に確認できる
羊水	羊膜腔の平均径はCRLより約10％大きい
GS	13 mm以上で卵黄嚢，18 mm以上で胎芽を確認できる。経膣超音波検査でGSは平滑，円形でなければならない
GSの発育	＞0.6 mm/日
βhCGとの相関	GSの大きさとβhCGの値に直接的な相関がある

CRL：胎児頭殿長，GS：胎嚢，βhCG：ヒト絨毛性ゴナドトロピン

できるが，通常は妊娠5週以降の経膣超音波検査で発見される。GSを取り囲んでwhite ringと呼ばれる高エコー帯を認める（図17.1）。

- 基底脱落膜（decidua basalis：DB）：着床した胎芽の直下の脱落膜で，のちに胎盤が形成される部位になる。
- 被包脱落膜（decidua capsularis：DC）：残りの絨毛膜嚢を覆う。
- 壁側脱落膜（decidua parietalis：DP）：子宮内腔（uterine cavity：UC）に沿った内膜の反応で，着床に関係しない。

脱落膜と血管豊富で高エコーを示す子宮内膜との境界は，GSを取り囲む2重の同心円または三日月として現われ，2重の脱落膜反応と呼ばれる。この所見はGSが子宮内妊娠に伴う真の胎嚢であることを意味する。

胎児頭殿長（CRL）は妊娠5週3〜4日で計測可能となる（図17.2）。CRLは約2 mmあり，1 mm/日成長する。胎児心拍動は妊娠5週2日に始まるが，CRLが5 mm（妊娠6週4日）に達するまで，確認できないことがある。胎芽を取り囲む羊膜腔は，胎児に密接しているため，独立した構造としてみえない。

妊娠6週（図17.3）までにGSは15.5 mmに達し，CRLは5〜5.5 mmになり，卵黄嚢（YS）と常に区別し

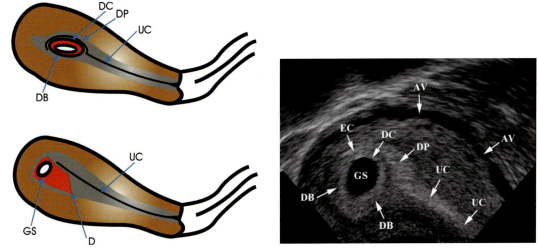

図 17.1　妊娠 4 週 4 日の経腟超音波。GS：胎嚢，D：脱落膜反応，DB：基底脱落膜，DC：被包脱落膜，DP：壁側脱落膜，EC：虚脱した子宮内腔，UC：子宮（内腔），AV：子宮の弓状血管

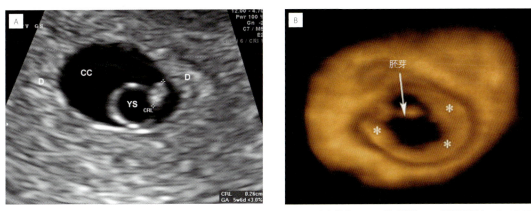

図 17.2　妊娠 5 週の経腟超音波。A：2D 断層像。CRL：胚の頂殿長，YS：二次卵黄嚢，CC：絨毛膜腔，D：脱落膜反応。B：3D 画像。＊：脱落膜反応

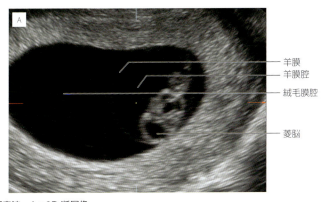

図 17.3　妊娠 6 週の経腟超音波。A：2D 断層像

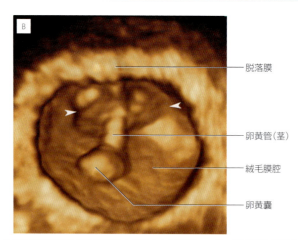

図17.3 続き。B：3D画像。羊膜と羊膜腔がはじめて別々の構造として描出される。絨毛膜腔が羊膜腔を取り囲んでいる。児頭内の囊胞構造は正常の菱脳をあらわす。卵黄茎は卵黄囊と胎芽（矢頭の間の構造）を結んでいる

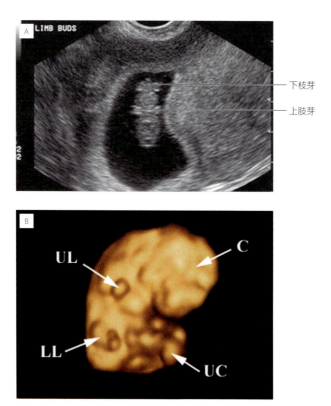

図17.4 妊娠7週の経腟超音波。A：2D断層像。B：3D画像。UL：上肢，LL：下肢，C：頭蓋，UC：臍帯

て描出される。心臓は2つの心腔（心内膜筒）を持ち，心拍動が検出されるようになる（心拍数100〜110 bpm）。

妊娠7週（図17.4）
- GSは22 mm，CRLは9〜15 mmとなる。
- 羊膜腔は急速に増大し，妊娠9週以降からGSの容積の大部分を占めるようになる。

- 上肢芽および下肢芽が確認できるようになる。両下肢は躯幹から直角に突出する。
- 心臓は約2 mmとなり，3つの心腔を持つ。胎児心拍数（FHR）は112〜136 bpmとなる。

妊娠8週（図17.5）
- 胎芽は，妊娠8週の終わりで約30 mmとなる。
- 頭部，躯幹，四肢および臍帯を認める。

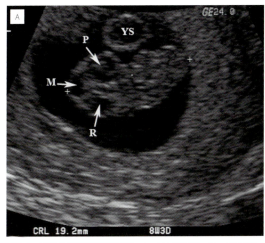
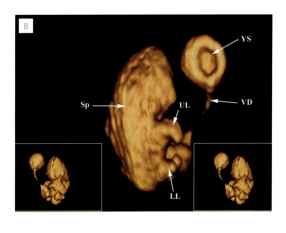

図17.5　妊娠8週の経腟超音波。A：2D断層像。B：3D画像。CRL：カーソル間の測定部，P：前脳，M：中脳，R：菱脳，Sp：脊椎，UL：上肢，LL：下肢，VD：卵黄管，YS：二次卵黄嚢

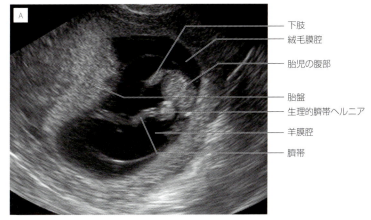

図17.6　妊娠11週の経腟超音波。A：2D断層像

- 頭部の大きさは卵黄嚢より大きい。
- 発達途上の中枢神経系は多数の液体貯留によって識別される。
- 神経管は平行な線状高エコーとして描出される。
- 中腸ヘルニアを認める（生理的臍帯ヘルニア）。
- 心拍数は150～170 bpmとなる。心拍数は妊娠6～9週から増加し，妊娠10週以降に下がりはじめる。
- 胎動（躯幹と四肢）が明らかとなる。

妊娠9～12週（図17.6）

- 羊膜腔が拡大し続け，最後に絨毛膜と癒合する。
- 臍帯根部への生理的小腸ヘルニアが明白に認められる。
- 胎盤の位置を確認することができる。
- CRLは40 mmに達する。
- 中枢神経系では脳室が区分けされ，急速に成長を遂げる。側脳室は高エコーの脈絡叢で満たされる。胃，膀胱と腎臓は，時に確認することができる。

胎児項部透過像（NT）は，胎児の後頸部の皮下にみられる正常の液体貯留部をいう（図17.7）。ほとんどの事例で，NTを正確に測定可能であり，妊娠10～14週の時期には再現性もある。胎芽の妊娠週数，母体の年齢，母体の民族性，NTの厚さおよび鼻骨の存在などの複合的なリスクは生化学的マーカーとの併用により，染色体異数性（21，13，18トリソミー）の総合的な危険率を示す。一貫して最も早期にみられる構造は，上顎骨，下顎骨および鎖骨の骨化中心である。

妊娠第2期（妊娠13～27週），第3期（妊娠28週～出産時）

妊娠週数の決定

妊娠第1期では，妊娠週数はGS径，またはCRL（測

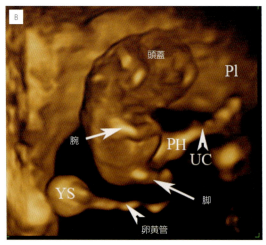

図 17.6 続き。B：3D 画像。Pl：胎盤，UC：臍帯，PH：生理的臍帯ヘルニア，YS：卵黄囊

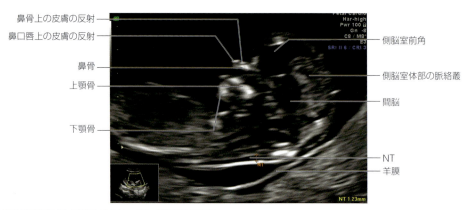

図 17.7 胎児項部透過像（NT）のスクリーニング（妊娠 13 週）

定値が 5〜75 mm の期間）によって推定される（図 17.2A，図 17.5A）。第 2 期に入ると，胎児が大きくなって 1 画面におさまらなくなり，胎児の屈曲・伸展の程度に依存して計測誤差が大きくなるため，CRL は使われなくなる。

第 2 期および第 3 期では，妊娠週数は部位ごとの指標の計測値に基づいて推定する。多数の部位について計測法と基準値が発表されているが，頭部周囲長（head circumference：HC），児頭大横径（biparietal diameter：BPD），体幹周囲長（abdominal circumference：AC），大腿骨長（femur length：FL）が通常計測されている（図 17.8）。

中枢神経系（図 17.9）

胎児の中枢神経系は主として横断像で評価されるが，時に冠状断像や傍矢状断像が補助的に用いられる。

CRL が 10〜15 mm に達すると，児頭は胎児の躯幹から区別することができる。妊娠 11〜12 週になると，頭蓋内の構造がはじめて確認できるようになる。妊娠第 1 期末には視床，中脳，第 3 脳室と脳幹の外観は比較的不変の外観となり，そのまま徐々に増大する。明るく高エコーを示す脈絡叢が優勢となり，側脳室を満たす。側脳室前角は脈絡叢が欠けている（図 17.7）。後角は未発達の段階で，下角は痕跡的である。妊娠 18〜20 週までに胎児の中枢神経系では，高エコーを示す以下の構造が優勢となる。

- 脈絡叢。
- 髄膜の反射（大脳鎌と小脳テントなど）。
- 小脳虫部。
- 側脳室の壁からの鏡面反射。

胎児の頭蓋内構造の大部分は，妊娠 20 週までに確認できるようになる（図 17.9）。以下を評価することが重要である。

- 脈絡叢の発達した側脳室三角部の横径（正常 7 mm，全胎齢を通じて 10 mm を超えない）。
- 透明中隔腔（1 対の薄板である透明中隔板の間にあ

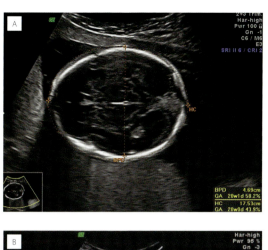

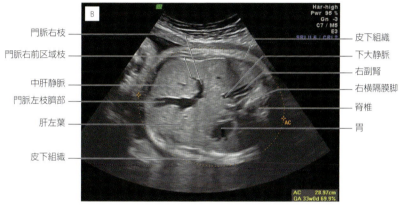

門脈右枝
門脈右前区域枝
中肝静脈
門脈左枝臍部
肝左葉
皮下組織

皮下組織
下大静脈
右副腎
右横隔膜脚
脊椎
胃

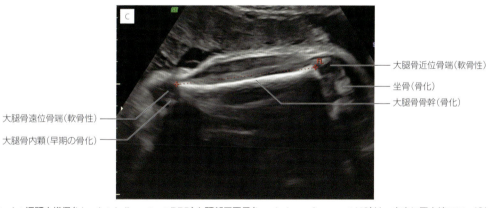

大腿骨近位骨端（軟骨性）
坐骨（骨化）
大腿骨骨幹（骨化）

大腿骨遠位骨端（軟骨性）
大腿骨内顆（早期の骨化）

図17.8　A：児頭大横径（biparietal diameter：BPD）と頭部周囲長（head circumference：HC）は，中央に正中線エコーがあり，前方に透明中隔腔，後方に四丘体槽が描出されるレベルの断面で計測する。BPDは，探触子に近い側の頭蓋骨外面と反対側（遠い側）の内側面との距離を計測する。HCはBPDと同じ断面で頭蓋骨の周囲長を計側する。頭蓋は卵円形をしており，BPDは児頭前後径（occipitofrontal diameter：OFD）の80〜90％に相当する。B：体幹周囲長（abdominal circumference：AC）は，門脈左枝臍部が描出されるレベルの腹部横断像で計測する。このレベルで門脈左枝水平部と連続している。胃は液体で満たされており，左側に描出されている。計測には皮下組織を含める。C：大腿骨長（femur length：FL）。大腿骨と他の長骨の計測は，骨化した骨幹に限定されるが，軟骨性の骨端を描出することで，断層面が真の長軸を通過していることを確実にする

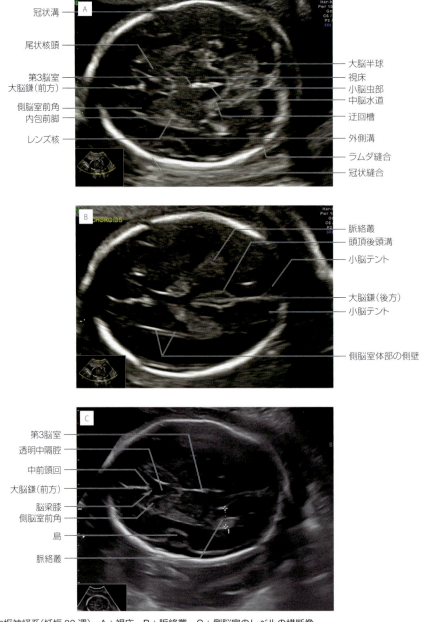

図 17.9 胎児の中枢神経系（妊娠 22 週）。A：視床。B：脈絡叢。C：側脳室のレベルの横断像

る正中の間隙）。
- 小脳と大槽を含む後頭蓋窩。
- 脳溝と脳回の発達：最も一般的に確認できるのは，頭頂後頭溝（大脳縦裂の内側面にある弯入）と外側溝（島と Sylvius 裂）の 2 カ所である。

鼻部，顔面，口唇

図 17.10 参照。

胸部

肺，心臓，胸郭は一定の比率で成長するため，心臓と胸囲長（CC）との比は妊娠第 2 期および第 3 期の間は一定である。

妊娠第 1 期では，肺と肝臓は類似したエコー強度を示し，かつ横隔膜が不明瞭なため，両者を区別することは難しい。第 2 期の後半〜第 3 期には，肺は肝臓よりも高エコーを示し，横隔膜も同定しやすい（図 17.11）。

気管は，通常大動脈と肺動脈/動脈管の接合部より後方かつ側方に位置する。気管は明るくエコーの高い壁を持っており，容易に同定できる。通常は液体に満たされており，超音波透過性が高い（図 17.12C）。左

17章　産科領域と新生児　347

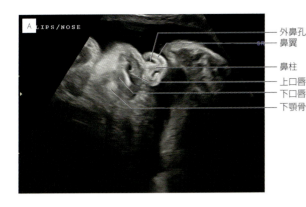

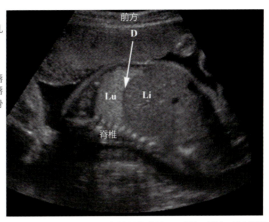

図17.11　胎児の胸部の矢状断像（妊娠30週）。肺（Lu）は肝臓（Li）より高エコーを示し，低エコーを示す横隔膜（D）によって肝臓と隔てられている。後方に脊柱が描出されている

中隔縁柱を持つ。右心室は三尖弁により右心房から隔てられている。三尖弁には心室中隔に停止する中隔尖があり，僧帽弁よりも心尖側に偏位している（図17.12A，B）。

胎児の縦隔上部の軸位像（横断像）は3血管断面と呼ばれる。流出路を評価するうえで単純ではあるが，重要な断面である（図17.12C）。

上行大動脈は左心室から，肺動脈は右心室から起始する（図17.12D）。上行大動脈と肺動脈は起始直後に約70〜90度の角度で互いに交叉する。上行大動脈は鋭く向きを変え（90度），大動脈弓となり肺動脈-動脈管と平行に走行する。

胎児の腹部

腹部の実質臓器の多くは，妊娠第2期に良好に画像化される。

胎児の肝臓は腹腔の上部の大部分を占めている（図17.11，図17.13）。肝左葉は右葉より大きく，均質な低エコーを示す。臍静脈（図17.13A）は，前方から肝臓に入り，頭側45度斜方向に走行する。一部は門脈に合流し，大部分は静脈管を通じて下大静脈に至る。

腹腔内には2つの明瞭な液体貯留（胃と膀胱）が常に認められる（図17.13B）。時に胆嚢が肝臓の右下縁に無エコーの洋ナシ形（嚢胞性）の構造として描出される（図17.13B）。

妊娠14〜16週まで，胎児の胃は左上腹部に無エコーの嚢胞状構造として常に描出されなければならない。小腸と大腸は第3期になるまで通常描出されない。

膀胱は骨盤正中に壁の薄い円形の無エコーの構造として，常に描出されなければならない（図17.13D）。膀胱の位置は外側縁に沿って走行する臍帯動脈によって制限されている。したがって，膀胱が完全に空虚な

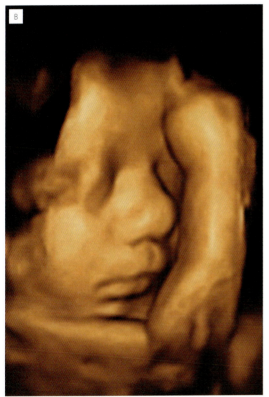

図17.10　胎児の顔面。A：鼻部と口唇の冠状断像。B：顔面の3D画像

右の主気管支へと二股分岐し，管内の液体の存在により気管竜骨の下方にみえる。

胎児の心臓

心房・心室および房室弁（図17.12）は，4腔断面像で評価する。心臓は胸腔の約1/3を占めており，左側に位置している（心尖は左側を向いている）。左心房は，最も後方に位置している（脊柱のすぐ前）。左心室は後外側，右心室は前内側にある。左心室の壁は平滑で，側壁に付着する乳頭筋がみられる。僧帽弁により左心房と隔てられている。

右心室は肉柱に富んだ心室壁を持ち，その尖端部に

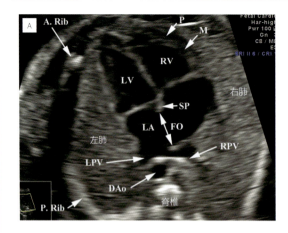 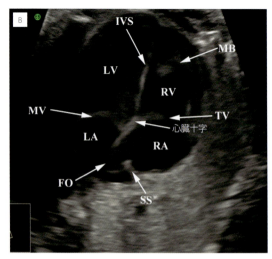
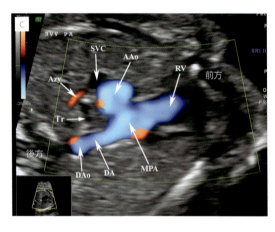 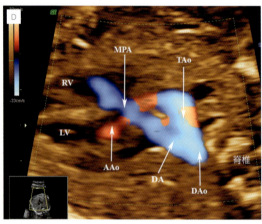

図17.12　A, B：心臓の4腔断面像（妊娠22週）．C, D：縦隔上部（妊娠20週）．C：左側に肺動脈（PA），中央に上行大動脈（AAo），右側に上大静脈（SVC）と3本の血管が並んで縦隔上部に認められる．肺動脈幹は大動脈よりやや大きく（1.2倍），大動脈は下大静脈より大きい．肺動脈は上行大動脈の前方，大動脈は上大静脈の前方にある．したがって，肺動脈は前胸壁に最も近接している．D：上行大動脈と主肺動脈は起始直後に交叉している．カラー血流イメージは順行性の層流を示している．A. Rib：前方の肋骨，Azy：奇静脈，DA：動脈管，DAo：胸部下行大動脈，FO：卵円孔，IVS：心室中隔，LA：左心房，LPV：左肺静脈，LV：左心室，M：心筋，MB：中隔縁柱，MPA：主肺動脈，MV：僧帽弁，P：心嚢，RA：右心房，RPV：右肺静脈，P. Rib：後方の肋骨，RV：右心室，SP：一次中隔，SS：二次中隔，TAo：大動脈弓，Tr：気管，TV：三尖弁

ときには，膀胱が通常の位置にあるならば，臍帯動脈の位置が膀胱の位置を示す指標になる．

腎臓は横断像で腰椎の両側に描出される（図17.13C）．皮質と髄質（腎錐体）があり，中心部にある無エコーの腎盂の周囲を錐体形の低エコー域がロゼットのように配置されている．腎被膜は妊娠20週頃になると薄い線状反射としてみえるようになる．腎周囲に脂肪が沈着するにつれて次第に輝度が高くなる．腎臓の輪郭は，妊娠週数が進むと分葉状になる（胎児性分葉）．尿管は閉塞がない限り，描出されない．

副腎（腎上体）は左右の腎臓の直上にあり，横断像または矢状断像で観察される（図17.8B）．通常妊娠16～18週までに明瞭となり，反射の強い中心域（髄質）と反射の弱い辺縁域（皮質）からなる．

臍帯，胎盤

臍帯は1本の臍帯静脈と2本の臍帯動脈を含んでいる（図17.14A～C）．臍帯静脈は臍帯動脈よりも太く，胎盤から胎児まで酸素化された血液を運ぶ．1対の臍帯動脈は胎児から胎盤まで脱酸素化された血液を運ぶ．

2本の臍帯動脈は内腸骨動脈の分枝として起始し，膀胱の側方を臍帯へ向かって走行する（図17.13D）．腹腔内の臍帯静脈は肝鎌状間膜の下部で肝内に入ると急峻に上行する（図17.13A）．臍帯静脈は，より水平方向かつ後方に向かい，門脈左枝水平部との合流部で右方に向きを変える（図17.8B）．門脈左枝は主門裂で右枝と連続し，門脈右枝は前枝と後枝に分岐する．臍帯の螺旋構造とそれを取り囲むWharton膠質により，臍帯は捻じれ，圧迫，引き伸ばしに対し抵抗性がある．

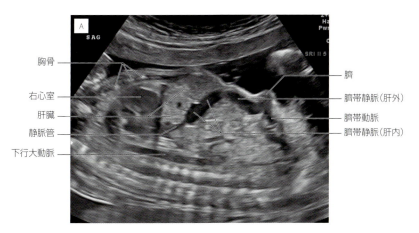

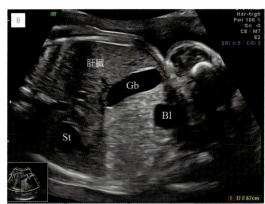
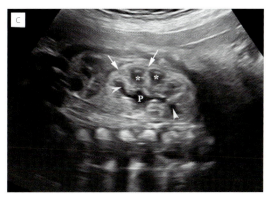

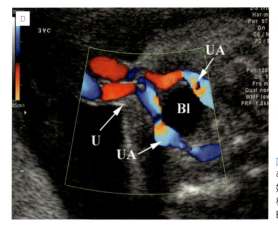

図17.13　A：腹部の矢状断像（妊娠32週）。B：腹部の液体を含む構造。St：胃，Gb：胆嚢，Bl：膀胱。C：腎臓の矢状断像（妊娠32週）。P：腎盂，＊：髄質（腎錐体），矢頭：上・下極の腎杯，矢印：胎児性分葉。D：膀胱と臍帯動脈。UA：臍帯動脈，Bl：膀胱，U：臍

　臍帯は通常胎盤の中央に連結し（図17.14D），臍から胎児に入る。胎盤は胎盤後方に明瞭な静脈叢があり，内部の静脈湖により無数の無エコー領域が描出される。子宮腔内の胎盤の位置は可変的である。胎盤の位置については，副胎盤または胎盤が内子宮口を覆う場合（前置胎盤）に重要となる。

骨格系（軸骨格，付属肢骨格）

　付属肢骨格の多くの骨は軟骨性である。しかしながら，胎児骨格の超音波検査では，骨化した領域と軟骨性の領域のいずれも観察することができる。

頭蓋骨

　胎児骨格の骨化した領域は最高のコントラストを持つため，早期から識別可能となる。
　3Dボリュームレンダリングによる縫合と泉門の画像は2D断層像で得られる画像よりも骨格全体の外観を示すことができる。頭蓋冠の骨化は妊娠第1期の後期から描出される。縫合と泉門は，頭蓋内の構造を評価するための骨化していない窓の役割を担う。

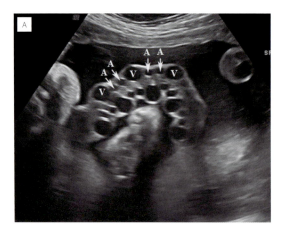
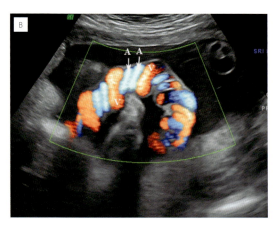
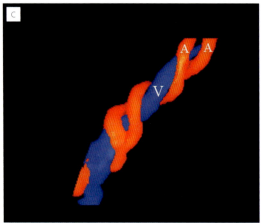
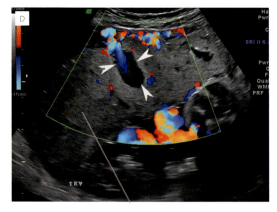

図17.14　臍帯と胎盤。A：2D 断層像。B：カラードプラ。C：3D 血管モード。D：胎盤。A：臍帯動脈，V：臍帯静脈，矢頭：正常な胎盤の静脈湖

　正常の骨化中心は骨内の高エコー域として出現する。経腟超音波検査では妊娠9週以降から確認できる場合がある。骨形成は中央に始まり，すべての骨格の要素が骨化するまで，周辺部に広がっていく。頭蓋骨の一次骨化は妊娠12週までに完了し，妊娠14週までには画像で確認できる。頭蓋骨，縫合および泉門は，3D 超音波により最適に描出される（図17.15）。

四肢

　妊娠第2期には，大腿骨遠位と脛骨近位の骨端核が明らかになる（図17.8C）。大腿骨遠位骨端の骨化は少なくとも妊娠35週であることを示す。膝蓋骨は生後まで骨化しないが，軟骨性であるため超音波検査で描出される。

　四肢が最初に描出されるのは第1期後半であるが，視認性は急速によくなり，妊娠15，16週までに指節骨が描出される。四肢を取り囲んで羊水が存在することで，視認性が強化される。

　上腕骨近位の骨端核（図17.16A）は，通常，骨化する最後の二次骨化中心である。

　縦断面の 2D 超音波検査は，四肢を観察する最も単純な方法である。

　下腿では外側が腓骨，内側は脛骨である（図17.17）。

　前腕では外側が橈骨，内側は尺骨であるが，橈骨と尺骨が回内する間に交叉する可能性があるため，この位置関係を確認するのは困難である（図17.16C）。

　脛骨と腓骨，橈骨と尺骨は，遠位端はいずれも同じレベルで終わる。しかしながら，近位端では尺骨は橈骨より長く，脛骨は腓骨より長い。

　手（図17.16B，C）は，主にサイズの関係で足（図17.18A）よりも容易に評価できる（趾骨は指骨より小さい）。

　中手骨（図17.16B，C）と中足骨（図17.18A）は妊娠16週までにかなり骨化する。しかし，手根骨と足根骨（足根の踵骨と距骨を除く）は，妊娠期間の全体を通じて軟骨性のままとなっており，手関節では橈骨と尺骨遠位端からの中手骨近位端に至るまで，隙間に広がる低エコー帯として現れる。この低エコー帯には前腕骨の遠位骨端も含まれている。

　踵骨と距骨は妊娠20～24週に骨化する。残りの足

根骨と手根骨は出生後まで骨化しない（図17.18A，B）。

骨盤，肋骨と脊柱は，容易に画像を得られるため，優れた解剖学的目標になる。

骨盤では，腸骨の骨化中心は妊娠第2期初期から容易に観察される（妊娠12週までに骨化）。坐骨の骨化は妊娠16週（図17.19）でみられるが，恥骨の骨化は妊娠24週まで現れない。

脊柱は縦断面と横断面の両方で評価される（図17.20A，図17.21）。

縦断面で脊柱の後方要素はほとんど平行な帯状エコーにみえる。正常な胎児にみられる脊椎後弯により，全脊椎を同一断面で観察することはできない。

横断像では特定のレベルを描出するが，全脊柱の評価も可能であり，縦断面より容易に解剖学的構造を確認できる。それぞれの椎骨には，3つの一次骨化中心がある。1つの骨化中心は内軟骨性中心（椎体）で，最初に下位胸椎と上位腰椎から始まり，次いで頭側方向および尾側方向へと骨化が進行する。

1対の軟骨膜性中心（神経弓）の骨化は，より標準的に頭尾方向に起こる。

椎弓板の骨化は，妊娠18，19週に頚椎に始まり，妊娠24週頃に仙骨で終わる。椎弓板が中心側を向いており，外側へ向かって拡大していないことを確認することは，重要である。

神経弓の棘突起は胎生期では通常完全に軟骨性であるため，時に描出される。

肩甲骨，鎖骨および上腕骨近位は，2Dおよび3D画像で観察できる（図17.20A，B）。

胎児のMRI検査（図17.22）

超音波検査は依然として胎児スクリーニングの第一選択であるが，MRIも重要なツールになっており，選択された症例で有益な診断情報を提供している。初期には長い撮像時間と胎児の動きに起因するアーチファクトという問題があったが，高速撮像法の進歩により克服されてきた。胎児用の超高速撮像法では，1シリーズの撮像に数秒を要するだけであり，診断画像の画質も著しく改善された。

胎児MRI検査の適応

産科超音波検査は，モダリティ自身の限界から十分に画像化できない多くの領域がある。
1) 超音波検査は，骨の成長に伴って骨化が進むにつれて制限される。頭蓋については，大部分は後頭蓋窩を対象に詳細な検討が必要となる場合がある。
2) 口唇裂の場合，骨は口蓋裂を観察するのに障害となる。そのような症例では，超音波検査で軟口蓋の詳

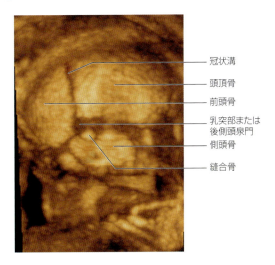
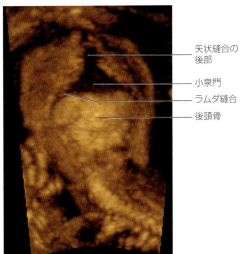
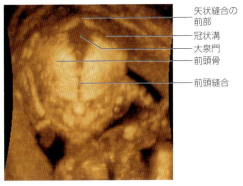

図17.15 胎児頭蓋の3D画像（妊娠18週）

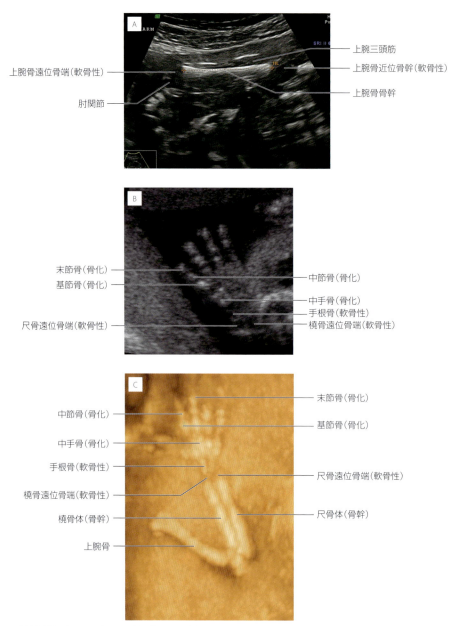

図 17.16　A：上腕(上腕骨)。B：手の 2D 断層像。C：前腕〜手の 3D 画像

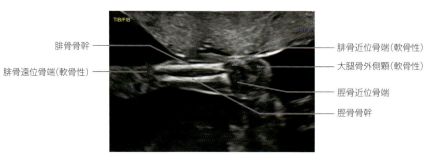

図 17.17　下腿

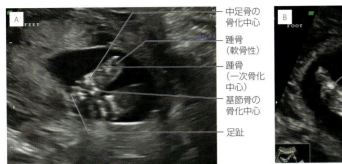
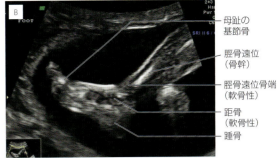

図 17.18 足（妊娠 24 週）。A：横断像。B：矢状断像

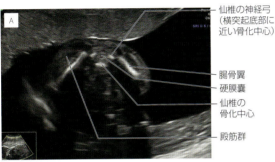
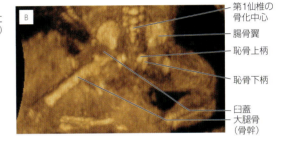

図 17.19 胎児の骨盤（妊娠 26 週）。A：2D 断層像。B：3D 画像

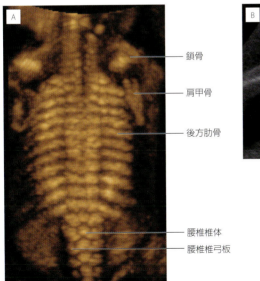
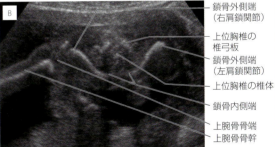

図 17.20 胎児の骨格系。A：肋骨，肩関節，脊椎の 3D 画像。B：鎖骨，肩関節の 2D 断層像

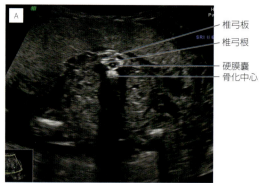

図 17.21　胸椎（妊娠 32 週）。A：横断像。B：脊柱管の矢状断像

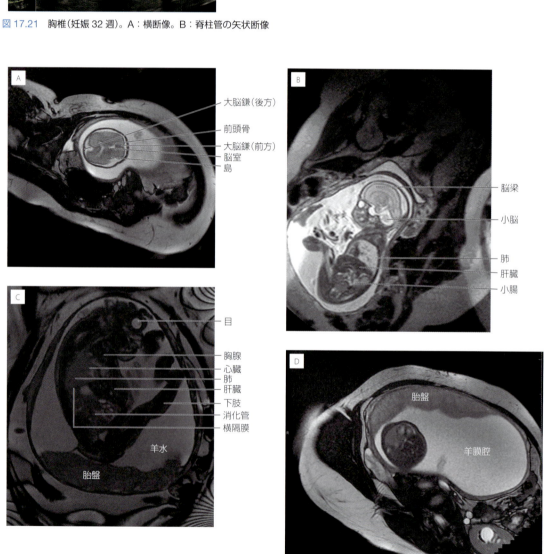

図 17.22　胎児の MRI。A：中枢神経系の横断像。B：矢状断。C：腹部の矢状断像。D：胎盤と羊膜腔

細を確認するのを硬口蓋が妨げる。
3) 超音波検査による観察は，羊水量，胎位，母体の身長にも依存する。
4) 肺の異常の評価はMRIが優れる。横隔膜ヘルニアの症例では肺の容積を推定できる。
5) 囊胞性リンパ管腫，口腔咽頭部の奇形腫などの気道を危険にさらす恐れのある異常が出産前の超音波検査で発見された場合，MRIはさらに詳細な情報を与え，診断的確信度を高めるのに役立つ。それにより，分娩方法の選択の見直しや出産後の対応をすみやかに計画することができる。

【Ian Suchet】

索引

和文索引

あ
アキレス腱 317
アブミ骨 46

い
胃 173
胃肝間膜 135
胃結腸間膜 135
移行域 219
移行層 248
胃小区 174
異所性内頸動脈 45
胃体部 174
一次運動野 26
一次感覚野 26
一次骨化中心 259
一次視覚野 28
胃底部 173
胃脾間膜 134
陰茎 224
陰茎海綿体 224
咽頭 168
咽頭後間隙 59
咽頭後リンパ節 69
咽頭収縮筋 56
陰囊 221
陰囊中隔 222
インピンジメント症候群 260
陰部神経 84
陰部神経叢 84

う
烏口肩峰アーチ 263, 264
烏口鎖骨靱帯 258
烏口突起 256
烏口腕筋 267, 270
右心室 105
右心房 105
運動性言語野 26
運動前野 26

え
会陰 195
会陰腱中心 231
会陰体 231
会陰膜 213
腋窩 264
腋窩神経 84

腋窩リンパ節 118
円回内筋 278
延髄 11
延髄前槽 9

お
横隔結腸間膜 134
横隔膜 89
横筋筋膜 128
横行結腸 188
横行結腸間膜 132, 136, 175
横静脈洞 17
黄色靱帯 78
横突起 72, 74
横突孔 74
オトガイ孔 59
オトガイ舌筋 60, 67
オトガイ舌骨筋 60

か
外陰部 242
回外筋 281
外眼筋 37
外頸動脈 62
外肛門括約筋 193
外耳道（EAC） 44
外側塊 74
外側陥凹 72
外側広筋 312
外側側副靱帯複合体 315
外側直筋 38
外側半月板 313
外側翼突筋 60
外腸骨動脈 238
外腸骨リンパ節 245
回腸動脈 182
外転神経（第Ⅵ脳神経） 10, 35
海馬体 23
海馬傍回 23
外腹斜筋 126
外閉鎖筋 305
解剖学的結合線 252
蓋膜 77
海綿静脈洞 7, 17, 63
回盲弁 184
外肋間筋 89
下咽頭 57
下咽頭収縮筋 58

下顎管 59
下顎孔 59
下顎神経（V_3） 4
下眼窩裂 35
下眼静脈 35
蝸牛 47
蝸牛小管 48
蝸牛窓 44
顎下間隙 56, 59
顎下腺 56
顎下腺管 56
顎下リンパ節 69
顎関節 61
顎舌骨筋 60
顎二腹筋 54, 60
下行結腸 187
下甲状腺動脈 171
下行大動脈 114
下肢 295
下矢状静脈洞 17
下斜筋 38
下膵十二指腸動脈 157, 179
下垂体 22
下双子筋 305
鵞足 311
下大静脈 162
肩関節 256
下腸間膜動脈 192
下直腸動脈 194
滑車神経（第Ⅳ脳神経） 9, 34
滑膜ヒダ 313
下殿神経 84
眼窩 33
感覚性言語野 28
肝鎌状間膜 129, 134, 139
眼球 36
寛骨 228, 295
環軸関節 71
肝十二指腸間膜 135
冠状静脈洞 112, 115
肝静脈 145
肝腎陥凹 130
眼神経（V_1） 35
関節円板 61
関節上腕靱帯 261, 263
関節唇 261
関節突起 72
肝臓 138

環椎 70, 74
環椎横靭帯 77
肝動脈 139
眼動脈 14, 43
顔面神経(第Ⅶ脳神経) 4, 10, 49
肝弯曲 188

き

気管 90
気管支 91
気管支動脈 114
気管分岐下リンパ節 102
奇静脈 115, 166
奇静脈裂 97
基靭帯 236
基節骨 288
基底層 246
キヌタ骨 46
機能層 246
脚間槽 9
球海綿体筋 213, 232
弓状膝窩靭帯 315
弓状線 128
弓状動脈 246
嗅神経(第Ⅰ脳神経) 25
橋 10
胸骨 88
胸鎖関節 258
胸鎖乳突筋 54
橋前槽 9
胸椎 70, 87
胸半棘筋 82
胸部 86
胸膜 96
棘下筋 266
棘間靭帯 78
棘孔 4
棘上筋 266
棘突起 72
距骨 318, 322
距骨滑車 322
距腿関節 318
巨大腎杯症 200
筋円錐 36
筋皮神経 84, 267

く

空腸動脈 182
屈筋支帯 285, 327
クモ膜 6
クモ膜下腔 7

け

脛骨 316
脛骨神経 84, 317
頸静脈孔 52, 63
経静脈性尿路造影 196
頸静脈二腹筋リンパ節 69
頸体角 307
経膣超音波 245

頸長筋 82
経直腸超音波 212, 219
頸椎 70
頸動脈間隙 54, 62
頸動脈サイフォン 14
頸動脈鞘 62
茎突咽頭筋 56
茎突舌筋 67
楔状骨 318, 324
月状骨 284
結腸ヒモ 184
肩甲下筋 266
肩甲挙筋 82, 267
肩甲骨 256
肩鎖関節 258
肩鎖靭帯 258
剣状突起 88
腱板 264
肩峰 256, 257
肩峰下-三角筋下包 261, 264

こ

口蓋咽頭弓 56
口蓋咽頭筋 56
口蓋扁桃 56
後下小脳動脈 19
後距腓靭帯(PTFL) 327
咬筋 60
口腔 66
口腔底 67
後脛骨筋 326
後脛骨筋腱 338
後頸三角 69
硬口蓋 56, 67
後交連 31
後篩骨蜂巣 65
後斜角筋 82
後十字靭帯(PCL) 314
後縦靭帯 77
甲状舌管 68
甲状腺 67
鉤状突起 72
甲状軟骨 58
項靭帯 77
後腎傍腔 203
後大脳動脈 7, 16, 21
後腸 168
喉頭 58
喉頭蓋 58, 169
喉頭蓋谷 56, 169
後頭環椎関節 71
広背筋 267
硬膜 6
硬膜静脈洞 6, 16
肛門管 193
肛門挙筋 195
肛門三角 195, 231
股関節 297, 298
黒質 9, 23
骨化中心 260, 274, 277, 284, 299, 310

骨間筋 338
骨間仙骨靭帯 303
骨盤 212
骨盤隔膜 195
骨盤腎 198
骨盤出口(骨盤下口) 227
骨盤入口(骨盤上口) 227
鼓膜(TM) 44
固有卵巣索 236

さ

鰓弓動脈 103
臍帯 348
最内肋間筋 89
細葉 94
鎖骨 88, 256
坐骨 228, 295
坐骨海綿体筋 213
鎖骨下筋 266
鎖骨上窩リンパ節 101
坐骨神経 240, 305, 311
坐骨神経叢 84
左心室 106
左心房 106
三角筋 266
三角骨 284
三角靭帯 324
三角線維軟骨 285
三角線維軟骨複合体(TFCC) 285, 287
産科的骨盤計測 252
三叉神経(第Ⅴ脳神経) 10
三叉神経節 14, 18
三尖弁 110

し

視覚経路 33
視覚野(一次) 42
耳下腺 54
耳下腺間隙 54
耳下腺リンパ節 69
子宮 244
子宮円索 233
子宮広間膜 233
子宮仙骨靭帯 236
四丘体軍 9
子宮動脈 239, 245
子宮内膜 246
子宮卵管造影法(HSG) 249
軸椎 70
視交叉 39
趾骨 324
視索 39
示指伸筋 281
視床下核 23
視床下部 21, 23
視神経(第Ⅱ脳神経) 38
視神経円板 37
視神経管 14, 34
視神経鞘複合体 38
指節間関節 288

和文索引

自然孔　65
舌　67
膝窩　315
膝蓋骨　312
膝窩筋　315
膝関節　311
膝神経節　51
児頭大横径（BPD）　344，345
歯突起　71
指背(伸筋)腱膜　291
視放線　39
尺側手根屈筋　278
尺側手根伸筋　281
射精管　220
尺骨　273
尺骨神経　84，267，269，276
縦隔　98
集合管　200
終糸　81
十字靱帯　313
舟状骨　284，318，324
十二指腸　176
十二指腸空腸曲　178
十二指腸結腸間膜　135
終末乳管小葉単位（TDLU）　118
手根管　285，287
手根中手関節　288
種子骨　288
手掌腱膜　291
上咽頭　56
小円筋　266
上顎神経（V_2）　4
上顎洞　65
上眼窩裂　34
上眼瞼挙筋　38
上眼静脈　35
小胸筋　266
上行結腸　187
上行大動脈　113
踵骨　318，322
小骨盤　227
小坐骨孔　305，308
上肢　256
小指外転筋　293
小趾外転筋　338
上矢状静脈洞　16
小指伸筋　281
小指対立筋　293
上斜筋　38
小十二指腸乳頭　178
上小脳動脈　21
上膵十二指腸動脈　157，179
小泉門　3
上双子筋　305
掌側骨間筋　293
上大静脈　115
小腸　180
上腸間膜静脈　142，192
上腸間膜動脈　142，191
小腸腸間膜　136

上直腸動脈　194
小殿筋　305
上殿神経　84
小脳　12
小囊　129，130
小脳鎌　8
小脳テント　7
踵腓靱帯（CFL）　327
小網　135
小腰筋　82
小菱形筋　267
小菱形骨　284
小弯　173
上腕筋　267，270
上腕骨　256
上腕三頭筋　267，272
上腕二頭筋　267，270
上腕二頭筋長頭腱　260〜262，264
食道　169
食道神経叢　173
食道裂孔　90
女性骨盤　227
深会陰横筋　213
深会陰隙　213，231
心外膜　103
伸筋支帯　285，327
心筋層　103
深頸筋膜　53
深頸リンパ節　69
深指屈筋　278
深指屈筋腱　285
腎周囲腔　203
腎静脈　206
腎錐体　200，348
心臓　103
腎臓　196，197
深鼠径リンパ節　225
腎動脈　204
心内膜　103
心内膜筒　103
腎乳頭　200
腎杯　200，201
心膜横洞　104
心膜斜洞　104
腎無形成　198

す

髄核　77
膵管　157
水晶体　36
膵臓　148
錐体路　11
水平裂　97
スプリング靱帯　322，334，335

せ

正円孔　4
正円窓　44
精管　224
精索　221

精巣　222
精巣上体　222，224
精巣鞘膜　222
声帯ヒダ　58
正中神経　84，267，269，276
精囊　220
赤核　9
脊髄　70
脊髄円錐　80
脊柱　70
脊柱起立筋　82
舌咽神経（第Ⅸ脳神経）　12，52
舌下間隙　67
舌下神経（第Ⅻ脳神経）　4，12
舌下神経管　4
舌下腺　56
舌骨舌筋　67
舌根　169
舌扁桃　56
線維輪　77
浅会陰横筋　213
浅会陰隙　213
前下小脳動脈　20
前鋸筋　266
仙棘靱帯　303
前距腓靱帯（ATFL）　327
浅筋膜　125
前脛骨筋　326
前頸リンパ節　69
仙結節靱帯　303
前交連　31
仙骨　228，295
仙骨管　79
仙骨神経叢　84
仙骨リンパ節　240
浅指屈筋　278
浅指屈筋腱　285
前篩骨蜂巣　64
前斜角筋　82
前十字靱帯（ACL）　314
前縦靱帯　77
前上腕線（AHL）　268
前腎傍腔　203
前脊髄動脈　80
浅鼠径リンパ節　225
前大脳動脈（ACA）　14，15
前腸　168
仙腸関節　74，82，302，303
仙椎　70
前庭　48
前庭球　243
前庭水管　48
前庭窓　44
前頭陥凹　63，64
前頭骨　3
前頭洞　63
前捻角　307
前腹壁　125
前脈絡叢動脈　14
前立腺　218

そ

総肝管 145
総頸動脈 62
総指伸筋 281
総胆管 148
総腸骨動脈 238
総腓骨神経 84
僧帽筋 82, 267
僧帽弁 109
足弓 338
足根関節 318, 324
足底筋 326
足底方形筋 338
側頭下窩 60
側頭筋 60
側頭骨 4
側脳室 31
側副靱帯複合体 314
鼠径靱帯 126
咀嚼筋間隙 59, 60
足根管 333
足根骨 318
足根洞 322, 324, 328
ゾンデ法 181

た

第Ⅰ脳神経（嗅神経） 25
第Ⅱ脳神経（視神経） 38
第3脳室 31, 32
第Ⅲ脳神経（動眼神経） 9, 34
第3腓骨筋 326
第4脳室 11, 31, 32
第Ⅳ脳神経（滑車神経） 9, 34
第Ⅴ脳神経（三叉神経） 10
第Ⅵ脳神経（外転神経） 10, 35
第Ⅶ脳神経（顔面神経） 4, 10, 49
第Ⅷ脳神経（内耳神経） 10, 12, 49
第Ⅸ脳神経（舌咽神経） 12, 52
第Ⅹ脳神経（迷走神経） 12, 52, 62
第Ⅺ脳神経（副神経） 12, 52
第Ⅻ脳神経（舌下神経） 4, 12
大円筋 266
体幹周囲長（AC） 344
大胸筋 266
大血管 103
大骨盤 227
大坐骨孔 305
胎児項部透過像（NT） 340
胎児性分葉 348
胎児頭殿長（CRL） 340
大十二指腸乳頭 178
大静脈孔 90
大錐体神経 51
大前庭腺 232, 242
大泉門 3
大槽 9
大腿筋膜張筋 312
大腿骨 305
大腿骨長（FL） 344, 345
大腿骨頭 305

大腿三角 311
大腿四頭筋 308
大腿神経 241
大腿直筋 308, 312
大腿二頭筋 308, 312, 315
大腿方形筋 305
大殿筋 305
大動脈 161
大動脈下リンパ節 101
大動脈弓 113
大動脈弁 109
大動脈傍リンパ節 101, 245
大動脈裂孔 89
大内転筋 308, 312
胎嚢（GS） 340
大囊 129
大脳鎌 7
大脳基底核 22
大脳辺縁系 23
胎盤 348
大網 135
大腰筋 82, 308
大菱形筋 267
大菱形骨 284
大弯 173
多裂筋 82
短胃静脈 176
短胃動脈 176
短趾屈筋 338
短掌筋 293
短小指屈筋 293
短小趾屈筋 338
男性骨盤 212
淡蒼球 23
短橈側手根伸筋 281
短内転筋 312
胆嚢 145
短腓骨筋 326
短母指外転筋 293
短母指屈筋 293
短母趾屈筋 338
短母指伸筋 281

ち

恥骨 228, 295
恥骨結合 303
恥骨直腸筋 193
膣 243
膣前庭 242
中咽頭 56
中間広筋 312
肘関節 268
肘筋 281
中耳 44
中斜角筋 82
中手骨 288
中手指節関節 288
中心域 218
中心溝 25, 28
虫垂 185

虫垂間膜 137
中節骨 288
中足骨 324
中大脳動脈（MCA） 14, 16
中腸 168
中直腸静脈 192
中殿筋 305
中脳 9
中脳水道 9, 31
肘部管 269
虫様筋 293, 338
鳥距溝 42
蝶形骨 4
蝶形骨洞 65
腸骨 228, 295
蝶篩陥凹 65
長趾屈筋 326
長趾屈筋腱 338
長趾伸筋 326
長掌筋 278
長転筋 312
長橈側手根伸筋 281
長腓骨筋 326
長腓骨筋腱 338
長母指外転筋 281
長母指屈筋 278
長母趾屈筋 326
長母指伸筋 281
長母趾伸筋 326
腸腰筋 312
腸腰靱帯 303
直静脈洞 17
直腸 190
直腸子宮窩（Douglas窩） 132, 233, 244
直腸膀胱窩 132

つ

椎間円板 77
椎間関節 74
椎弓根 72
椎弓板 72
椎骨動脈（VA） 19, 62
ツチ骨 46

て

殿筋 305

と

頭蓋骨 2
動眼神経（第Ⅲ脳神経） 9, 34
洞口鼻道系 63
橈骨 273
橈骨神経 84, 267, 269, 276
豆状骨 284
橈側手根屈筋 278
頭長筋 82
頭頂骨 4
頭半棘筋 82
頭板状筋 82
頭部周囲長（HC） 344, 345

動脈幹　103
透明中隔腔　32

な

内陰部静脈　192
内陰部神経　240
内頸静脈　62, 63
内頸動脈（ICA）　13, 62
内肛門括約筋　193
内耳　47
内耳神経（第Ⅷ脳神経）　10, 12, 49
内耳道　49
内側括約筋　178
内側広筋　312
内側側副靱帯　314
内側直筋　38
内側半月板　313
内側翼突筋　60
内腸骨動脈　238
内腸骨リンパ節　219, 240, 245
内腹斜筋　126
内閉鎖筋　305
内包　30
内肋間筋　89
軟口蓋　56, 169
軟膜　7

に

二次運動野　26
二次骨化中心　259
二次肺小葉　94
乳腺　118
乳頭　37
乳頭体　25
乳頭浮腫　38
乳突洞　47
乳突蜂巣　47
乳ビ槽　166
尿管　197, 208
尿生殖三角　195, 213, 231
尿道海綿体（部）　218, 224
尿道隔膜部　216
尿道括約筋　213
尿道球腺　213, 218
尿道前立腺部　216

ね

ネフロン　197

の

脳　2
脳幹　9
脳弓　23
脳神経　9
脳底動脈　20
脳梁　31

は

歯　61
肺静脈　96, 116

肺静脈陥凹　104
背側骨間筋　293
背側膵動脈　157
肺動脈　95, 115
肺動脈幹　95
肺動脈弁　110
肺門　96
ハウストラ　185
薄筋　308, 312
白線　128
白膜　222
バジオン　72
馬蹄腎　199
馬尾　81
ハムストリングス　308, 313
半規管　48
半奇静脈　115, 166
半月線　128
半月板　313
半腱様筋　308, 312
半膜様筋　312

ひ

被殻　23
鼻腔　63, 66
腓骨　317
尾骨　228
腓骨神経　318
皮質延髄路　30
皮質脊髄路　30
尾状核　22
脾静脈　142, 161
脾腎ヒダ　135
脾臓　160
左胃大網静脈　176
左胃大網動脈　176
左胃動脈　171, 176
左回旋枝　111
左冠動脈　110
左結腸曲　189
左前下行枝　111
鼻中隔　66
尾椎　70
脾動脈　161
腓腹筋　326
腓腹神経　318
脾門リンパ節　176
ヒラメ筋　326
鼻涙管　38
披裂軟骨　58
脾弯曲　189

ふ

ファベラ　312, 316
ファベラ腓骨靱帯　315
腹横筋　126
副甲状腺　68
副骨　259
副腎　196, 209, 210
副神経（第Ⅺ脳神経）　12, 52

副神経リンパ節　69
副膵管　157
腹直筋　126
腹直筋鞘　128
副鼻腔　63
腹膜　125
腹膜腔　129

へ

閉鎖管　305, 308
閉鎖筋リンパ節　219
閉鎖神経　240
閉鎖動脈　239
辺縁域　219
扁桃体　23

ほ

傍咽頭間隙（PPS）　53, 54
方形回内筋　278
膀胱　213
縫工筋　308, 312
膀胱三角　213
膀胱子宮窩　132, 233
母趾外転筋　338
母指対立筋　293
母指内転筋　293
母趾内転筋　338

ま

末節骨　288
マンモグラフィ　121

み

右胃大網静脈　176
右胃大網動脈　176
右冠動脈　112
右結腸曲　188
脈絡叢　31, 32

む

無漿膜野　134, 139

め

迷走神経（第Ⅹ脳神経）　12, 52, 62
メニスカス類似体　285

も

盲腸　186
網嚢　129, 130
網嚢孔　129, 130
網膜　36
網膜中心動脈　43
毛様体　36
門脈　142
門脈大静脈吻合（短絡路）　145

ゆ

有鈎骨　284
有頭骨　284
癒合骨盤腎　198

癒合腎　198
幽門管　174
幽門洞　174

よ

腰仙骨神経叢　240
腰椎　70
腰方形筋　82
翼口蓋窩　66
翼口蓋神経節　66
翼状靭帯　77

ら

ラセン動脈　246
卵円孔　4
卵円窓　44

卵管　249
卵管間膜　233
卵巣　249
卵巣静脈　250
卵巣動脈　245，250

り

梨状窩　58
梨状陥凹　169
梨状筋　305
梨状筋下孔　308
梨状筋上孔　308
立方骨　318，324
輪状軟骨　58
輪状ヒダ　179
リンパ節　101

る

涙器　38
涙腺　38
涙嚢　38

ろ

肋横突関節　76
肋椎関節　76
肋骨　87

わ

腕神経叢　82，264，269
腕橈骨筋　281

欧文索引

数字
10 日規則　227

A
abdominal circumference（AC）　344
ACL　314
Adamkiewicz 動脈　80
anterior cerebral artery（ACA）　15
anterior humeral line（AHL）　268
ATFL　327
axillary tail　121
A リング　170

B
Bartholin 腺　232, 242
Bertin 柱　200, 203
biparietal diameter（BPD）　344, 345
Bowman 囊　197
brachial plexus　82
Broca 中枢　26
buford complex　262, 263
B リング　170

C
Camper 筋膜　125
carrying angle　268
CFL　327
Chamberlain 線　72
Colles 筋膜　126, 195, 232
Cooper 靱帯　118, 121
Couinaud 分類　138
Cowper 腺　213, 218
CRL　340
CT エンテログラフィ　182
cubital tunnel　269

D
Dorello 管　10
Douglas 窩　233, 244

E
external auditory canal（EAC）　44

F
facet joint　74
false pelvis　227
femur length（FL）　344, 345

G
Galen 大静脈　9, 19

Gerota 筋膜　203
gestational sac（GS）　340
Guyon 管　285

H
head circumference（HC）　344, 345
HSG　249

I
internal carotid artery（ICA）　13

J
junctional zone　248

K
Körner 中隔　47

L
LAD　111
Lata 筋膜　126
lateral recess　72
LCX　111
Lisfranc 関節　324, 335
Luschka 関節　72
Luschka 孔　32
Luy 体　23

M
Magendie 孔　32
Meckel 腔　10, 14, 18
Meckel 憩室　180
middle cerebral artery（MCA）　16
Monro 孔　31
Morisons 窩　130
MR エンテログラフィ　182
Müller 管　252
Müller 管囊胞　220

N
nuchal translucency scan（NT）　340

O
Oddi 括約筋　178
Os acromiale　259, 260

P
parapharyngeal space（PPS）　53, 54
PCL　314
Perkins 線　297, 300
Prussak 腔　47

PTFL　327

R
radiocapitellar line（RCL）　268
Riedel 葉　139
Rosenmüller 窩　56

S
Santorini 管　157
Scarpa 筋膜　125, 195, 232
Shenton 線　296, 297, 300
Sylvius 裂　25
S 状結腸　189
S 状結腸間膜　132, 137

T
terminal duct lobular unit（TDLU）　118
Treitz 靱帯　178
triangular fibrocartilage complex（TFCC）　285, 287
true pelvis　227
tympanic membrane（TM）　44

U
ulnar variance　276

V
Vater 乳頭　178
Vater 膨大部　157
Verga 腔　32
vertebral artery（VA）　19
Vesalius 孔　4
Vidius 管　4
Von Rosen 法　297, 300

W
Wernicke 中枢　28
Wharton 管　56
Willis 動脈輪　9, 15
Winslow 孔　129, 130

Y
Y 字軟骨　295, 299, 301
Y 線（Y 軟骨線）　297, 300

Z
Zuckerkandle 筋膜　203

【訳者】

島本佳寿広（しまもと・かずひろ）

1983年名古屋大学医学部医学科卒業，博士（医学）。名古屋大学医学部助手，同附属病院放射線科講師，同医学部保健学科助教授を経て，現在，名古屋大学大学院医学系研究科医療技術学専攻医用量子科学講座教授。

臨床応用のための画像解剖学

2019年10月7日　初版第1刷発行

編　　集	ポール・バトラー　アダム・W・M・ミッチェル　ジェレミー・C・ヒアリー
訳　　者	島本佳寿広
発行人	西村正徳
発行所	西村書店
	東京出版編集部
	〒102-0071 東京都千代田区富士見2-4-6
	Tel.03-3239-7671　Fax.03-3239-7622
	www.nishimurashoten.co.jp
印　　刷	三報社印刷株式会社
製　　本	株式会社難波製本

本書の内容を無断で複写・複製・転載すると，著作権および出版権の侵害となることがありますので，ご注意下さい。

ISBN978-4-89013-499-1